認知症の人の生活行動を支える看護

エビデンスに基づいた看護プロトコル

編　集：高山 成子
編集協力：大津 美香／渡辺 陽子

Evidence-based
Nursing Protocol

医歯薬出版株式会社

執筆者一覧

編集
高山　成子　　金城大学看護学部　教授

編集協力
大津　美香　　弘前大学大学院保健学研究科　准教授
渡辺　陽子　　県立広島大学保健福祉学部　講師

執筆（五十音順）
大津　美香　　編集協力に同じ
加藤　泰子　　園田学園女子大学人間健康学部　講師
久保田真美　　兵庫医療大学看護学部　助教　認知症看護認定看護師
久米　真代　　金城大学看護学部　講師
菅谷　清美　　滝川市立高等看護学院　教務課長　老人看護専門看護師
高山　成子　　編集に同じ
西山みどり　　有馬温泉病院看護部　看護副部長　老人看護専門看護師
萩野　悦子　　北海道医療大学看護福祉学部　准教授
山田　律子　　北海道医療大学看護福祉学部　教授
渡辺　陽子　　編集協力に同じ

This book was originally published in Japanese
under the title of：

NINCHISHOU-NO HITO-NO SEIKATSUKOUDOU-O SASAERU KANGO
EBIDENSU-NI-MOTODUITA KANGO PUROTOKORU
(Nursing for Daily Living Activity of People with Dementia)

editor：
TAKAYAMA, Shigeko
　Professor, Kinjo University

© 2014 1st ed.

ISHIYAKU PUBLISHERS, INC.
　7-10, Honkomagome 1 chome, Bunkyo-ku,
　Tokyo 113-8612, Japan

序文

　いま，日本の認知症の人に対する対応は新たな段階に入った．これまで認知症を支えてきた地域住民の理解向上や行政的支援だけでは対応できず，認知症の専門家の積極的なかかわりが切実に必要とされているのである．これは，認知症高齢者が462万人（推計），認知症を発症する可能性のある軽度認知障害（Mild Cognitive Impairment；MCI）の高齢者が約400万人（2012年，厚生労働省研究班報告）と，予測以上に認知症の人の問題が深刻であり，また，それらの認知症高齢者がさまざまな症状や疾患を合併して複雑な問題を呈している事実が明確になってきたためと推測される．

　この新たな段階において，医療職で唯一の，生活全体の支援者である看護師の役割は大きい．「全体論的視点からみた老人看護の展開」の著者であるドロレスは，心と身体，精神をもつ全体的存在としての人間が自分を取り巻く環境とのあいだで展開するダイナミックなやりとりを通じて変化してゆく過程を支えるのが看護であるとしている．まさに，認知症の人は全体的存在として，人・場所・物など環境とのあいだでダイナミックなやりとりをしながら複雑な問題を示す．2012年に始まった「認知症対策5カ年計画（オレンジプラン）」では，困難な様相を呈する認知症高齢者に対し，解決に携わる職種による，個別の「地域ケア会議」が推進されている．また，一般病院において認知症の人のBPSD（Behavioral and Psychological Symptoms of Dementia）に対応しきれず，認知症の人が精神科病棟へ転院させられるという現状に鑑み，病院（約8,700）1カ所あたり10人（医師2人，看護師8人）の医療従事者が認知症研修を受けることが目標とされている．

　医療職で生活援助者である看護師独自の視点は，認知症の病態を理解し，認知症の人の24時間の日常生活がどのように認知症によって影響されているか，環境との相互作用のなかでどのように認知症の人が問題を抱えてゆくかを1つひとつ見極めながら，全体的視点で援助することである．とくに，認知症による障害や加齢変化によって喪失する部分を踏まえながら，長い生活史で身につけた力と，年齢を加えるごとに発達する精神的側面を問題解決に取り入れてゆく．このような視点をもつ看護師が，いまや国全体の問題である認知症の人の支援において大きな役割を果たしてゆくはずである．

　本書は，以上の考えにもとづき，看護師が活用できる看護プロトコルを示したものである．第1章では，認知症の人を全体論的視点で捉えるための基本的な知識・考え方を示した．基本としてもつべき「認知症の人の捉え方」，看護師独自の視点の基盤となる「認知症の病態」，看護師独自のケアの視点である「BPSDと認知症の人の日常生活」について述べている．第2章では，日常生活動作（食事，排泄，入浴，睡眠）とBPSD（徘徊，収集行動）の看護プロトコルを紹介している．すべて各執筆者が調査した結果にもとづいて作成した，エビデンスのある看護プロトコルである．第3章では，生活場所の変化や人的・物的環境との相互作用を捉える視点で，環境変化に対する興奮，生活における自己決定，独居生活についての看護プロトコルを示した．これも，すべて各執筆者の調査の結果にもとづいて作成されている．第4章では，肺炎，慢性心不全，疼痛，終末期という医療問題のある認知症の人に対する看護プロトコルを取りあげた．すべてが各執筆者の調査結果にもとづいて作成された看護プロトコルではないが，これらは今後の認知症ケアの焦点になると考えられる．

　本書が皆様の厳しい批評を受け，認知症の人の看護の礎となることを期待する．

目次

第1章 認知症の人に必要な看護とは … 1

1 認知症の人の捉え方（山田律子） … 2
- 認知症の人が体験している世界に身を置くこと … 2
- 当時者主体の視点 … 3
- 認知症の人の本質を捉えることと，病態の理解 … 3
- 老年期を生きる人としての理解 … 4
- 認知症の人にとっての環境の意味と調整の重要性 … 4
- BPSDの背景を認知症の人の視点で捉え直し，看護を探求すること … 5

2 看護を展開するうえで必要な「認知症の病態」に関する知識（山田律子） … 6
- 認知症の定義と診断基準にみる看護の方向性 … 6
- 認知症の種類（原因疾患）と経過（重症度）に応じた看護 … 7
- 認知症の薬物療法 … 13

3 BPSDと認知症の人の日常生活（高山成子） … 16
- BPSDに対する対応の原則 … 16
- BPSDの発現および増悪に影響する因子のアセスメント … 17
- 特徴的なBPSDの分類 … 18
- 認知症の経過とBPSD … 19
- BPSDと日常生活と看護 … 20

4 看護プロトコル（高山成子） … 22
- プロトコルとは … 22
- 看護におけるプロトコルの意味 … 22
- 看護師における，認知症の人の看護プロトコルの必要性 … 23
- 本書の看護プロトコルの特徴 … 24
- 看護プロトコルの活用の仕方 … 25

第2章 認知症の人の日常生活行動への看護プロトコル … 27

1 徘徊の看護（大津美香） … 28
- 活動（歩行）について … 28
- 認知症の人の徘徊にみられる特徴 … 28
- 徘徊がある認知症の人の看護プロトコル … 29
- まとめ … 31

図　徘徊がある認知症の人の看護プロトコル　32

2　食事の看護（山田律子）　34
　　食べることについて　34
　　認知症の人の摂食嚥下障害にみられる特徴　34
　　摂食嚥下障害がある認知症の人の看護プロトコル　36
　　まとめ　38
　　　図　摂食嚥下障害がある認知症の人の看護プロトコル　40

3　排便障害の看護（西山みどり）　42
　　排便障害について　42
　　認知症の人の排便障害にみられる特徴　42
　　排便障害がある認知症の人の看護プロトコル　43
　　まとめ　46
　　　図　排便障害がある認知症の人の看護プロトコル　47

4　入浴の看護（高山成子）　48
　　入浴拒否・攻撃行動について　48
　　認知症の人の入浴にみられる特徴　49
　　入浴拒否・攻撃行動がある認知症の人の看護プロトコル　51
　　まとめ　53
　　　図　入浴拒否・攻撃行動がある認知症の人の看護プロトコル　54

5　収集行動の看護（渡辺陽子）　56
　　他者・物との関係（収集行動）について　56
　　認知症の人の収集行動にみられる特徴　56
　　収集行動がある認知症の人の看護プロトコル　58
　　まとめ　60
　　　図　収集行動がある認知症の人の看護プロトコル　62

6　睡眠の看護（萩野悦子）
　　睡眠について　64
　　認知症の人の睡眠障害にみられる特徴　64
　　睡眠障害がある認知症の人の看護プロトコル　67
　　まとめ　70
　　　図　睡眠障害がある認知症の人の看護プロトコル　71

第3章　認知症の人の生活のあり方への看護プロトコル　73

1　入所直後の混乱の看護（久米真代）　74
　　入所直後の混乱について　74
　　認知症の人の入所直後の混乱にみられる特徴　75
　　入所直後の環境適応の看護プロトコル　75
　　まとめ　78

図　入所直後の環境適応の看護プロトコル ……………………………………… 79

2　生活における自己決定の看護（渡辺陽子） …………………………………… 80
　　自己決定について ……………………………………………………………………… 80
　　認知症の人の自己決定にみられる特徴 ……………………………………………… 81
　　自己決定の看護プロトコル …………………………………………………………… 82
　　まとめ …………………………………………………………………………………… 85
　　図　自己決定の看護プロトコル ……………………………………………………… 87

3　独居生活者の看護（久保田真美） ……………………………………………… 88
　　独居生活者について …………………………………………………………………… 88
　　認知症高齢者の独居生活にみられる特徴 …………………………………………… 88
　　認知症高齢者の独居生活の看護プロトコル ………………………………………… 88
　　まとめ …………………………………………………………………………………… 94
　　図　認知症高齢者の独居生活の看護プロトコル …………………………………… 95

第4章　医療問題のある認知症の人への看護 …………………………………… 97

1　心不全のある認知症の人の看護（大津美香） ………………………………… 98
　　心不全について ………………………………………………………………………… 98
　　心不全の症状のアセスメント ………………………………………………………… 99
　　心不全のある認知症の人の症状悪化を予防するための看護 …………………… 101
　　まとめ ………………………………………………………………………………… 102

2　肺炎のある認知症の人の看護（菅谷清美） ………………………………… 104
　　肺炎について ………………………………………………………………………… 104
　　肺炎の症状のアセスメント ………………………………………………………… 105
　　肺炎のある認知症の人の症状悪化を予防するための看護 ……………………… 107
　　まとめ ………………………………………………………………………………… 110

3　疼痛管理が必要な認知症の人の看護（加藤泰子・久米真代） …………… 112
　　疼痛・疼痛管理について …………………………………………………………… 112
　　疼痛症状のアセスメント …………………………………………………………… 115
　　疼痛のある認知症の人の症状を緩和するための看護 …………………………… 116
　　まとめ ………………………………………………………………………………… 119

4　終末期にある認知症の人の看護（西山みどり） …………………………… 120
　　終末期について ……………………………………………………………………… 120
　　終末期にみられる症状のアセスメント …………………………………………… 122
　　終末期にある認知症の人の全人的な看護 ………………………………………… 124
　　まとめ ………………………………………………………………………………… 126

索　引 ………………………………………………………………………………… 128

第1章
認知症の人に必要な看護とは

1　認知症の人の捉え方

2　看護を展開するうえで必要な「認知症の病態」に関する知識

3　BPSDと認知症の人の日常生活

4　看護プロトコル

1 認知症の人の捉え方

「認知症を看護の視点から理解するということは，認知症の病理や病態を問うことよりも，認知症の人の体験している世界を知り，認知症という生活障害を持ちながらも，一生懸命に努力している姿をあるがままに理解していくことである」と，水谷は述べている[1]．すなわち，認知症の人に必要な看護とは，まずは本人の思いを傾聴し，その生活の営みをしっかりと観察することから始まる．認知症の病態に関する深い知識は，提供すべき看護を考えるときには必要になるが，「最初に疾患ありきではない」という意味である．

本書における看護プロトコルは，まずは認知症の人が日々の生活でどのような困難や不自由を感じているのか，どのように生きたいと願っているのかなどの認知症の人の思いを傾聴し，生活場面を詳細に観察し，アセスメントすることを通して，個々の認知症の人に対してどのように支援していくのが最善なのか，試行錯誤を繰り返しながら作成された．とくに，認知症の人に必要な看護を考案・提供する段階では，その人の生活史や価値観，認知症の病態などを踏まえながら，当事者である認知症の人の本質を見失わないようにかかわり，繰り返し評価することを重視した．このようにして，認知症の人に必要な看護を集積し，帰納的に導き出された看護をプロトコルとして書き起こしたのが本書である．

したがって，本書のプロトコルの活用に先立って，まずは対象となる認知症の人が体験している世界や思いを傾聴し，生活の営みをしっかりと観察することが不可欠である．このための視点を以下に述べる．

1. 認知症の人が体験している世界に身を置くこと

認知症の人が望む看護を提供するためには，前述したように，まずは認知症の人が体験している世界を知ることが必要である．認知症の人が日々の生活のなかでどのような体験をして，どのような生活に困難を感じ，どのような看護を求めているのか，一人ひとりの思いを知ることから看護が始まることになる．

しかしながら，認知症の人は言語で思うところを伝えることが難しくなっている．だからこそ，認知症の人が生きている世界に看護師がしっかりと身を置き，彼らがうまく言葉にできない声やサイン，何かを伝えようとする気持ちをくみ取っていく必要がある．もしも，認知症の人の表面的な言動のみを捉えて，看護師の価値判断で看護を提供したならば，彼らは伝えようとする努力をやめたり，感情をコントロールできない状況に陥ったりするかもしれない．

では，認知症の人の世界に身を置き，ともに考えるとは，具体的にはどのようなことを意味するのだろうか．例えば，認知症の人が真夜中に険しい表情で「ご飯を食べていない」と看護師に言いに来たとき，「それは，さぞつらかったでしょう．いま温かい物を用意しますね」と返答するか，夕食もしっかり食べたのに真夜中に訴えてくるなんてと内心思いながら「いまは夜中です．朝になったらご飯が出ますから待ってください」と返答するかの違いを考えてみる．後者は，助けを求めている認知症の人の思いはくみ取られることなく，看護師の価値判断を押しつけただけである．一方，前者の看護師は，認知症の人が体験している世界に身を置き，彼らが置かれている状況（認知症による時間の見当識障害や睡眠・覚醒リズムの乱れにより眠れないでいるつらさ，記憶障害により食べたことを忘れて「食べていない」という思いだけが残り，不安や不満を抱えて悩み続けることでの消耗感など）を感じとろうとし，まずは認知症の人が安堵できるような方法を考えている．その後，前者の看護師は優しい笑顔とやわらかな声調（トーン）で「○○さんがお好きな

ホットミルクを用意しました．いかがでしょう」と，彼女の好物のホットミルクをそっと差し出したとすれば，彼女の表情は和らぎ，「ありがとう」とミルクをおいしそうに飲み，「ご馳走さま」の一言と笑顔を残してぐっすりと眠りについたことだろう．

このような看護師の声調（トーン）や笑顔からにじみ出る優しさや心遣いは，言語による伝達がうまくいかない認知症の人の心を癒すことになる．だからこそ，看護師は認知症の人が生きている世界に身を置いて，彼らがどのような体験をし，どのような思いでいるのか，安心できない状況があるとするならばなぜなのかをともに考え，不安な状況に陥り苦しむことがないような支援につなげていくことが必要である．

2. 当事者主体の視点

「当事者主体」の看護は，看護実践における鉄則でもある．しかし，認知症の人が当事者であるとき，その思いを十分に反映できたのか，看護師側の価値判断を押しつけていなかったのかと問われると，反省すべき点が多々あるのではなかろうか．認知症が進行して重度になるにつれて意思表示が難しくなっていく．そのような場合でも，「○○さんならば，どのようなことを希望しただろうか．どうしたいだろうか」などと，常に当事者である「その人」にとっての最善についてチームで考え，当事者主体の看護を提供していくことが大切であり，これは認知症看護の倫理ともいえることである．

わが国において，認知症の当事者主体の考え方が見直された大きな出来事があった．2004年10月，京都で開催された「国際アルツハイマー病協会第20回国際会議」において，認知症という病を抱えて生きている人が自らの体験を語り，大きな反響を呼んだ．この当事者による講演が，社会が捉えてきた認知症の人々に対する誤解や偏見，これまで行ってきた認知症ケアに対する反省を促したのである．同年12月には，「痴呆」（どちらの漢字も愚かの意味をもつ）が「認知症」と改められ，2005年4月からは「認知症を知り地域をつくる10カ年」など，さまざまな施策が打ち出され，各地で認知症の人々へのかかわり方が見直された．そして，2012年6月に，厚生労働省から「今後の認知症施策の方向性について」が示され，同年8月には「認知症施策推進5か年計画（オレンジプラン）」が策定され，認知症の人への支援体制も改善されてきた．

しかし，一方で，認知症の人に対する社会の誤解や偏見は根深く，すぐには払拭できない難しさもある．認知症の人にかかわる専門職ですら誤った認識をもっていることもある．そのことは誤った対応につながる危うささえある．だからこそ，認知症をもつ人々にかかわる者は，自己の内なる偏見に気づき，摘み取っていくことが必要である．当事者主体の看護の原点に立ち返り，個々の認知症の人の思いを聴き，彼らが真に望む看護をつくり出していくことが求められている．

なお，「看護を提供する人」と「看護を受ける人」との関係では，認知症の人は主体性を発揮できない．このような関係性では，認知症の人は受身的存在となり，そこで提供される過剰な介助が彼らのやる気とできる力を奪うことにもなりかねない．看護師は，認知症の人とともに歩む人もしくは黒子のような存在として，彼らができること，したいこと（主体性）を紡ぎ出す「場づくり」に力を注ぎたいものである．

3. 認知症の人の本質を捉えることと，病態の理解

認知症が進行しても，その人の本質的な部分は変わらない．看護の対象は，認知症ではなく，認知症をもつ「その人」である．長年にわたって築き上げてきた価値観や信念，生活習慣などをもつ「その人」は，認知症になっても変わるものではない．その認知症の人の変わらぬ本質に着眼し，彼らのもてる力を引き出し，自信や達成感，人とのかかわり合いのなかで生まれる喜びを保つことができるように，認知症の人が自己の存在価値を感じながら，主体的な生活を営むことができるような支援が求められる．

しかし，かかわる者たちの認知症に対する理解不足から生じる誤解や偏見が，認知症の人の輝きやもてる力を奪ってしまうことがある．とくに認知症は認知機能が徐々に低下していく病でもあるため，認知症の経

過に応じた看護が必要となる．それゆえに，認知症の病態についても十分に理解を深め，その人の本質を見失わないようにする必要がある（本章第2節を参照）．

4. 老年期を生きる人としての理解

認知症は，若くても発症する．65歳未満で発症する認知症のことを若年認知症と呼び，昨今，わが国でも増えてきているが，本書は認知症をもつ人のなかでも，おもに老年期を生きる人々に焦点を当てている．

認知症をもつ高齢者は，加齢に伴うさまざまな心身の変化も体験しながら生きている人である．加齢変化についての看護師の理解が不足していると，誤った看護につながることがある．例えば，茶碗のご飯がなくなっているのに，箸でつまむ動作を繰り返す高齢者を見たとき，どんなアセスメントをするだろうか．その動作は，加齢に伴う水晶体の混濁（白内障）によって白い茶碗と白いご飯を識別しづらく，「まだご飯が残っているかもしれない」という思いからとられた動作である．この事例では，白内障の治療までの間，茶碗の色を変更することで，そのような動作はなくなった．また，加齢に伴う聴力（高音域）の低下に加え，情報処理力が低下するため，相手の話す速度が速かったり，周囲が騒がしかったりすると，言葉の聞き逃しや聞き違いも多くなる．さらに，歯が欠損している高齢者では，義歯が装着されていないと話す言葉が不明瞭になる．このような状況を認知症のコミュニケーション障害と誤って解釈してしまうことがある．話す相手の話し方や環境の改善，義歯の装着によって，高齢者は不快な思いをせずにすむことになる．しかし，的確なアセスメントができないと，安易に行動障害のレッテルを貼り，その結果，認知症に対する誤解も広げてしまうことになる．

老年期は，それまで築き上げてきた信念や価値観，経験，生活習慣，智恵を豊かにもつステージでもある．その人の長い歴史を現在の生活に反映しつつ，今を生きている人であることも覚えておきたい．すなわち，一人ひとりの生活史を知ることが重要である．生活史をヒントに認知症の人が得意なことを引き出すことが，自信と輝きを取り戻すきっかけになることがある．

老年期は，遠くない将来に死を迎えるステージでもある．それゆえに，人生の締めくくりとしての終末期をいかに過ごし，その人が望むより良い生の終え方に向けた支援も重要になる．なお，看護に際しては，加齢に伴う「個体差が大きい」ことを念頭に置き，個々人の加齢変化を捉えるとともに，成熟過程としてのエイジングの視点から，その人の強みである「もてる力」に着目してアプローチするとよい．

中島[2]は，「老年看護とは，高齢者ゆえのリスク（老化と複合する病気像，不完全な回復，またそれらと闘い，自立した生活を営むには不足する潜在力と時間）をもった人々を対象とし，その個々人にふさわしい援助をすることである．ふさわしい援助とは，その高齢者の生命と日常生活活動にとって必要なもの，まだ働けるものを選び取りサポートすることで，生命と生活を維持し，目ざしうる望ましい様態（修復される健康像，ときには修復の結果の死）を獲得していく看護活動」と定義している．また，北川[3]は，「老年看護とは，高齢者のもつ健康あるいは生活上のリスクの最小化と，可能性の最大化を図る手だすけをすることを通して，その人の望む自立的な生き方の実現と安らかな死に貢献すること」と定義している．認知症を抱えながら老年期を生きる人々に対する看護では，このような視点をもって展開していくことが大切である．

5. 認知症の人にとっての環境の意味と調整の重要性

認知症の人は環境による影響を受けやすい．認知症の経過に伴う症状の変化と加齢変化を踏まえて環境を整えていかなければ，認知症の人は自信や誇り，喜びの感情など，人間が生きていくうえでの大切な原動力が脅かされやすいことを理解しておく必要がある．

認知症をもつ当事者の一人であるクリスティーン・ブライデン（Christine Bryden）[4]は，自身の体験をもとに「環境は私たちの病気にとって非常に重要な要因だ．私たちがどのような症状を呈するか，それにど

れだけうまく対処できるかは，環境によって大いに違ってくる」と語っている．それゆえに，認知症の人が生き生きと暮らすことができる環境が整っているかどうかが，認知症の人の生活の質をも左右することになる．

認知症の人にとっての環境とは，「認知症の人をとりまく相互作用を及ぼす外界」と定義できる．すなわち，認知症の人からすれば看護者も「環境の一部」であり，その立ち位置や言動などすべて認知症の人に影響を及ぼす．例えば，認知症の人が食べることを中断した際に，その視線の先に目を向けると，看護者が他者に話しかけていたり，その人の目の前を横切ったりしていることが中断の要因になっていることがある．このように，看護者自身も含めた環境調整といった観点から，認知症の人の看護を展開する必要がある．

また，ヒトは同じ「環境」に住んでいるようにみえても，自分なりにそれぞれ別の意味を見いだしている．例えば，病院という同じ空間にいても，その空間は看護師にとっては職場としての意味をもち，ある患者にとっては治療・療養の場の意味をもつ．さらに，ある認知症の人にとっては，一直線の廊下と似たような病室の出入口があることから学校として意味づけられるかもしれない．このように，主体となるヒトが環境に見いだした意味によって構成された世界を，ヤーコプ・フォン・ユクスキュル（Jakob von Uexküll）[5]は「環境世界」と表現した．このことから，認知症の人が今ある環境にどのような意味を見いだしつつ暮らしているのか，「環境世界」をベースに環境を整える必要がある．

6. BPSDの背景を認知症の人の視点で捉え直し，看護を探求すること

認知症の症状には，中核症状とBPSD（Behavioral Psychological Symptoms of Dementia，認知症の行動・心理症状）がある（本章第3節を参照）．BPSDは，認知症の中核症状にさまざまな誘因が加わって引き起こされた行動症状や心理症状，さらには破局反応（パニック）の現れであることが多い．

前述したように，認知症の人は環境の乏しさが，そのまま行動に直結しやすい．例えば，病院で入院している認知症の人がトイレへ行きたいと思い，一歩自室から出ると，同じような部屋がたくさんあるために，どこへ行ってよいのかわからなくなり，さまよい歩き続けることがある．このことを「徘徊」と表現されることがある．さらに，トイレが見つからず尿意も我慢の限界に達したとき，その人がかつて草むらや家の陰などの暗い片隅で排尿したことがある経験から，廊下の暗い片隅で排尿することになるかもしれない．病院の廊下で排尿しているといった表面的な行動だけを捉えることで，BPSDとみなされがちである．しかしながら，これらの行為は，ひとたび認知症の人の視点で捉え直すならば，認知症の人がもつ空間感覚で環境に反応した結果と考えることができる．これまで暮らしてきたこじんまりとした住環境と違い，病院という大空間は，建築物の空間そのものが認知症の人に混乱をもたらす．もしも，認知症の人がどう振る舞ってよいかわからないような混乱を招く環境があるとしたならば，その人にとって認知しやすいように表示を工夫するなどして環境を整えていくことが先決である．

認知症の人の表面的な行動だけを捉えて，BPSDという烙印を押していないか．BPSDとみなす前に，その行動の背景にある環境について，認知症の人の視点から捉え直し，整えていくことが必要である．

＜文　献＞
1) 水谷信子：I．認知症と看護．「新版 認知症の人々の看護」．中島紀恵子責任編集, p.2, 医歯薬出版, 2013.
2) 中島紀恵子：第5章A①老年看護とは，「系統看護学講座専門20 老年看護学」．中島紀恵子編, 第6版, 医学書院, p.80, 2005.
3) 北川公子：第3章A①老年看護の定義，「系統看護学講座専門Ⅱ老年看護学」．北川公子編, 第7版, 医学書院, p.63, 2010.
4) クリスティーン・ブライデン（馬場久美子, 檜垣陽子訳）：私は私になっていく．p.194, クリエイツかもがわ, 2004.
5) ヤーコプ・フォン・ユクスキュル, ゲオルク・クリサート（日高敏隆・野田保之訳）：生物から見た世界．pp.54-62, 新思索社, 1995.

2 看護を展開するうえで必要な「認知症の病態」に関する知識

　認知症の人が日々の生活において体験している困難や不自由さを知り，彼らが求める看護について考えていく際に，認知症の病態に関する知識は不可欠である．看護者が認知症の人の変わらぬ本質に着眼して，その人らしい暮らしを支援するためには，長期にわたる認知症の経過のなかで，多様な病態の変化に応じた看護が必要になる．中島[1]は，認知症の病態に関する医学的知識を看護者が知っておかなければならない理由として「担当医と看護職がともに意見を交換し合い，認知症の病態変化と今後の見通しを共有することなしに，今，認知症の人が看護に求めているケアの計画は立てられない」と，他職種と協働してチームケアを展開するうえでの重要性を指摘している．

　認知症の人にみる日常生活の不自由さが，認知症の種類（原因疾患）によって異なる脳の損傷がもたらす障害（症状）の影響を受けている場合がある．例えば，食器やテーブルクロスに描かれた模様が気になり，手でこそぎ落とそうと夢中になって，なかなか食べ始めることができない認知症の人がいる．この背景には，レビー小体型認知症による後頭葉から頭頂葉にかけての萎縮がもたらす視空間認知障害がある．病態を踏まえて環境が整えられていないことで，認知症の人にこのような不自由さをもたらしていることがある．この場合には，シンプルな無地の食器やテーブルクロスに変えることで，食べることに専心できるようになる．また，「歯を磨いてください」と言われても実施できないが，洗面所に誘導すると歯を磨くことができるアルツハイマー病の人がいる．この場合には，頭頂葉の萎縮による観念運動失行という病態を知っていることで，言葉で伝えようとするとますます行動できなくなる失行の病態を踏まえて，自発的な行動ができるような場を用意するといった看護につながる．このように，認知症の病態を踏まえた対応によって，認知症の人のもてる力が引き出され，暮らしの質が変わることがある．

　第2章以降で述べる本書の看護プロトコルには，認知症の人の言動の意味をアセスメントしていく際のヒントとして，認知症の原因疾患や重症度を踏まえた特徴も示されている．ただ，ここでも注意したいのは，まずは認知症の人の体験している世界にしっかりと看護者が身を置き，彼らの困難や不自由さを捉えることが先であり，病態を踏まえた特徴は看護を検討する際に活用するという順序を間違えてはならないということである．

　この考え方を前提として，以下に認知症の病態について述べる．

1. 認知症の定義と診断基準にみる看護の方向性

　認知症とは，獲得に達した認知機能が後天的な脳の障害によって持続性に低下し，社会生活や日常生活に支障をきたすようになった状態をいう[2]．この定義にも示されているように，一度獲得した認知機能があるからこそ，認知症の人は，今までわかっていたことが徐々にわからなくなっていくこと，できなくなっていくことへの不安やつらい思いを抱えながら生きているのである．それゆえに，かかわる際の優しい笑顔や声が安らぎをもたらす．また，認知症の人は，徐々に社会生活や日常生活に支障をきたすようになるが，すべての力が失われるわけではない．もっている力に着眼して，病態を踏まえて環境を整えることで，自立した暮らしを支援していく必要がある．さらに，長い経過のなかで持続的に機能が低下していくため，その病態の変化に応じて看護も変えていく必要がある．

表1-2-1. NIA-AAによる認知症診断基準の要約

1. 仕事や日常活動に支障をきたしている
2. 以前の水準に比べ遂行機能が低下している
3. せん妄や精神疾患によらない
4. 認知機能障害は次の組み合わせによって検出・診断される
    1) 患者あるいは情報提供者からの病歴
    2) 「ベッドサイド」精神機能評価あるいは神経心理検査
5. 認知機能あるいは行動異常は次の項目のうち少なくとも2領域を含む
    1) 新しい情報を獲得し，記憶にとどめておく能力の障害
    2) 推論，複雑な仕事の取扱いの障害や乏しい判断力
    3) 視空間認知障害
    4) 言語障害
    5) 人格，行動あるいは振る舞いの変化

　認知症の定義や診断基準も，研究が蓄積されていくにしたがって変遷している．1993年の世界保健機構による「国際疾病分類」第10版（ICD-10）での認知症の定義は，「通常，慢性あるいは進行性の脳疾患によって生じ，記憶，思考，見当識，理解，計算，学習，言語，判断等多数の高次脳機能の障害からなる症候群」とされている[3]．また，2000年の米国精神医学会による「精神疾患の診断・統計マニュアル」第4版テキスト改訂版（DSM-Ⅳ-TR）においても，記憶障害を中心とする診断基準になっている．ICD-10やDSM-Ⅳ-TRの診断基準は，記憶障害を必須として，さらに他の認知機能と併せた複数のカテゴリーの認知機能障害により，以前の機能レベルから著しく低下した状態と定義している点が共通している．しかしながら，前頭側頭型認知症のように記憶障害を中核症状としない認知症の診断基準も確立し始めた．このような経緯を受けて，2011年にNational Institute for Aging-Alzheimer Association workgroup（NIA-AA）により，すべての認知症の原因疾患を含包する認知症の診断基準が提唱され，記憶障害，遂行機能障害，視空間認知障害，言語障害を同等に捉えて，さらに行動障害を含め，アルツハイマー病以外にも対応した基準となっている（表1-2-1）[4, 5]．このように認知症に共通する病態を把握するとともに，一方で多様な認知症の症状や経過の特徴を踏まえておくことで，より適切な看護につなげていくことが可能になる．

2. 認知症の種類（原因疾患）と経過（重症度）に応じた看護

　図1-2-1に示すように，認知症はさまざまな原因疾患からなる症候群である．わが国で多い認知症の原因疾患は，実態調査によっても異なるが，近年，アルツハイマー病（Alzheimer's Disease；AD）が最も多く，次いで血管性認知症（Vascular Dementia；VaD），レビー小体型認知症（Dementia with Lewy Bodies；DLB）が続く．この他にも，認知症の症状が特徴的であり，看護を提供する際に考慮しておく必要がある認知症として，前頭側頭型認知症（Frontotemporal Dementia；FTD）がある．図1-2-2に示されているように，これらの原因疾患によって脳の損傷部位も異なる．そのため，認知機能の障害（症状）が異なり，日常生活に及ぶ影響にも違いが生じることから，それぞれに対応した看護の方法が必要になる．認知症の種類（原因疾患）や経過（重症度）に伴う特徴を把握しておくと，認知症の人がなぜそのような行動をとっているのかを解釈しやすくなり，その人に合った看護の提供につながる．

　以下では，認知症の原因疾患別にみた病態の特徴と看護の方向性について示していく．

1) アルツハイマー病の病態と看護

　アルツハイマー病（AD）は，脳にアミロイドβタンパクといった異常なタンパク質の蓄積によってできるシミ（老人斑）が増え続け，さらにタウタンパクといった糸くずのような蓄積物（神経原線維の変化）や，神経細胞の脱落により，脳が徐々に萎縮することを特徴とした変性疾患の1つである．

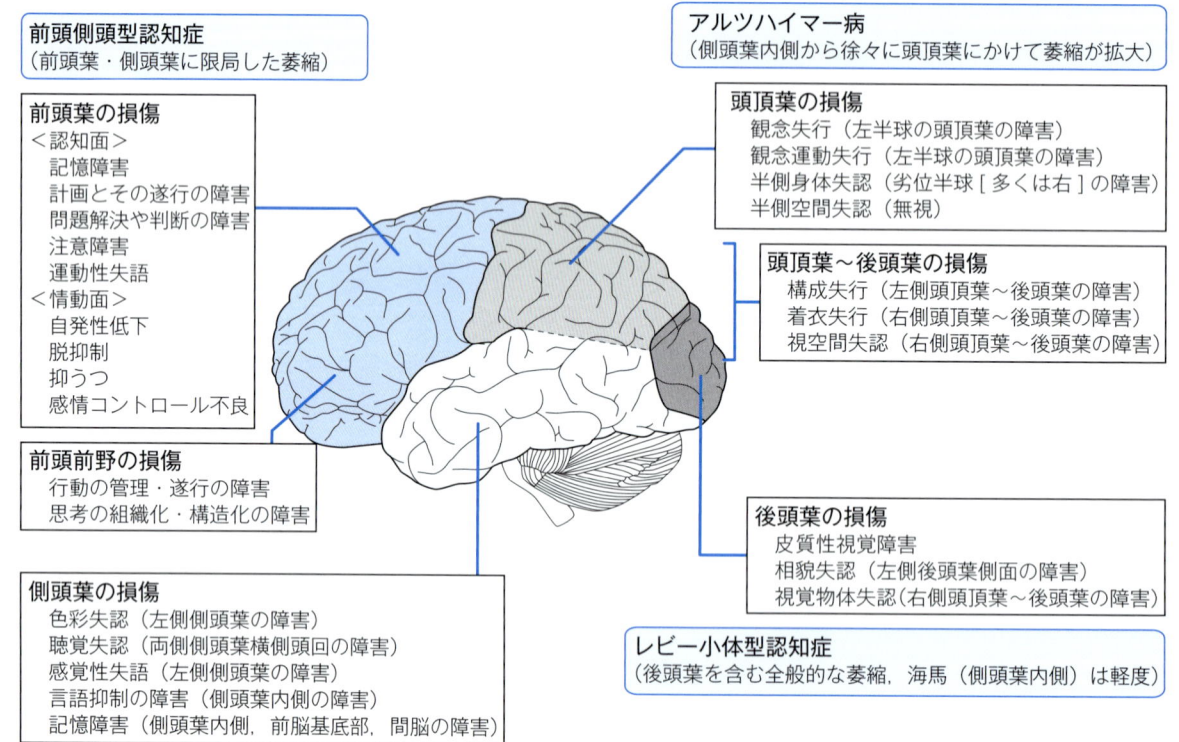

図 1-2-1. 認知症の原因疾患

図 1-2-2. 認知症の原因疾患による脳の損傷部位と障害

　側頭葉内側にある海馬（記憶中枢）から萎縮が始まるために，初期症状として近時記憶障害が目立つ．その後，頭頂葉にかけて萎縮が拡大する．この結果，図 1-2-3 に示すように，時間の経過とともに徐々に症状も進行するため，提供する看護も変えていく必要がある．一方，運動機能や感覚機能は特異的に保たれるゆえに，もてる力としての運動機能や感覚機能を活用することが看護のポイントとなる．

(1) 軽度のアルツハイマー病

　近時記憶（数分前から数日前の記憶）の障害から始まり，わからないことを隠して，とりつくろうような言動がみられたりする．また，日にちや曜日など時間の見当識障害が生じて，約束をすっぽかしたりする．自分でも何かおかしい，わからないといった不安を感じている．家族が忘れることを責めると，さらに不安が増して動揺する．そのため，家族へのかかわり方の支援とともに，さりげないフォローが必要である．一

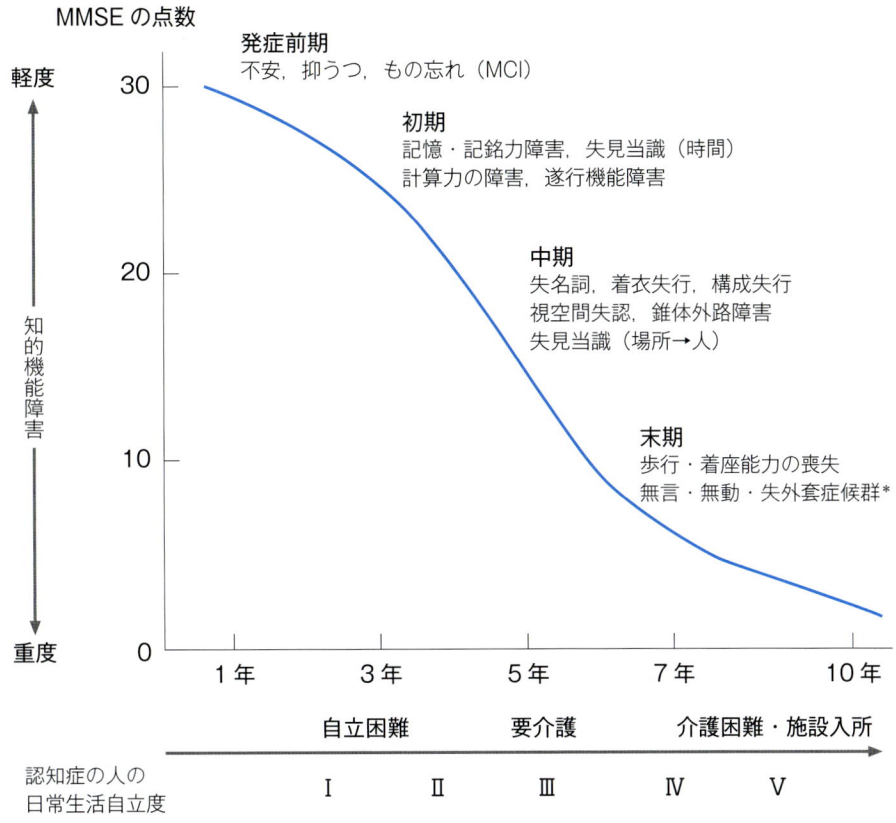

*失外套症候群とは，大脳皮質の広範囲にわたる機能障害によって大脳皮質機能が失われた状態．眼は動かすが，身動きひとつせず，言葉も発しない状態だが，睡眠と覚醒の調節は保たれる．

図1-2-3．アルツハイマー病の経過

方，感情と記憶は強い関連があり，感情と結びついた記憶は保たれやすい．例えば，家族が面会時に愛犬を連れてきて楽しく過ごしたこと，大好きな温泉に行ったこと，また，馬鹿にされて悔しかったことなどは覚えていることがある．喜びや楽しい感情を伴うようなかかわりによって，良い1日だったと思える日々を積み重ねられるような支援を心がけたい．

まだできることはたくさんあるため，得意なことや，興味のあることを大切に，家で何らかの役割をもてるように支援する．ただし，これまで料理を作ってきた人でも，実行機能障害により一連の行動が難しくなる．皮をむく，食材を切るなどのできる動作を行ってもらい，次に何をするかといったプログラムの組み立てをさりげなく支援するなど，自信を失わないような配慮が必要である．

財布や通帳など大切な物ほど置き場所を変えるなどし，見つからないと「嫁に盗られた」などと訴えること（物盗られ妄想）がある．妄想の対象となりやすいのは，最も世話をしている家族である．家族にはそのことを理解してもらい，紛失しやすい物は，置き場所をシンプルにするなどの予防策を講じるとともに，紛失時に一緒に探して先に見つけた場合にも，本人が見つけることができるようにさりげなく工夫する．

(2) 中等度のアルツハイマー病

中等度になると，近時記憶だけでなく，即時記憶や遠隔記憶に障害が及ぶ．このため，30秒前のことを忘れて同じことを聞いたり，言ったりを繰り返すことがある．本人にとって気になっている内容であることが多く，尋ねてくることに対して，紙に書いて確認できるようにするなど，納得・安心できるような対応が必要である．また，エピソード記憶（いつ，どこで，誰が，何をしたかといった出来事の記憶）の障害も生じる．

場所の見当識障害も出現し，今いるところがどこかわからなくなったり，地誌的失見当識も加わり，近隣

の馴染んだ場所でも道に迷うようになる．また，睡眠・覚醒リズムが乱れやすく，昼夜逆転することがある．日中の活動性を高め，安心できる居場所をつくるような支援をするとともに，夜間に熟睡できるような環境にも配慮する．さらに進行すると，人の見当識障害が出現し，例えば自分の孫を自分の子どもと誤認したり，あまり会わない子どもや兄弟だと誰なのかわからなくなったりすることもある．

日常生活では，排泄後の後始末や衣服を着るなどの動作ができなくなり，行動のエラーも多くなる．失敗を責めることなく，認知症の人の混乱・困惑した気持ちを受け止めながら，できることを見つけて役割や日課をつくることも大切である．

言語機能は，「あれ」「それ」の指示語が多くなり（喚語困難），話のまとまりに欠けるが，簡単な意思疎通は障害されていないため，言語的なコミュニケーションは可能である．

(3) 重度のアルツハイマー病

重度になると，整容，入浴，排泄，食事など日常生活全般にわたり介助を要するようになるが，AD は運動機能が保たれていることから，例えば洗面所に行き，ブラシを握って髪までもっていくところを誘導すると髪をとかすことができる場合もある．食事も食具の使用が難しい場合は，おにぎりやパンなど手に持って食べることができる食形態に変えることで，食べる動作を継続できることもある．

身体機能では，失禁が起き，歩行障害が出現するようになる．嚥下機能が低下して，食べることに時間を要することもあるが，さまざまな工夫で経口摂取は可能である．

言語機能は，言語の理解や，相手に何かを伝えようとすることが困難になるが，短い言語で伝えたことに対しては意思表示することが可能である．例えば，今日着る衣類を二者択一で選んでもらうと，指さしで選択することができることもある．

(4) 末期のアルツハイマー病

末期になると，言語は片言（語彙が 6 語以下）となり，理解力も低下し，意思の疎通は難しくなるが，心地良い刺激に反応する能力はあるため，優しく身体に触れたり，手を握ったりするなどのコミュニケーションを大切にしたい．歩行や座位を保持することも難しくなり，睡眠時間も長くなるが，無理のない離床により日中に心地良い時間を過ごす工夫も必要である．嚥下障害も出現するため，口腔環境を整えるための口腔ケアを行い，食形態にも留意して誤嚥性肺炎を予防する他，常に状態の変化にも注意する必要がある．臨終期に近くなると言葉も出なくなり，やがては手足も動かせず，けいれん発作が出現する．亡くなる直前（当日から 1 週間程と個人差はあるが），嚥下反射が消失して唾液すら嚥下できなくなった場合や，昏睡状態に陥った場合には，飲食を中止し，穏やかな死を迎えられるように，家族とともに看取りの看護を行う．

2）血管性認知症の病態と看護

血管性認知症（VaD）とは，脳血管障害によって生じる認知症である．脳血管障害が生じた部位や範囲などによって症状が異なるため，ここでは病期ではなく特徴的な症状と看護について示していく．VaD は，主に大脳皮質下（脳の深い部分）にある大脳白質といった線維連絡網（ネットワーク）の血流不足によって生じるといわれているが[6]，大脳皮質（脳の表面部分）でも起こる．経過は，階段状に進行するのが特徴といわれているが，皮質下性認知症では緩徐進行性の経過をたどることもある[7]．

VaD の症状は，記憶障害もあるが，意欲の低下・無気力・無関心（apathy アパシー）が目立ち，このような症状と関連した社会的な遂行機能の障害がある[8]．このため廃用症候群に陥りやすく，さらに身体機能が低下するため，日常生活においてできることは可能なかぎり自分で行えるよう誘導したり，興味や感心があることを引き出すような場づくりにも配慮する．

記憶障害は，記銘（覚えること）や再生（思い出すこと）に時間がかかるが，何かヒントを出すことで思い出すことができる「手がかり再生」や，いくつか提示されたものから正解を選択することができる「再認」が比較的保たれていることがある[8]．食べた物を伝えたり，実際に見たりすることで思い出せることもある

ため，日常生活の支援の際にも活用するようにしたい．

理解力や判断力は比較的保たれていることが多く，以前から行っていた習慣的なことであれば実施できることも多い．しかし，新しい出来事や，複雑な状況に対しては，困惑し，不安を感じて落ち込むことにもつながる．そのため，「できること」と「できないこと」を見極めて，できない場合には1つひとつの手順を示すなどして自信を失わないように支援する．また，動作はゆっくりでも，時間をかければできることも多い．ゆっくり見守るとともに，焦らせるようなかかわり方は絶対に避けなければならない．

注意障害もあり，1つのことを行っていると他のことに注意が行き届かなくなることがある．このため，1つの動作に集中して，ゆっくりと確認しながら行えるような環境を整えることも必要である．

局所神経症状として，片麻痺や失語症，構音障害，嚥下障害，幅広歩行などを併発していることがあり，生活の営みにも影響を及ぼす．すなわち，転倒しやすい病態や，誤嚥性肺炎を生じやすい病態をもっているため，環境調整をはじめとするリスクマネジメントも不可欠である．さらに，話の脈絡とは関係なく涙が出たり，笑ったりしてしまうなど，感情をうまくコントロールできなくなる場合もある（感情失禁）．

なお，片麻痺の有無を簡単に調べる方法もある．例えば，摂食動作にも影響する上肢（腕）の麻痺を調べる場合には，図1-2-4に示すように，両腕の手のひらを上にして，肘を曲げずに肩の高さまで挙上して，眼を閉じてもらう．麻痺がある場合には，そのままの高さで保持するように伝えても，麻痺側の腕が回内しながら次第に落ちる．これをバレー徴候という．なお，言葉や模倣によって両腕を挙上することが難しい場合には，検査者が両手で挙上するところまで誘導してもよい．なお，加齢に伴い重心動揺が大きくなるため，立っているとふらつく場合には椅子に座り，安全を確保してから行う．

3）レビー小体型認知症の病態と看護

レビー小体型認知症（DLB）は，1976年に小阪によって報告され，世界的に知られるようになった[9]．なお，レビー小体とは，1912年にドイツ人のLewyによってパーキンソン病の脳幹で発見され名づけられた神経細胞の中にある封入体（αシヌクレインというタンパク）であり，大脳皮質にもレビー小体が多く認められたことを小阪が報告し，その後，1995年にイギリスにて行われた国際ワークショップで国際的な臨床診断基準が確立した．

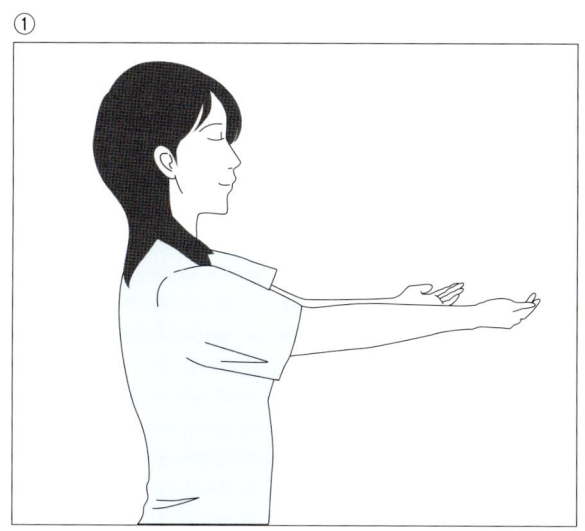
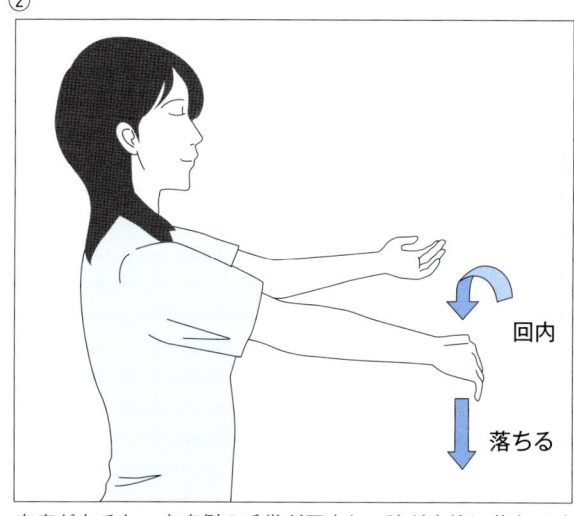

① 両手の手掌を上に向けて肘を伸ばし，水平方向に突き出してもらう（言語で伝わらない場合には，検査者が両手で誘導）．可能ならば閉眼してもらう（立位がふらつく場合には座位で実施した方が安全である）．

② 麻痺があると，麻痺側の手掌が回内し，腕が次第に落ちてくる（上肢のバレー徴候）．

図1-2-4．麻痺の調べ方（上肢のバレー徴候）

レビー小体型認知症の臨床診断基準改訂版（2005年）[10]によると，まず3つの「必須症状」があることが診断の必須条件となる（**表1-2-2**）．次に「中核症状」としてあげる症状のうち，2つ以上を伴うことがほぼ確実な診断につながる．また，1つ以上の中核症状に加え，「示唆症状」としてあげる症状のうち，1つ以上を伴う場合もほぼ確実とされる．

(1) 必須症状

必須症状のうち，認知機能障害では，注意障害や構成障害，遂行機能障害といった前頭葉・側頭葉障害が出現し，とくに認知症が軽度の時期には構成障害が出現するため，アナログ時計を読むことが難しくなる．

記憶障害は，海馬の萎縮が軽度であるため，認知症の初期には近時記憶も比較的保持されているが，想起・再生の障害を認めることがあり，進行に伴い出現するようになる．

(2) 中核症状

中核症状は，とくに日常生活に影響が及ぶため，それぞれに対応した看護が必要になる．まず認知機能の変動とは，朝できたことが夕方にはできないこと（日内変動），今日できたことが明日できないこと（週内変動）があるということである．したがって，看護に際しては，変動に合わせて，「できるとき」と，「できないとき」の支援を計画に立案しておく必要がある．時に薬物の調整も必要になるが，DLBは薬物調整が難しい疾患でもあるため，医師との連携は欠かせない．

幻視は，軽度から出現する．DLBの5～6割に，画像診断で後頭葉の血流低下を認める．後頭葉に視覚野があることから，視空間認知障害をもたらし，幻視や誤認とも関係する．周囲の者には見えないが本人には見えていて，例えば子どもたちが遊んでいる，天井に沢山の虫が這っているなどと表現され，不快な幻視は振り払うと消えることがある．また，ご飯の上にかけてあるふりかけを虫と誤認したり，夜に壁に衣類がかかっていると人がいると誤認したりすることもある．事前にふりかけをご飯にかけない，照明をつける，衣類を片づけるなど，環境を整えることで対応できるものも多い．とくに認知症の人が不安や不快に思っているときには，真摯に対応することが必要である．幻視による混乱や恐怖心が強いときには，少量の塩酸ドネペジルや抑肝散を用いることもあるが，まずは環境を整えることである．

パーキンソニズムは，認知症の進行に伴い出現し，歩行障害により転倒しやすくなるため，リスクマネジメントが不可欠である．また，無動や固縮が目立つようになる．認知症が中等度の時期には，被害妄想や嫉妬妄想がある人もいるため，精神症状との兼ね合いをみながら，パーキンソニズムに対する薬物コントロールが必要になる．さらに，起立性低血圧や便秘などの自律神経症状があるため，移動時には一呼吸置いて血圧が安定してから動き始めるよう誘導したり，便秘をコントロールするなどの支援も必要である．

(3) 示唆症状

示唆症状にあるレム睡眠行動障害（REM sleep behavior disorder；RBD）とは，睡眠中（レム睡眠）に夢を見ているとき，通常は手足の筋肉は弛緩しているが，この障害では夢の内容が行動化されて暴力的な行動に至ったり，大声で激しい寝言を言うような状態をいう．DLBの発症に先行して，レム睡眠行動障害が

表1-2-2．レビー小体型認知症の診断基準

必須症状	・進行性の認知機能障害 （記憶障害は，初期では目立たない） ・注意，実行機能，視空間機能検査の障害がとくに目立つこと
中核症状	・注意や覚醒レベルの著明な変化を伴う認知機能の変動 ・現実的で具体的な内容が繰り返される幻視体験（子どもや小動物が多い） ・突発性のパーキンソニズム
示唆症状	・レム（REM）睡眠行動障害 ・重度の抗精神病薬への過敏性 ・（SPECTやPET検査で）大脳基底核のドーパミン・トランスポーター取り込み低下

みられることがあるともいわれる．

抗精神病薬の過敏性とは，抗精神病薬に敏感に反応することを意味するため，副作用も生じやすくなる．したがって，とくに薬の種類や量の変更時には，その後の対象者の変化に注意して，医師にフィードバックしていくことで，認知症の人が適切な薬物治療を受けられるよう支援することも重要である．

4）前頭側頭型認知症

前頭側頭型認知症（FTD）は，異常なタウタンパクが神経細胞に蓄積するタイプとTDP-43というタンパクが神経細胞に蓄積するタイプがあるといわれている．FTDは，1994年に提唱された前頭側頭葉変性症（front-temporal lobar degeneration；FTLD）の1つに分類され，代表的なものにピック病がある．ピック病は，1906年にPickにより報告され，初老期に人格変化や言語障害から発症し，認知症に進展していくものである．

FTDの特徴的な症状としては，軽度の段階から脱抑制や常同行動を呈し，同時期に自発性の低下，アパシーなども出現することがある．

前頭葉は，人の行動を統制する働きがあるため，ここが障害されることによって行動のコントロール（調整）がうまくできなくなる．これを脱抑制という．このことが「わが道を行く行動（Going my way.）」とも称される所以でもある．例えば，診療や食事の途中で立ち去ってしまったり，店に行って，欲しいものがあればお金を払わずに持ってきたり，隣の花がきれいと思えば断りもなく取ってきたりするため，社会的トラブルになりやすい．したがって，地域でサポートできるような体制づくりも必要になる．

常同行動とは，時刻を刻むような日課表通りの行動をとることをいう．例えば，毎日，同じ時刻に，同じ場所で，同じ料理を作って食べるといった行動である．アルツハイマー病とは異なり，初期の頃は記憶が保たれているので，毎日同じ味噌汁とおかずを食べているといった常同行動から家族が異変に気づき，受診につながる場合もある．この常同行動を逆に活用して，デイケアなどを日課に組み入れていくのも1つの方法である．認知症が進行すると，強迫的音読や反響言語（他者が話した言語を繰り返し発声）などが目立つようになり，歩いていて看板を見つけると，看板の文字をひたすら読み上げたり，他者の話した単語を繰り返し言い続けたりする．このようなときに，本人の好きな歌を歌ってみると，切り替わって一緒に歌うことがある．

記憶障害は，初期にはほとんど目立たないが，他人に対する無関心さや自発性の低下によって，もの忘れのように捉えられる場合もあるので，注意が必要である．

FTDでは地誌的失見当識がないので，戸外へ一人で出かけても自分で戻ってくることができる．このため，安全さえ確保されていれば，家族介護者が後から付き添わなくてもよいことがある．一方で，回廊のような建物だと歩くことを自力で止められず疲労骨折することもあるため，お茶に誘うなど，行動を切り替えるような支援も必要である．このことから，FTDでは毎日，同じ時刻に，同じコースを繰り返し歩くことを「周徊」とよび，ADの「徘徊」とは区別して用いることがある．

また，相手の行為や言葉を反復するなど，環境からの影響を受けやすいのも特徴の1つである（被影響性の亢進）．例えば，「マネしないでください」と言いながら手をクロスすると，FTDの人は即座に同じように手をクロスする．良い影響が受けられるように環境を整えたいものである．

3. 認知症の薬物療法

認知症の薬物療法は，記憶障害や見当識障害などの中核症状に対する治療と，うつ症状や不安，幻覚，妄想，興奮などのBPSDに対する治療とに分けることができる．

その認知症の人に適した種類や量が処方されることで，「今日は霧が晴れたようにスッキリしている」などと，本人の言動からも良い状態を招いていることがわかる．一方，不適切な処方が継続されていると，つ

いには食事まで食べられないほどの状態に陥ってしまう認知症の人もいて，有害作用（副作用）が出ている薬剤を中止することで改善される場合がある．このため，認知症の人に処方されている治療薬が適切に作用しているかを看護師は常にモニタリングして，医師にフィードバックする役割を担う．とくに，DLBのように，薬物の影響を受けやすい認知症では，十分に留意する必要がある．

ADに対する薬物治療では，ドネペジル塩酸塩（アリセプト®）を代表とする治療薬がある．認知症では脳内のアセチルコリンという神経伝達物質が不足するため，そのアセチルコリンを分解する酵素（アセチルコリンエステラーゼ）を抑えることで，アセチルコリンの伝達を高めるように作用する薬物（アセチルコリンエステラーゼ阻害剤）であり，症状の進行を遅らせることを目的としたものである．

表1-2-3に示すように，2011年には，日本でも3種の新しいAD治療薬が追加され，選択の幅が広がった．ドネペジル塩酸塩を含む4種の薬にはそれぞれ特徴がある．例えばメマンチン塩酸塩は，他のAD治療薬と作用機序が異なるために併用が可能である．また，ドネペジル塩酸塩は，認知症の軽度から重度まで幅広く使用でき，嚥下障害のある人にはゼリーなどの剤形も選択できる．リバスチグミンは，唯一の貼り薬で服

表1-2-3. アルツハイマー病治療薬

一般名	ドネペジル塩酸塩	ガランタミン	リバスチグミン	メマンチン塩酸塩
商品名	アリセプト®錠 アリセプト®内服ゼリー 注1	レミニール® 注2	イクセロンパッチ® 注3 リバスタッチ®パッチ 注4	メマリー® 注5
作用機序	アセチルコリンエステラーゼ阻害（記憶に関わる神経伝達物質アセチルコリンを分解する酵素の働きを抑えて症状の進行を遅らせる）			NMDA受容体拮抗作用
他剤との併用	メマンチン塩酸塩とのみ併用可			コリンエステラーゼ阻害薬との併用可
発売日	1999年11月	2011年3月	2011年7月	2011年6月
適用	軽度～重度	軽度～中等度	軽度～中等度	中等度～高度
剤形	経口薬（錠，細粒，口腔内崩壊錠，ゼリー）	経口薬（錠，口腔内崩壊錠，内用液）	貼り薬（貼付剤）	経口薬（錠剤，口腔内崩壊錠）
用量	開始用量：1日3mg 維持：1日5mg，10mg（重度の場合）と増量．1日1回	開始用量：1日4mg 維持：4週ごとに4mgずつ増量し1日16mgで維持．最大1日24mg．1日2回	開始用量：1日4.5mg 維持：4週ごとに4.5mgずつ増量し1日18mgで維持．1日1回	開始用量：1日5mg 維持：週5mgずつ増量，4週目から1日20mgで維持．1日1回
有害作用	吐き気，食欲不振，興奮	吐き気，嘔吐	かぶれ，かゆみ，嘔吐	めまい，便秘
備考			比較的初期に有効．唯一の貼り薬で，服用薬を拒む人に使用しやすい	

（注1）写真は，エーザイ医療関係者向けHP（2014年1月）記載情報より
（注2）写真は，武田薬品工業医療関係者向けHP（2014年1月）記載情報より
（注3）写真は，ノバルティスファーマ医療関係者向けHP（2014年1月）記載情報より
（注4）写真は，小野薬品工業医療関係者向けHP（2014年1月）記載情報より
（注5）写真は，第一三共医療関係者向けHP（2014年1月）記載情報より

表1-2-4. BPSDに関する治療薬

BPSD	幻覚・妄想・焦燥性興奮		焦燥性興奮	うつ症状・自発性の低下・不安	
一般名	非定型抗精神病薬		漢方薬	SSRI（選択的セロトニン再取り込み阻害薬）	
	リスペリドン	クエチアピン	抑肝散	パロキセチン	セルトラリン
商品名	リスパダール®	セロクエル®		パキシル®	ジェイゾロフト®
用量	開始用量：1日0.5mg 維持：1日0.5～1mg、1日1回	開始用量：1日25mg 維持：1日25～150mg、分服	1日7.5g、2～3回に分服、食前または食間	開始用量：1日10mg 維持：1日20～30mg	開始用量：1日25mg 維持：1日50～100mg
有害作用	錐体外路症状、プロラクチン値上昇	体重増加、血糖上昇	消化器症状（食欲不振、下痢）、低カリウム血症	不安、焦燥、興奮、幻覚、せん妄、錯乱、けいれん	不安、焦燥、興奮・混乱、肝障害
備考	パーキンソン病に伴う幻覚には用いない	糖尿病患者は禁忌．錐体外路障害を起こしにくい		消化器症状に注意	

用薬を拒む人に使用しやすい一方，皮膚がかぶれる人には使用できないなどの特徴がある．

BPSDの薬物治療の一部を**表1-2-4**に示す．BPSDは中核症状を背景に環境との相互作用で出現することが多いため，まずは中核症状の治療や環境の見直しが先決だが，幻覚による強い恐怖感や焦燥的興奮などに対して薬物治療が有効な場合もある．いずれにしても処方前後の状態の変化に留意し，有害作用には細心の注意を払う必要がある．

<文　献>
1) 中島紀惠子：改訂の序．「新版 認知症の人々の看護」．中島紀惠子責任編集，p. iv，医歯薬出版，2013．
2) 日本神経学会監修，認知症疾患治療ガイドライン作成合同委員会編：認知症疾患治療ガイドライン2010．pp.1-3，医学書院，2010．
3) World Health Organization：International Statistical Classification of Diseases and Related Health Problems. 10th Revison,Geneva, World Health Organization, 1993.
4) 日本神経学会監修，認知症疾患治療ガイドライン作成合同委員会編：認知症疾患治療ガイドライン2010　コンパクト版2012．pp.2-3，医学書院，2012．
5) Hyman,BT. Phelpsb CH., Beach,TG.：National Institute on Aging-Alzheimer's Association guidelines for the neuropathologic assessment of Alzheimer's disease, Alzheimer's & Dementia.8（1）：1-13, 2012.
6) 山口晴保：認知症予防―読めば納得！脳を守るライフスタイルの秘訣．pp.49-60，協同医書出版，2008．
7) 平原佐斗司：医療と看護の質を向上させる認知症ステージアプローチ入門―早期診断，BPSDの対応から緩和ケアまで．pp.51-64，中央法規，2013．
8) 目黒謙一：血管性認知症―遂行機能と社会適応能力の障害．ワールドプランニング，2008．
9) 小阪憲司，尾崎純郎：第二の認知症―増えるレビー小体型認知症の今．紀伊國屋書店，2012．
10) McKeith IG, Dickson DW, Lowe J, et al：Diagnosis and management of dementia with Lewy bodies. Third report of the DLB consortium. Neurology. 65：1863-1872, 2005

3 BPSDと認知症の人の日常生活

1. BPSDに対する対応の原則

　前述したように，BPSDは「認知症の行動・心理症状」と訳され，1996年の国際老年精神医学会（International Psychogeriatric Association；IPA）のコンセンサス会議で，「認知症の患者に頻繁に見られる知覚，思考内容，気分または行動の障害による症状」と定義された概念である[1]．BPSDは，診断基準として定めた記憶障害や認知障害，遂行機能障害，人格の障害などの中核症状と区別される．つまり，認知症そのものから発現する障害像だけではなく，認知症による障害に大きく依存しながらも，それ以上に，周囲の人，場所などの環境要因，体調など多くの影響を受けて現れる症状である．BPSDは，看護師が臨床において観察できる行動であり，心理症状である．その症状のなかに，神経生物学的要因だけでなく，環境要因，文化的要因，性格要因，心理的要因が含まれる．そのため，看護師が認知症の人をどのように捉えようとしているか，在宅での介護者からの訴えをどのように捉えるかが重要となってくる．BPSDは，介護者が最も困難感を感じる症状とされるが，一方で，看護や介護によって軽減する症状であるといわれている．「介護しようとすると暴力をふるう」「夜中に徘徊する」などのBPSDは，対応が遅れると，介護者の疲労が増し，そのことでいっそうBPSDを悪化させる可能性がある．このような悪循環に陥らないために，早期発見と早期対応が重要である．

　IPAは，BPSDの特徴をキーメッセージとして表した（表1-3-1）．周囲の人やケア提供者が認知症の人のいったい何に対応するべきか，どのように対応するべきかを明確にした．このキーメッセージは，以下のようなBPSDに対する看護の原則も示している．

- BPSDは疾病過程の一部でもあるので，周りが無理に改善しようとしすぎない
- 逆に，「病気だから」と，改善へのケアを怠ることがあってはならない
- 問題行動の背景を理解せず「症状は改善しないから」と，安易な拘束や抑制をしない
- ケア提供者と認知症の人との関係はどうであったかについて判断をおろそかにしない
- 安易に薬物に頼らない

■表1-3-1．IPAの著した書籍「BPSD」に示されているキーメッセージの一部

・疾病過程の一部としてBPSDは避けられないものであり，患者やその家族，介護者，そして社会全体にとって深刻な問題をもたらす．
・BPSDは治療可能であり，一般的に認知症の他の症状や症候群に比べると治療によく反応する．
・比較的軽度のBPSDに対処するにあたって第一選択となるのは非薬物的介入である．
・BPSDの治療こそ，認知症患者の苦悩を和らげ，家族の負担を減らし，社会的費用を抑える可能性を最も高くする．
・BPSDには多数の病因がある．
・問題行動を起こす背景を理解せずにBPSDを考えると，認知症の人を全人的にみるのでなく症状の集積としてみることになりかねない．
・介護者の苦痛や不満，患者との不良な人間関係は，BPSDを憎悪させることがある．

（国際精神医学会（日本老年精神医学会訳）：BPSD-痴呆の行動と心理症状．pp12-98，アルタ出版，2005．傍点は筆者作成．改称前の「痴呆症」を「認知症」に修正した）

2. BPSDの発現および憎悪に影響する因子のアセスメント

BPSDに対する看護の目標は，認知症の人の身体の状態，心理的状態，生活の状態を，安全かつ安楽に，また，できるだけQOLが維持できるように生活を援助して，BPSDを軽減することである．そのために，第一に必要なことは，BPSDの発現に影響する要因についてアセスメントすることである．しかし，BPSDは，多くの因子が絡み合ったかたちで影響して現れるため，アセスメントは非常に困難である．同じ原因疾患による認知症に罹患し，同じ重症度であっても，あるBPSDが強く発現する人と弱く発現する人がいる．また，一人の人においても，BPSDが憎悪するときと，沈静化しているときがある．BPSDの発現やBPSDの頻度や増強に，いったい何が影響しているかをアセスメントするためには，多くの知識と観察力，そして実践力が重要である．

平成19年度厚生労働省老人保健推進事業費補助事業の報告では，BPSDの発現に影響したのは，37.3％が薬剤，23％が身体合併症，家族・介護環境が10.7％であった[2]．このことから，各個人の性格や価値観，習慣などの違いや環境の違いだけでなく，認知症の人の身体状況および既往疾患，それに伴う服薬状況などのアセスメントの重要性が高く，疾患と治療，薬剤を理解している看護職の役割が重要であることがわかる．とくに，認知症の人の場合，認知症による認知力や言語能力の低下によって，苦痛の訴えや状態の説明が適切にできなくなるため，看護師が，加齢変化によって生じやすい苦痛，高齢ゆえに多くもっている既往疾患とその症状・転帰，免疫機能の低下によって罹患しやすい疾患，それら複数の疾患の関係性，高齢者の薬物動態の知識を，どれだけ有しているかによって観察力は大きく左右される．観察から得られた情報が，BPSDの発現の予防，改善および悪化予防につながる看護を導き出すことを考えると，認知症の人の看護においては，本章第1節の「認知症の人の捉え方」に示した認知症の人の理解の視点とともに，加齢変化など多くの学習が必要なのである．

BPSDの背景となる影響因子とBPSDから派生する問題を図1-3-1に示した．この図からわかるように，

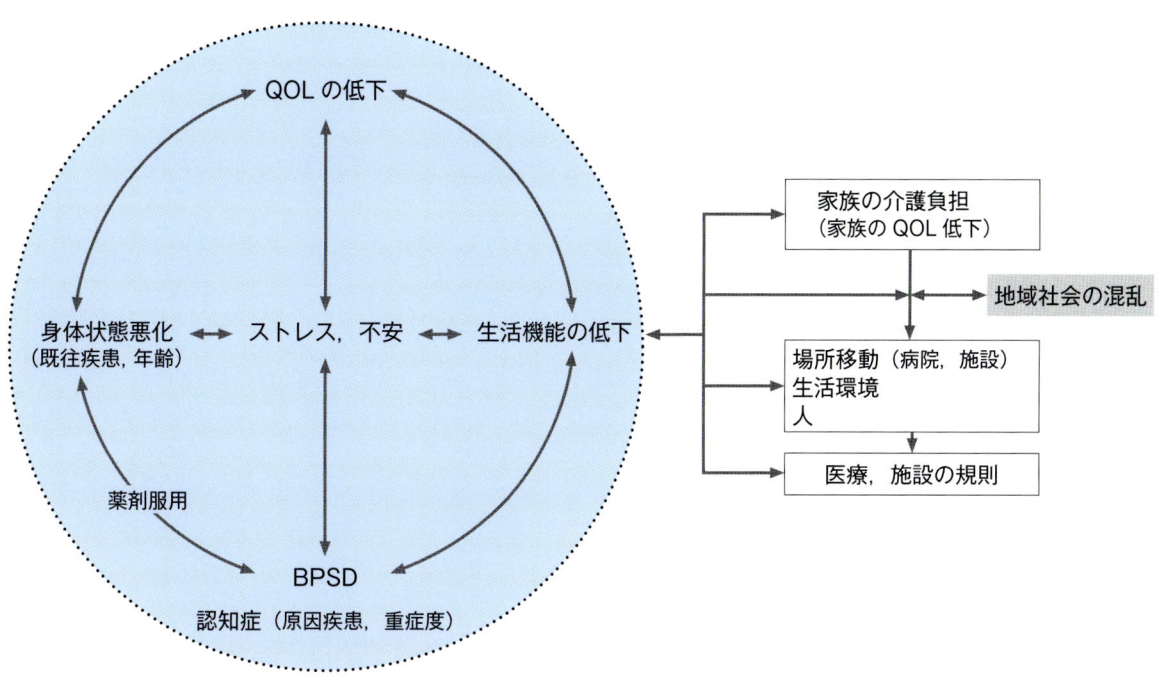

■図1-3-1．BPSDの影響因子と関連因子

BPSDに影響する因子は双方向に影響し合う．このことは，アセスメントが非常に難しいことを示すと同時に，看護によって1つが変化すれば，予測以上の大きな効果が期待できるということもできる．

BPSDをアセスメントする際の順序，視点などのポイントを**表1-3-2**に示す．

■表1-3-2．BPSDの看護アセスメントのポイント

1. 問題となる行動が，本当に認知症に関連するBPSDかどうかを，まずアセスメントする
   認知症の人の問題となる行動がすべてBPSDとはかぎらない．既往疾患の悪化，習慣の違い，場所移動，周りの人の対応に対する反応，加齢変化によるものなど，認知症でない人でも生じる通常の反応・行動かもしれないと考えてみる．
2. その行動は，どのように生活上の問題になっているかをアセスメントする
   家族，他患者（入所者）にとって問題なのか，本人の安全やQOLが低下する問題なのか，規則が守れないという施設や病院側の問題なのか，援助者の捉え方の問題なのかなどを把握し，周りが変わればよいのか，認知症の人に直接介入する必要があるのかを判断する．
3. BPSDの改善や悪化予防を目的としたアプローチについては，多様な選択肢をあげ，アセスメントから決定する
   身体的アプローチ，心理的アプローチ，生活的アプローチ，家族やケアスタッフへのアプローチ，社会へのアプローチ，服薬など治療的アプローチのなかで，最も効果的と考えるアプローチから開始する．
4. アプローチしたときの反応を，アセスメントする
   BPSDが起こる原因は1つでないことが多い．また，認知症の人にアプローチを行うと，それぞれの影響因子が相互に作用し合うため1つのアプローチをしたときの認知症の人の反応が，BPSDの改善や悪化予防のためのアセスメントの情報と考えて捉える．
5. 認知症の進行を踏まえた，予防的視点で，アセスメントする
   進行する認知症の場合，とくに，初期から中期にBPSDが多くなってくるという進行の状態を踏まえ，影響因子について定期的にチェックし，予防的視点でアセスメントをするシステムをもつ．

3. 特徴的なBPSDの分類

IPAは，19の症状を特徴的なBPSDとして示し，それらを介護の困難度と，心理症状・行動症状に分類した．これらは，あくまでも特徴的な症状としての提示であること，これらの症状の発現や頻度，強度は，認知症の原因疾患や重症度，環境によって異なることを理解しておく必要がある．

行動症状は観察によって明らかにされるが，心理症状は面談によってしか明らかにされない．そのため，たとえば，グループ1（**表1-3-3**）で示されている攻撃性，不穏が観察された場合，その背景に妄想や幻覚，不眠が存在するかどうかについて，必ず確認する必要がある．逆にいえば，妄想や幻覚，不眠が観察された場合は，攻撃性の予測因子として捉えて，予防的対応を考える必要がある．

■表1-3-3．BPSDの特徴的症状

	グループ1 （最も厄介で対処困難）	グループ2 （やや悩まされる）	グループ3 （比較的処置しやすい）
心理症状	・妄想 ・幻覚 ・不眠 ・抑うつ ・不安	・誤認	
行動症状	・攻撃性 ・徘徊 ・不穏	・焦燥 ・社会通念上不適切な行動 ・性的脱抑制 ・部屋の中を行ったり来たりする ・喚声	・泣き叫ぶ ・ののしる ・無気力 ・繰り返し尋ねる ・シャドーイング

（国際精神医学会（日本老年精神医学会訳）：BPSD-痴呆の行動と心理症状．p29，アルタ出版，2005．[2]）

4. 認知症の経過とBPSD

認知症の疾患のうち，アルツハイマー病（AD），レビー小体型認知症（DLB），前頭側頭型認知症（FTD）は，神経変性疾患である．変性とは，細胞や組織内に生理的に存在しない物質が出現する，または，生理的な物質であってもそれが量的に増加して，細胞や組織を変化させる状況をさす．つまり，原因となる物質が除去されなければ，経年的に進行してゆき，最後には細胞や組織の壊死に陥るのである．

すでに前節で述べたが，ADの進行は，一直線状の低下を示すものではないとされる．Sternらは，ADの中核症状である認知機能の低下は，初期の段階は極めて徐々に進行し，中期に入ると急速に悪化，末期には進行速度は再び遅くなると報告している[3]．つまり，ADの認知機能障害は，初期と後期に比べ，中期において，急速に進むのである．

一方，BPSDの頻度や強度の変化は，認知機能の低下の経過とは異なっている．BPSDは，個人差が大きいものの，その強度や頻度は，初期から漸増し，中期になるとピークを迎える．そして，後期に向けては漸減するという報告がある[4]．

以上の認知機能低下と，BPSDの頻度・強度の変化を，図1-3-2に表してみた．BPSDの頻度・強度は，認知機能障害が軽い初期と，認知機能が著明に障害される後期において少ない．そして，認知機能障害の低下の速度が最も著しい中期において，BPSDが最も多い．これは，認知症の初期には障害されていない残存能力が大きく，障害されつつある認知機能をカバーできるために，BPSDが少ない．逆に後期は，発語や歩行，日常生活全般において障害が進行し，残存能力が少なくなるため，かえってBPSDが現れにくいと推察される．中期においては，認知症の障害と，残存能力が拮抗し合うため，さまざまなBPSDが現れると考えられる．

永田は，BPSDは，中核障害と周囲の環境や反応のなかで起こる破局反応（パニック）の現れであることが多いとしている[5]．破局反応とは，当人にとって解決の困難な課題を与えた場合，その課題を解決できないばかりでなく，他の全行動にわたって落ち着きを失い，不安が著明になる反応をいう[6]．確かに，攻撃行

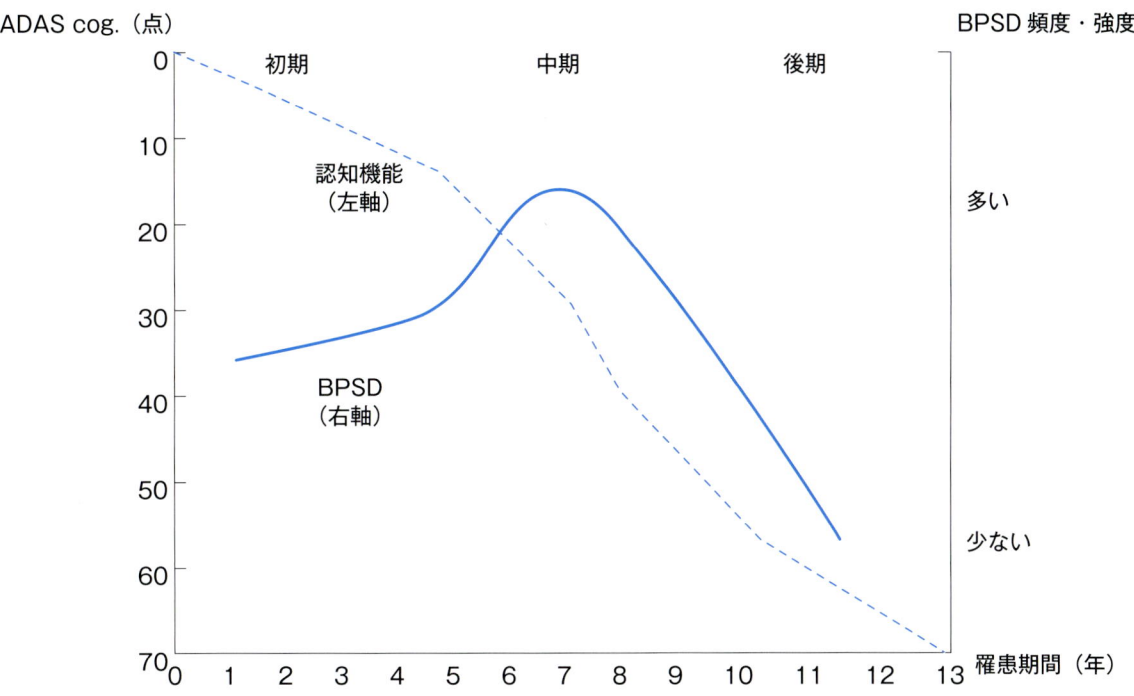

■図1-3-2．アルツハイマー病における認知機能とBPSDの変化
（武田雅俊：MCI―その概念の変遷と有用性―．老年精神医学雑誌, 12（11）：1257, 2001. に追記）

動やののしる，泣き叫ぶなどのBPSDは破局反応かもしれない．しかし，初期においては，彼らの残された力による「目的的な防衛反応」「自己主張」と考えるほうが妥当ではないだろうか．徘徊，シャドーイングは，何かが気になる，不安があるなかで，彼らなりの安定を求める「適応反応」ということもできる．また，異食，トイレでない場所で放尿する，突然に服を脱ぎ始めるなど社会的に不適切な行動は，本人の内的動機づけ（ニード）と，外的状況の認知がかみ合わない場合に起こっているのかもしれない．

以上からわかることは，BPSDを，1つの解釈だけで捉えることは難しいということである．認知症の初期の徘徊と，後期における徘徊が，まったく同じ意味であるのかどうかなど，認知症による障害と残存能力のバランスを考え，それら2つの能力がどのような拮抗関係のなかで，どのように絡み合って，BPSD行動症状が現れてくるのかと考えることが必要である．

前述したように，認知症のBPSDは各疾患別に特徴があり，それが病期にしたがって変化してゆく．看護師が，認知症の原因疾患に特徴的なBPSDと，それぞれの経過を理解しておくことは，以下の点で重要である．

- 初期から中期においてはBPSDの疾患特異性が強い．疾患別・病期別のBPSDの特徴を理解することで，さまざまなBPSDを早期に発見し，早期治療につなげることができる
- 原因疾患，病期におけるBPSDに対して適切な対応ができ，BPSDを増強させない
- 経過の予測から，BPSDを増強させる可能性のある環境を修正したり，コミュニケーションの取り方を変化させたりすることで，認知症の進行を遅らせることができる
- 経過を理解することで予測的に残存能力を強化させ代替能力を高めることができる
- 経過に伴って生じる可能性の高い合併症を予測して，適切な対応を講じることで，合併症を予防することができる
- 経過を本人・家族に説明して，本人・家族の心理的準備を助けることができる

5. BPSDと日常生活と看護

看護師は，認知症の人の認知症という疾患，中核症状をケアしているのでなく，BPSDそのものをケアしているのでもない．BPSDのアセスメントで述べたように，認知症の人の日々の生活行動に対してケアをしているのであって，BPSDがどのようにその人の生活に影響しているかを観察することが重要である．そこで，われわれが日々みている認知症の人の日常生活行動を中心にして，BPSD，中核症状の関係性を図にしてみた（図 1-3-3）．

「泣き叫ぶ」というBPSDが夕方5時近くになると強くなる場合，「ここへは仕事に来ているから，帰ら

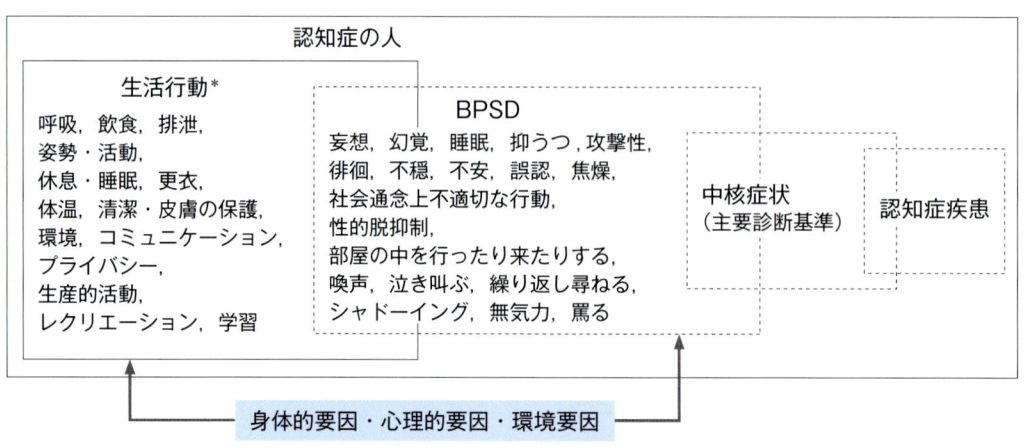

■図 1-3-3．認知症の人の生活行動とBPSD

＊生活行動は，ヘンダーソンの14項目を示した

なければ家族が心配する」という場所の見当識障害，記憶障害とともに，1日の疲労による混乱や宿泊代を持ち合わせない心配が拍車をかけているかもしれない．頻繁に繰り返される過剰な歩行（徘徊）があったとしても，そのなかには，一定時間毎の尿意に伴ってトイレを探すという合目的的歩行が含まれている可能性が高い．入浴拒否に伴う暴力行為の理由が「以前の着替えのときに，肌着がなく，とても嫌な思いをした」ことであり，「同じ思いをしたくない」と誘導に抵抗した暴力行為ならば，看護師は暴力行為そのものをBPSDとするべきではない．どの場合がBPSDで，どの場合がそうでないのかを判断することは難しいが，重要なことは，認知症の人が歩き回ればすべて「徘徊」，認知症の人が怒ればすべて「暴力行為」とBPSDに当てはめてしまわない，またBPSDらしき行動がみられたとしてもすべて認知症と一くくりにしてみなさない意識を看護師がもつことが重要である．

　また，認知症の人の生活に寄り添ったケアのなかで，BPSDが，朝起きたときに強く現れるのか，食事のときに最も強く現れるのか，排泄のときに現れるのかなどがみえてくることがある．そこに，一定のパターンなり，リズムが見つけ出されれば，BPSD以外に関連している要因を見分けることが容易になるだろう．そして，BPSDを増強させない看護方法やBPSDを変化させる看護方法が導き出されやすい．このような判断に結びつく情報を，ケアチーム全体で集めていくことが重要である．

<文　献>
1) 国際老年精神医学会（日本老年精神医学会監訳）：BPSD ―痴呆の行動と心理症状．p15, アルタ出版, 2005.
2) 平成19年度厚生労働省老人保健推進事業費補助事業：認知症の「周辺症状」（BPSD）に対する医療と介護の実態調査とBPSDに対するチームアプローチ研修事業の指針策定調査報告．財団法人ぼけ予防協会．
3) Stern RG, et al : A longitudinal study of Alzheimer's disease. Neurology, 40 : 8-14, 1990.
4) Mckhann G, et al : Clinical diagnosis of Alzheimer's disease. Neurology, 34 : 939-944, 1984.
5) 永田久美子：3．痴呆高齢者の看護．「新時代に求められる老年看護」．柿川房子, 金井和子編, p272, 日総研出版, 2000.
6) 小澤瀞司・福田康一郎総編：標準生理学．第7版, p457-458, 医学書院, 2009.
7) 加藤正明編者代表：縮刷版　精神医学事典．p639, 弘文堂, 2001.

4 看護プロトコル

1. プロトコルとは

　プロトコル（protocol）は，外交や交渉のために公式文書が作られる際のもとになる，やりとりの記録から生まれているとされる．実験や操作についてのくわしい「言語行動記録」，外交儀礼を行う際の「規範，典礼集」である．必ず2人以上の人間のあいだにおいて共同する行動の取り決めで，ある目的を達成するために，正しいと思われる行動や手順が一定の形式で示されている．例えば，コミュニケーションにおけるプロトコルでは，お互いに相手と良いコミュニケーションをするという目的を達成するための行動規範や振る舞いを示す．情報テクノロジー分野のコンピュータ・システムで，正しく情報交換することができることを目的にした場合には，送信側と受信側が互いに同じ情報フォーマットや通信などを使用するための手順が示される．

　本書で述べるのは，認知症の人に対して，看護の目的を達成するためのプロトコルである．看護援助を必要とする認知症の人と，援助する看護師のあいだで行われる言語的・行動的取り決めである．上記のプロトコルの例と異なるのは，広い意味では協働する行動ではあるものの，援助者側である看護師の援助行動が意図的であって，受け手の認知症の人の行動は1つではなく多様であると推測されること，プロトコルの進行を看護師側が決定していることである．それゆえ，意思決定者が，一連の過程において患者の訴えを引き出したり観察したりしながら，段階ごとに判断をして慎重にステップを踏むことができるような行動の取り決めとしてのプロトコルである．

2. 看護におけるプロトコルの意味

　医療や看護においては，プロトコル，ガイドライン，手順などが多く作成され，使われている．なぜ，看護においてプロトコルが必要であるのかについて，看護の特徴に沿って述べる．

1）看護師は目的をもって援助する専門職で，いつでも最良の援助をする必要がある

　看護は，排泄，食事，睡眠など患者の日常生活を援助する．日常生活とは日々何回も，繰り返し繰り返し行われる行動である．そのため，看護師に，自分の援助に対する患者の反応（情報）への感性の低下が起こりやすい．情報に対する感性は，目的意識の高さ・明確さと強い関係があるといわれる[1]．プロトコルは，誰の立場で，何を達成しようとしているかという目的を設定してはじめて，それを達成するための行動が示される．すなわち，援助される側の立場に立った目的を明確に示し，情報の見逃しや確認の見逃しをしない行動手順が示される．どの看護師であっても，いつでも，患者にとって最良の援助をするという専門職としての看護の質を担保することにおいて有用である．

2）看護師は一連の生活行動過程の流れのなかで，常に決定を迫られる

　人は何気なく日々の生活行動を行っている．しかし，中島は，毎日の生活は状況に対する行動の連続的な選択によって成り立ち，その選択がすべて個人の幸福に関連している．それゆえに毎日の1つひとつの意志決定にもっと注意を向けるべきであると述べている[1]．看護師が援助のたびに迫られる意志決定は，看護師自身の生活ではなく患者の生活に対する決定である．また，援助の流れのなかで状況や反応が変化するこ

とに直面しながら迫られる決定である．つまり，看護師が迫られる決定はより複雑で困難であるといえる．プロトコルは，複雑な事象を法則に沿ってより単純化したプロセスとして示されるため，このような複雑多様な事象において，看護師の決定における困難を減少させることに有用である．

3）看護師は専門的知識をもち，援助におけるリスクを最小限にする

プロトコルは，目標達成に向けた過程において起こり得るリスクを想定して，その防止対策をプロセスとして加えたり，そのリスクが起こった時の対応を示すことが基本である．看護の対象は何らかの疾患をもち，援助におけるリスクは非常に高い．そのために，プロトコルで，専門的知識にもとづいたリスクを示し，予測的・意図的に情報の確認をするステップや，リスクが起こった際の対応のステップを示し，看護援助に必然的に伴うリスクを最小限にすることにおいて有用である．

3. 看護師における，認知症の人の看護プロトコルの必要性

認知症の人は，それまで自立していた日々の生活行動が，認知症の進行に伴って困難になる．施設に入所すると場所失見当識によって生活適応が困難となり，自分の行動に対する周りの反応に混乱する．認知症以外の疾患の治療目的で入院すると，治療のために規制される生活が理解しきれずに興奮する．そのような認知症の人の日常生活をどのように援助することがよいのかといった問題は，いまなお解決策が明確でなく，現実的で深刻な問題である．

これまでは，認知症の人の生活援助はどちらかといえば個人の経験知に依拠してきた．しかし，認知症の人は，施設，病院，自宅などあらゆる場で生活しており，生活の障害像は非常に多様である．そのため，援助者個人の努力や，事例検討に頼りながら，援助者個人で対応するには限界があるといわざるをえない．必要とされるのは，認知症の疾患および症状の知識とともに，認知症の人に対する援助の失敗・成功場面から導き出された，認知症の人特有の生活障害像に対する援助の基本としての看護プロトコルである．認知症の人の看護プロトコルがなぜ必要であるかについて考えてみる．

1）認知症の人を援助する看護師の疲弊を減少させる

認知症の人の場合，認知症による症状が多様であるうえに，高齢者特有のさまざまな疾患を有し，生活障害は多彩となる．さらに，認知症の人はコミュニケーションが低下するために，自分の変化やニードを表出できづらくなっている．その多様性とコミュニケーションの困難性ゆえに，看護師は認知症の人それぞれの多様な行動に戸惑い，一人の認知症の人においてもその都度変化する行動に翻弄され，疲弊している．とくに，医療の現場では，認知症の人の援助の基本理念や方法を，転倒や身体症状悪化につながる日々の生活援助に活用することが困難となり，その結果，抑制につながりやすくなっている．1つの基準として，1つの看護の雛形として，「認知症の人の生活援助のプロトコル」が示されることによって，看護師チームの疲弊感，看護師個人の疲労感は減少すると考える．

2）看護時の認知症の人の反応を捉えることの重要性がわかる

認知症の人はニードや意思を言語で表現することが困難となっていく．しかし，援助したそのときには意思，感情を明確に示すことができる．つまり，我々の看護援助に対する反応こそが，認知症の人の意思の現れなのである．ただし，その反応を正しく捉えるには，看護師がよほど認知症の人の反応を捉えることに集中していないと難しい．

看護プロトコルは，看護師の援助に対する認知症の人の反応を，「ある，ない」「従う，従わない」または「抵抗する，抵抗しない」などと，行動によって二者択一的に判断する手順を示している．そのことで，看護師の認知症の人の反応に対する意識は高まり，判断しやすくなるはずである．また，看護プロトコルは，うまくいかない反応であった場合には，「同じステップを他の方法で繰り返す」「前のステップに戻る」など，行きつ戻りつ進めることができる．すなわち，看護プロトコルは，「とくに，認知症の人の場合には，行動

的反応を，看護の評価の大きな道しるべにして看護を進める」という，認知症の人に対する基本的姿勢を意識化することに非常に有用であるといえる．

4. 本書の看護プロトコルの特徴

本書では，認知症の人の生活障害に対して援助目標を設定し，それを達成するために必要となるアセスメントと援助行動を，プロトコルとして示した．プロトコルの特徴は以下のとおりである．

1）生活援助の目的を達成するための具体的な行動を示す

名郷は，EBM（Evidence-Based Medicine）とは，臨床行為を決定していくためのはっきりとした方法を示すものであって，頭の中でこのように考えるというのでなく，このように目を動かし，手を動かし，足を動かすという明確な行動様式であると述べている[2]．どんなに高度な情報収集をしようと，どんなに情報をアセスメントしようと，どんなに専門的な視点で患者の問題を明確化しようと，実際に対象である患者に実践してみなければ本当の結果はわからない．そのことから，本書の認知症の人に対する看護プロトコルは，専門看護師や認知症の認定看護師のような専門家でなくても，1年目の看護師でも確実にできる具体的な行動様式を重要視している．そして，情報収集や判断過程，問題の明確化よりも，実践した結果に対する反応にもとづき実践する看護の行動を重要視している．

看護師は疾患そのものを看護しているのではないし，BPSDそのものを看護しているのでもない．認知症という疾患によって影響される認知症の人の睡眠，食事などの日常生活と，それにもとづいた安寧な日々の継続を援助している．それゆえに本書では，看護師が常に明確に意識することができ，具体的な行動として生活援助を実践できるようにプロトコル化した．

2）実践結果や調査結果の根拠にもとづいた看護プロトコルである

看護の実践の根拠にはさまざまなものがある．病態生理学知識からの根拠，複数の援助経験の結果からの根拠，一般的に有効性があるとされている知見からの根拠，1事例の報告結果による根拠，研究計画にもとづいた介入実践の結果からの根拠などである．本書では，基本的に病態生理学知識からの根拠を含み，筆者らそれぞれが実践した失敗や成功の結果などを根拠にし，さらに筆者らの行った調査の結果にもとづいて看護プロトコルを作成した．

2008年の「認知症の医療と生活の質を高める緊急プロジェクト」では，多くの事例の「どんな状況で，どんなケアが有効であったか」を解析することが，認知症ケアの高度化の推進であるとしている[3]．内容によっては，調査不足であったり実践数が少なかったり，未調査であったりするため，先行の報告に沿って基本的考えから実践方法と課題を示すに留まった看護プロトコルもあるが，いずれも臨床現場において有効であったり，有効でなかったりした結果を根拠としている点が特徴である．

3）看護前のアセスメントと，援助時の認知症の人の反応のアセスメントで進むステップを重視する

「記憶障害があって，毎日，『家に帰りたい』と訴える認知症の人に，どのように対応したらいいですか？」という質問が多い．もし，その問題をすっきりと解決する1つの対応があるならば，誰でも知りたいものである．「その人が『家に帰りたい』というのはなぜか？」がわかれば，適切な看護援助が導き出せる可能性が高い．しかし，認知症の人は記憶障害や見当識障害，コミュニケーション能力の低下のために，自分の要求や行動の意味が正確に伝えられなくなるため，解決する1つの対応を見つけにくいのである．

本書では，援助前におけるアセスメントの段階を設けている．しかし，そのアセスメントに頼りすぎず，看護を実践するなかで引き出されてくる認知症の人の反応を捉え，その反応をアセスメントするというステップを重要視している．看護師が，援助に対する反応を捉えることだけでなく，捉えた反応の意味を考えるという繰り返しこそが，認知症の人の思いに近づくことになると考えている．

4）看護師を対象にした看護プロトコルである

　本書では，複数の職種の人を対象とするのではなく，看護職を対象として「看護プロトコル」を作成している．もちろん，認知症の人の日常生活の援助や，徘徊・収集行動などBPSDに対する援助は，リハビリテーション分野の療法士，介護士などの福祉職も実践し，多職種協働の必要度が高い．しかし，多職種協働の必要性・重要性は，それぞれの職種が異なる専門的視点を有し，高い専門性があることが前提である．看護職の特徴は医療職として生活援助をすることである．看護師が医療職として，認知症の人に対し，具体的にどのような役割を果たすことが専門的であるのか．そのことを明確にするために，看護師を対象にした看護プロトコルが必要と考えている．

　看護職は，認知症の疾患の機序を知り，認知症の原因疾患別の症状の特徴を知り，重症度別の症状を理解して，薬物の副作用についても理解している．さらに，進行する老化過程を理解して，高齢者が有する多くの疾患を理解し，認知症の人に代わって生活障害をきたす原因を予測でき，判断できる．もちろん，他の職種と同様に，認知症の人自身がどのように自分の変化を捉えているかについての視点も有し，倫理的視点も重要視している．このような看護の専門的視点を看護プロトコルに加えて，看護師のためのプロトコルとしたことは，本書の特徴である．

5. 看護プロトコルの活用の仕方

1）認知症の人の個別的問題に近づくための1つの基準としての活用

　他の疾患に罹患した人に比べると，認知症の人の生活障害はより多様な要因に影響されて変化するために，その人の個別的な看護を見いだすことは非常に難しい作業である．時に，看護プロトコルのような形式的な画一的な援助法を示すことで，個別的な看護がしにくくなるといった意見も聞かれる．事実，本書の看護プロトコルは，認知症の人，一人ひとりに対する最も適切なケア（個別的ケア）を示したものではない．この看護プロトコルの活用は，これを1つの基準にして，どの部分で目標に向かって前へ進めなくなるのか，どの部分でスムーズに進むのかを明確に浮かび上がらせることである．いいかえれば，「徘徊する人」「入浴を拒否する人」とひとくくりで問題を捉えるのではなく，「どのような内容の徘徊をするか」「入浴行動のどの行動部分で拒否するか」などを分析的にチェックして，その個人の特徴として浮かび上がらせるという作業手順として活用してほしい．そのことによって，「できない部分」だけでなく「できる部分」も浮かび上がらせる．そのように細かな判断結果は，認知症の人の個別的問題の解決に近づく第一歩である．なぜなら，認知症の人の生活行動の支援において，「できる部分」をしっかりと生かしていくことが望ましい結果をもたらすことが多いからである．

2）安全と尊厳の最低限レベルを担保するためのチームとしての活用

　高齢者，とくに認知症の人のケアにおいて，加齢変化による諸機能の低下と，認知機能による見当識の障害などによって起こりうるリスクを予測しながらケアをすることが看護師の責務であることは先に述べた．それと同様に，訴えが困難となってゆく彼らのプライバシーの保護や自己決定の機会の保障など，尊厳を守るケアを保障することも看護師の責務である．このことは，誰しもが当然のことと考える．しかし，「安全を守る！」「人間としての尊厳を守る！」ことを理念に置き，十分に理解していても，実際に実行しようとすれば，難しいのである．なぜなら，安全と尊厳の剥奪の機会は，排泄の場面とか衣類を脱ぐような一定の場面だけでなく，また一定の状況でなく，あらゆる場面にあらゆる時間のなかに潜在しているからである．また，「安全を守る」ことが「尊厳を守る」ことと表裏一体の関係にあり，安全を守ろうとするあまりに尊厳を脅かしている可能性も大きい．さらに，看護師の誰かが，あるときに，ふと，疲れていた，忙しいなどの理由で尊厳を保持できないケアをしてしまっても1対1の関係でなされるため表面化しにくい．安全と尊厳を守る看護においては，誰か一人の，ある時の行動が，認知症の人に大きなダメージを与えてしまうの

である．

　看護師が日常生活のケアのどの部分で，安全のために何をするべきか，尊厳を守るために何をしないでおくべきかを目に見える形で具体的にプロトコルで示し，それをチームで定期的に活用することで，安全と尊厳における最低限のレベルを保障することができると考える．

3) うまくいかなかった看護をプロトコルを通して分析し，看護の高度化を図るための活用

　看護プロトコルは，例えば，新人の看護師に対して援助の基本を学ばせるという目的で活用することが多いと推測される．しかし，認知症の人の生活障害のありよう，認知能力の変化に影響される生活障害の変化などについて，年々研究が進んでいるとはいえ，まだあまりにも未知である．つまり，本書の看護プロトコルは決して完全なものではなく，看護師がまだまだ対象者である認知症の人から多くの学びを得てプロトコルを修正し，ケアを高度化させていくために活用してほしいと考えている．

　看護プロトコルは，対象となる認知症の人の行動と看護師の行動が，障害のタイプ別に示されたり，時間的流れに沿って示されたりしている．この看護プロトコルに沿って場面を振り返ることで，より客観的に認知症の人の行動と，それに対応する自分の行動を流れのなかで思い出しやすく，客観的な分析を助けることに大きく寄与するであろう．うまくいかなかった結果に影響した複数の原因を抽出する分析の集積は，認知症の人への看護チーム全体の質を向上させる．

〈文　献〉
1) 中島　一：意志決定入門．2版．日本経済新聞出版社，2009．
2) 名郷直樹：EBM実践ガイドブック．南江堂．2001．
3) 「認知症の医療と生活の質を高める緊急プロジェクト」報告書．厚生労働省ホームページ．

第2章
認知症の人の日常生活行動への看護プロトコル

1 徘徊の看護

2 食事の看護

3 排便障害の看護

4 入浴の看護

5 収集行動の看護

6 睡眠の看護

1 徘徊の看護

1. 活動（歩行）について

1) 人間にとっての活動の目的・意味

　活動と休息は，生活上欠かすことのできない基本的なニードであり，一定の健康レベルを維持するためには，適度な活動と休息のバランスを保つことが重要である．不活動や安静によって，呼吸減弱，起立性低血圧，筋力低下，骨量低下，便秘，基礎代謝低下，循環血液量減少，情緒不安定，うつなど，さまざまな弊害が生じる．また，身体活動量が少なく，体力が低いほど，高血圧，糖尿病，高中性脂肪血症，肥満などの生活習慣病の発生率が高まるため，身体活動を習慣的に実施することが生活習慣病の予防や健康レベルの維持に有効であると考えられる．

　このことから，活動は健康寿命の向上やメンタルヘルスの改善に意義があり，認知症の人の予後の改善においても意義のあるものと考えられる．そのため，健康障害などの弊害が生じる可能性が低い徘徊に対して，すぐに介入し中断してしまうことは，認知症の人の活動の機会を奪い，予後を不良にしてしまうものと考えられる．

2) 認知症の人にとっての徘徊の意味

　徘徊はBPSDの1つであり，アルツハイマー病の人においては，焦燥とともに最も長期間続く行動症状である．家族介護者は対応に疲弊し，在宅生活の継続が困難となってしまうことから，施設入所の誘因となっている．入所施設においても，ケアスタッフが対応に困難を抱き，専門医療機関に入院を依頼するなど，看護師をはじめとするケア提供者にとって徘徊は負担感の強い対応困難な行動として捉えられている．

　ケア提供者側からみた徘徊は，「予想のつかないうろつき」「概念が不明瞭で目的がない動き」「動き回る傾向」などと，歩行に関する曖昧な動きとして捉えられているが，Algase[1]は，①頻繁に歩き回る，②過活動，または特定の作業を続ける，③施設の日課とは異なる場所，時間帯に行動する，④繰り返し離所する，または試みようとする，⑤他の入所者や施設のプライベートな場所に侵入する，⑥他の入居者や職員の後をついて施設の中を動き回るの6つのうち，2つ以上が観察される場合を徘徊と定義している．

　これに対して，認知症の人の視点からみた徘徊には，目的や理由がある．徘徊の背景に潜在する真のニーズを把握するためには，看護師側からの視点のみならず，認知症の人にとっての徘徊の意味を探ることが重要である．

2. 認知症の人の徘徊にみられる特徴

1) 徘徊の目的・理由に基づく徘徊のタイプ

　認知症の人にとっての徘徊の目的・理由は，言語的コミュニケーションが可能である場合には，徘徊時に直接聴取することにより，把握することが可能である．表2-1-1は本人の言動をもとに作成された，8つの徘徊のタイプである[2,3]．これらのタイプの特徴を認知症の原因疾患別にみると，勤勉性および無目的は，アルツハイマー病（AD）および血管性認知症（VaD）に共通してみられるが，帰宅願望性はVaDよりもADにみられやすい傾向があり，ADでは場所の空間認知に関する機能がVaDよりも低下している可能性が

■表2-1-1. 認知症高齢者にみられる徘徊のタイプ

徘徊のタイプ	徘徊の特徴
勤勉性	過去の職業としての仕事や家事・育児を行う行動，仕事や役割を求める行動
帰宅願望性	帰宅欲求に基づく行動
親密性	AD：実在しない家族，友人，他者との交流を求める行動 VaD：スタッフや他入所者など，目の前に存在する他者とのかかわりを求める行動
生理的要因性	AD：排泄や飲食のニーズ，身体的・精神的不快感，感情などにより生じる VaD：清潔や休息のニーズなど，自ら生理的ニーズを満たすための行動
無目的	徘徊の目的や理由が返答できず，認知症の人自身行動の意味がわからない場合に生じる
娯楽性	テレビ鑑賞，旅行，運動など，生活のなかでの楽しみや趣味を行うための行動
捜索性	紛失した物を探し求める行動
社会性	自発的にゴミ捨てや食事の準備をするなど，社会性のある行動

（文献2）〜3）をもとに作成）

示唆される．親密性および生理的要因性は両者に共通してみられるが，前者はADでは実在しない他者とのかかわりを，VaDでは実在する他者とのかかわりを求める傾向がある．また，後者はADでは身体的異変への対処行動を自らとれないことから生じるが，VaDでは現実の生活のなかで，生理的なニーズを自ら満たそうとする行動が背景となっている．

2）認知症の原因疾患と重症度による徘徊の特徴

認知症の原因疾患と重症度によっても，それぞれ徘徊の特徴がみられる（**表2-1-2**）．

VaD，前頭側頭型認知症（FTD）では，ADと比較すると，軽度では比較的記憶は保持されやすい傾向があり，VaDでは重度になってはじめて，ADと類似した徘徊のパターンとなる．

一方で，ADの中等度・重度では記憶障害が顕著なため，無目的が出現しやすくなり，徘徊に伴う収集行動（本章第5節を参照）など，他者とのトラブルに発展しやすくなる．また，重度では痛みや失禁など，身体的異変を訴えることが困難になることから，生理的要因性が生じやすくなる．そのため，看護師は客観的に身体的異変をアセスメントし，早期に対応することが重要となる．

レビー小体型認知症（DLB）では，幻視が特徴的であり，軽度では感情に関わる生理的要因性が出現しやすいが，中等度以降では目立たなくなり，幻視が原因で生じる徘徊は減少してくる．

FTDでは常同行動が特徴的であり，空間認知が比較的保たれるため，軽度では徘徊しても元の場所へ戻って来ることができる．中等度になると，脱抑制や衝動性などにより，徘徊時には他者とのトラブルを引き起こしやすくなる．

3. 徘徊がある認知症の人の看護プロトコル

1）援助の基本姿勢

徘徊では，転倒，骨折，体力消耗などのリスクを伴う可能性の高い場合もあるが，リスクが低い場合には，予後を考慮し，徘徊を中断せずに見守り，なるべく自然な中断ができるようにかかわりをもつことが大切である．また，ニーズを把握し，トイレ誘導，水分補給を定期に促すなど，欲求を満たすこと，訴えを聞き，主張を否定せず，適宜声をかけ，かかわりをもつようにすること，いつでも休憩できる馴染みのある場所を確保しておくことなど，認知症の人が落ち着くことのできる安心した環境を整備することにより，徘徊の出現を防ぐようかかわることが大切である．

2）アセスメント

徘徊のある認知症の人は，一般高齢者と比較すると転倒や骨折などを引き起こす頻度が高いため，徘徊が生じた際は，早期に徘徊に伴うリスクのアセスメントを行う必要がある．p.32の図の＜第1段階＞は，徘徊に伴うリスクのアセスメントと援助のためのプロトコルである[4]．第1段階では，徘徊に伴う5項目のリ

■表 2-1-2．認知症の原因疾患・重症度別による徘徊の特徴

	軽度	中等度	重度
AD	・物盗られ妄想など，感情に関わる生理的要因性が出現しやすい	・徘徊の出現頻度が高くなる	・身体的異変の訴えが乏しく，生理的要因性が生じやすい ・視空間障害から，徘徊時，元の場所へ戻れなくなる
		・記憶障害が顕著のため，無目的が中等度以降では出現しやすくなり，他者とのトラブルに発展しやすくなる	
	・昼間の徘徊が多いが，昼夜を問わず徘徊が多くみられる ・脇目もふらずに歩き続けることが多い ・空間認知に関する機能の低下・見当識障害のため，帰宅願望性がみられやすい．また，落ち着く場所を求めて，外へ出たがる傾向がみられる（外出癖） ・脱抑制，興奮が6割にみられるようになり，感情に関わる生理的要因性が出現しやすい ・幻覚，誤認などによる親密性が生じやすい ・VaDよりも徘徊のタイプのパターンが少ない		
VaD	・ADよりも徘徊のタイプのパターンが多い		・進行すると徘徊のタイプのパターンが減少する
	・病巣に関連したうつ病がある場合，ADに比べて徘徊は出現しにくい ・昼夜逆転しやすく夜間せん妄を生じやすいため，夜間の徘徊が比較的みられやすい ・片麻痺，失調性歩行，半側空間無視などがあると，徘徊時の転倒のリスクが高くなる ・実存する他者との交流を求める親密性がみられやすい ・失見当，誤認，妄想などが背景の徘徊もあれば，現実的な生活に即した徘徊の場合もある ・無目的では，馴染の場所以外でも自然中断が可能である		
DLB	・妄想があると，人物誤認による親密性が出現しやすい ・自律神経症状から，生理的要因性が出現しやすく，転倒のリスクが高い ・幻視があると感情に関わる生理的要因性が出現しやすい	・認知機能の著しい変動，幻視，パーキンソニズム，レム睡眠関連行動異常，抗精神病薬の使用などから，突発的な徘徊が生じやすく，転倒のリスクが高い	・四肢・体幹の筋固縮が急速に進行し，転倒のリスクが増大する
		・進行すると，幻視による生理的要因性が減少する	
FTD	・常同行動により，同じパターンで徘徊する	・脱抑制，衝動性から，他者とのトラブルになりやすい	・次第に寝たきりの状態となり，徘徊は減少する
	・早期より失禁があり，生理的要因性が生じやすい ・血圧の低下や不安定さがあり，転倒を起こすリスクが高い ・せん妄を起こしやすく，夜間の徘徊がみられやすい ・保続行動や多動があると徘徊が中断しにくい		

（文献3）～16）をもとに作成）

スクについて順にアセスメントする．第1段階プロトコルを実施し，早期に徘徊を中断する必要性が低い場合には，＜第2段階＞のプロトコルが適用となる[4]．

第2段階では，徘徊の目的・理由をもとにタイプをアセスメントする．言語的コミュニケーションの状態をアセスメントしたうえで，第2段階ではA～Hのタイプ順にアセスメントを行い，タイプ別に応じた援助へとつなげていく．認知症が重度になるにつれて，記憶障害が顕著になるため，認知症が中等度～重度で，言語的コミュニケーションが可能な認知症の人には，徘徊が生じたらすぐに同行し，目的・理由を聴取できるよう留意する必要がある．

3）ケア

＜第1段階＞のプロトコルにおいて，徘徊に伴うリスクがある場合には，徘徊を早期に中断するための介入が必要である．アセスメント項目のうち，1つ以上の項目に該当する場合には，徘徊の中断に必要な介入を行う．言語的コミュニケーションを図ることが困難で徘徊を中断する必要がある場合や徘徊の出現を防ぐためには，精神的な安寧が得られるような環境をつくること，集中できる課題を提供すること，他者とかかわる環境を設定することなどが援助として有効であるとされている．なお，5つのアセスメント項目は，対応により緊急性のあるものが上位となっている．

＜第2段階＞のプロトコルでは，アセスメントによって推定されるA～Hのタイプに対する介入を行う．A～Hのタイプのうち，対応により緊急性のあるものが上位となっている．徘徊の目的・理由別対応の援

助については，認知症の原因疾患や重症度によって特徴があることにも留意する．例えば，認知症の原因疾患については，娯楽性・社会性徘徊は，VaDにみられやすく，目的を達成すると元の場所へ腰掛ける傾向があるため，VaDでは徘徊の開始場所の席を常に空けておくようにすると，徘徊の自然中断につながることが示唆されている．また，認知症の重症度については，帰宅願望性の徘徊が，記憶力が比較的保持されている軽度〜中等度の認知症の人にみられた場合には，外出，散歩などの対応ではだまされていると感じることがあるため，対応には注意が必要となる．

以上のように，認知症の原因疾患や重症度によって徘徊のタイプや対応方法にも特徴があるため，徘徊のアセスメントとケアにあたっては，認知症の原因疾患や重症度についてもアセスメントすることが必要である．

4. まとめ

徘徊が生じた際に，アセスメントを十分に実施せず，すべての徘徊をすぐさま中断させることは適切な援助にはつながらない．認知症の人の予後を考慮すると，むしろ安全面を確保したうえで見守り，自然な中断が導かれるようかかわることが大切である．徘徊に伴うリスクが高い場合には，中断に向けた介入を行い，リスクが低い徘徊に対しては，徘徊の目的や理由をアセスメントし，それらの理由・目的に合った介入を行うことで，認知症の人のニーズに合った援助が可能となる．

＜文　献＞
1) Algase DL.：Cognitive discriminants of wandering among nursing home residents. Nursing Research, 41(2)：78-81, 1992.
2) Otsu H・Takayama S・Handa Y et al.：Wandering behavior in elderly people with Alzheimer's disease. 県立広島大学誌人間と科学, 6：25-35, 2006.
3) 大津美香・高山成子・渡辺陽子：アルツハイマー病と血管性認知症高齢者にみられる徘徊行動の比較．保健科学研究，2：9-23, 2012.
4) 大津美香・高山成子・渡辺陽子：認知症高齢者における徘徊対応プロトコールの有用性の検討．保健科学研究，3：85-99, 2013.
5) 高橋未央・山下功一・天野直二：アルツハイマー病のBPSD. 老年精神医学，21(8)：850-857, 2010.
6) 池田研二：前頭側頭葉変性症（FTLD）と前頭側頭型痴呆（FTD）の概念と分類．老年精神医学，16(9)：999-1004, 2005.
7) 豊田泰孝・池田学・鉾石和彦・他：前頭葉変性症型．老年精神医学，16(9)：1005-1010, 2005.
8) 小林美雪・天野直二：ピック型．老年精神医学，16(9)：1011-1018, 2005.
9) 野村慶子・数井裕光・武田雅俊：認知症における記憶障害．老年精神医学，22(11)：1233-1240, 2011.
10) 小口芳世・田渕肇・加藤元一郎：認知症における遂行機能障害．老年精神医学，22(11)：1241-1245, 2011.
11) 大槻美佳：認知症における失語症．老年精神医学，22(11)：1255-1261, 2011.
12) 中川賀嗣：認知症における失行．老年精神医学，22(11)：1262-1268, 2011.
13) 橋本衛：認知症における精神症状と認知機能障害の関連．老年精神医学，22(11)：1269-1276, 2011.
14) 藤城弘樹・千葉悠平・井関栄三：レビー小体型認知症の分類・病期と診断．老年精神医学，22(11)：1297-1307, 2011.
15) 本間昭・木之下徹：認知症BPSD〜新しい理解と対応の考え方〜．初版，pp94-105, 日本医事新報社，2010.
16) 藤沢嘉勝・横田修：グループホームにおけるBPSDへの対応と課題．老年精神医学，18(12)：1309-1317, 2007.

★援助目標：安全に徘徊し，ニーズを満たしたり，目的を達成することによって適宜休息できる

<第1段階：徘徊に伴うリスクをアセスメントし，中断の要否を判断する>
（大津美香，髙山成子，渡辺陽子：認知症高齢者における徘徊対応プロトコールの有用性の検討．保健科学研究，3：93，図1，2013．より一部転載）

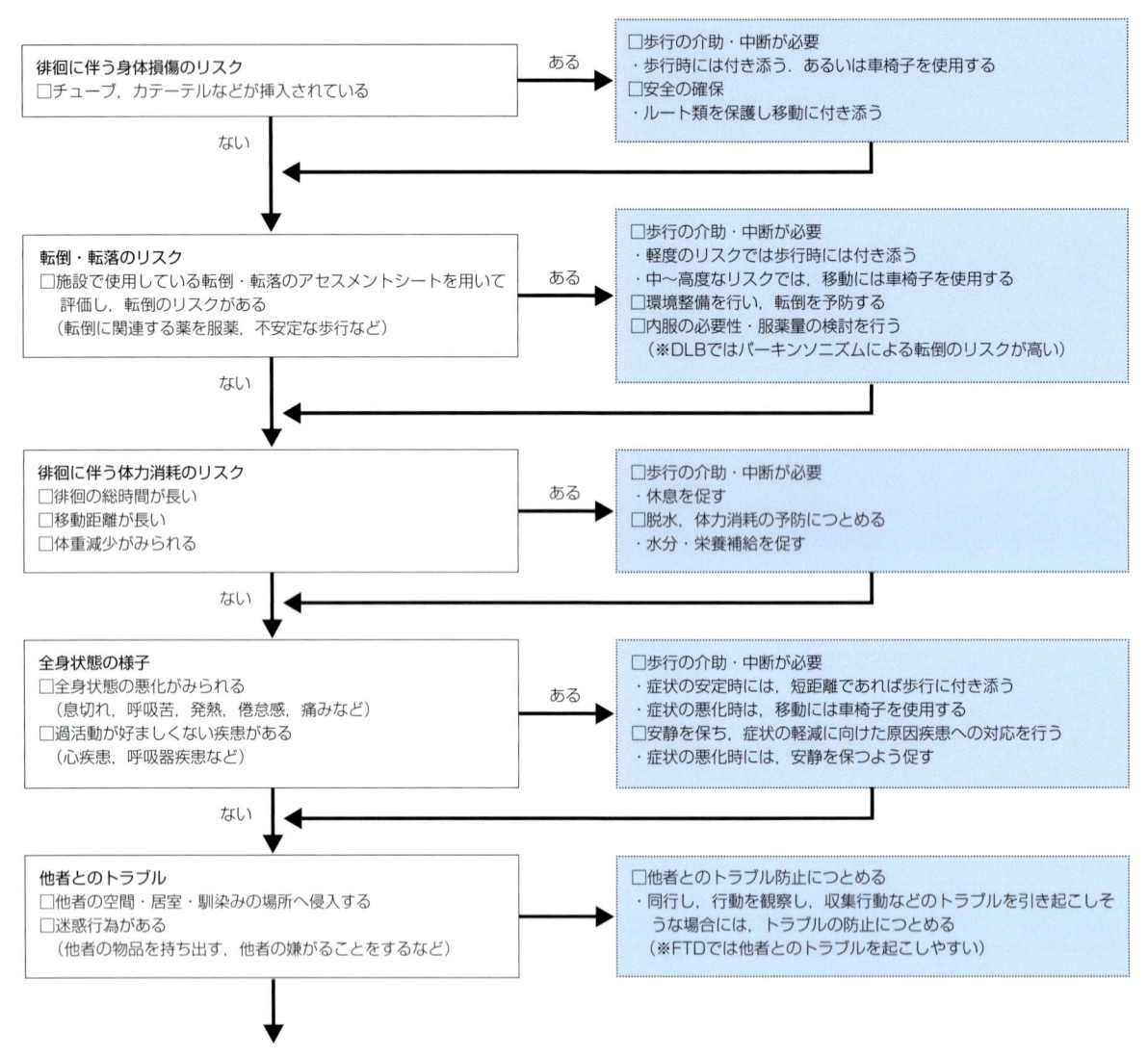

徘徊に伴う身体損傷のリスク
- □チューブ，カテーテルなどが挿入されている

→ ある →
- □歩行の介助・中断が必要
  - ・歩行時には付き添う，あるいは車椅子を使用する
- □安全の確保
  - ・ルート類を保護し移動に付き添う

↓ ない

転倒・転落のリスク
- □施設で使用している転倒・転落のアセスメントシートを用いて評価し，転倒のリスクがある
  - （転倒に関連する薬を服薬，不安定な歩行など）

→ ある →
- □歩行の介助・中断が必要
  - ・軽度のリスクでは歩行時には付き添う
  - ・中〜高度なリスクでは，移動には車椅子を使用する
- □環境整備を行い，転倒を予防する
- □内服の必要性・服薬量の検討を行う
  - （※DLBではパーキンソニズムによる転倒のリスクが高い）

↓ ない

徘徊に伴う体力消耗のリスク
- □徘徊の総時間が長い
- □移動距離が長い
- □体重減少がみられる

→ ある →
- □歩行の介助・中断が必要
  - ・休息を促す
- □脱水，体力消耗の予防につとめる
  - ・水分，栄養補給を促す

↓ ない

全身状態の様子
- □全身状態の悪化がみられる
  - （息切れ，呼吸苦，発熱，倦怠感，痛みなど）
- □過活動が好ましくない疾患がある
  - （心疾患，呼吸器疾患など）

→ ある →
- □歩行の介助・中断が必要
  - ・症状の安定時には，短距離であれば歩行に付き添う
  - ・症状の悪化時は，移動には車椅子を使用する
- □安静を保ち，症状の軽減に向けた原因疾患への対応を行う
  - ・症状の悪化時には，安静を保つよう促す

↓ ない

他者とのトラブル
- □他者の空間・居室・馴染みの場所へ侵入する
- □迷惑行為がある
  - （他者の物品を持ち出す，他者の嫌がることをするなど）

→
- □他者とのトラブル防止につとめる
  - ・同行し，行動を観察し，収集行動などのトラブルを引き起こしそうな場合には，トラブルの防止につとめる
  - （※FTDでは他者とのトラブルを起こしやすい）

↓

<第2段階：徘徊の目的・理由をもとにアセスメントし，対応する>
（大津美香，髙山成子，渡辺陽子：認知症高齢者における徘徊対応プロトコールの有用性の検討．保健科学研究，3：96，図2，2013．より一部転載）

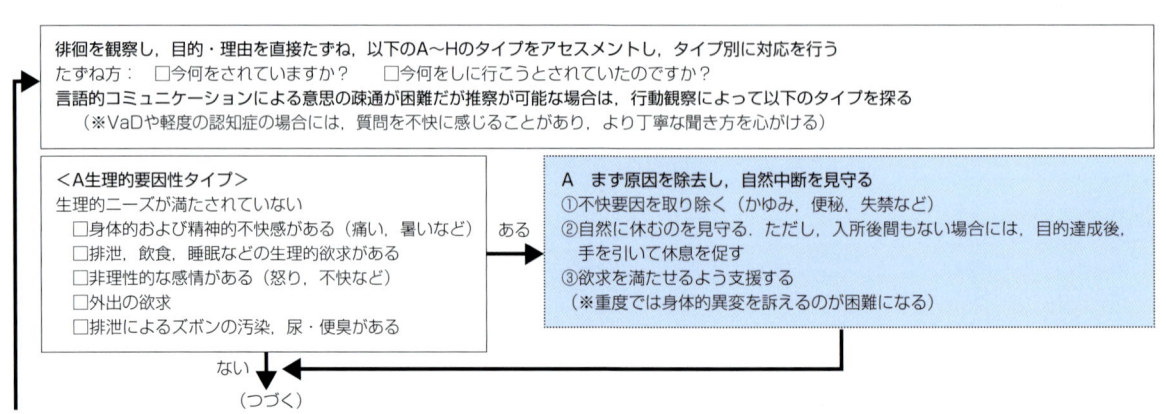

徘徊を観察し，目的・理由を直接たずね，以下のA〜Hのタイプをアセスメントし，タイプ別に対応を行う
たずね方： □今何をされていますか？　□今何をしに行こうとされていたのですか？
言語的コミュニケーションによる意思の疎通が困難だが推察が可能な場合は，行動観察によって以下のタイプを探る
　（※VaDや軽度の認知症の場合には，質問を不快に感じることがあり，より丁寧な聞き方を心がける）

<A生理的要因性タイプ>
生理的ニーズが満たされていない
- □身体的および精神的不快感がある（痛い，暑いなど）
- □排泄，飲食，睡眠などの生理的欲求がある
- □非理性的な感情がある（怒り，不快など）
- □外出の欲求
- □排泄によるズボンの汚染，尿・便臭がある

→ ある →
A　まず原因を除去し，自然中断を見守る
①不快要因を取り除く（かゆみ，便秘，失禁など）
②自然に休むのを見守る．ただし，入所後間もない場合には，目的達成後，手を引いて休息を促す
③欲求を満たせるよう支援する
（※重度では身体的異変を訴えるのが困難になる）

↓ ない
（つづく）

図　徘徊がある認知症の人の看護プロトコル

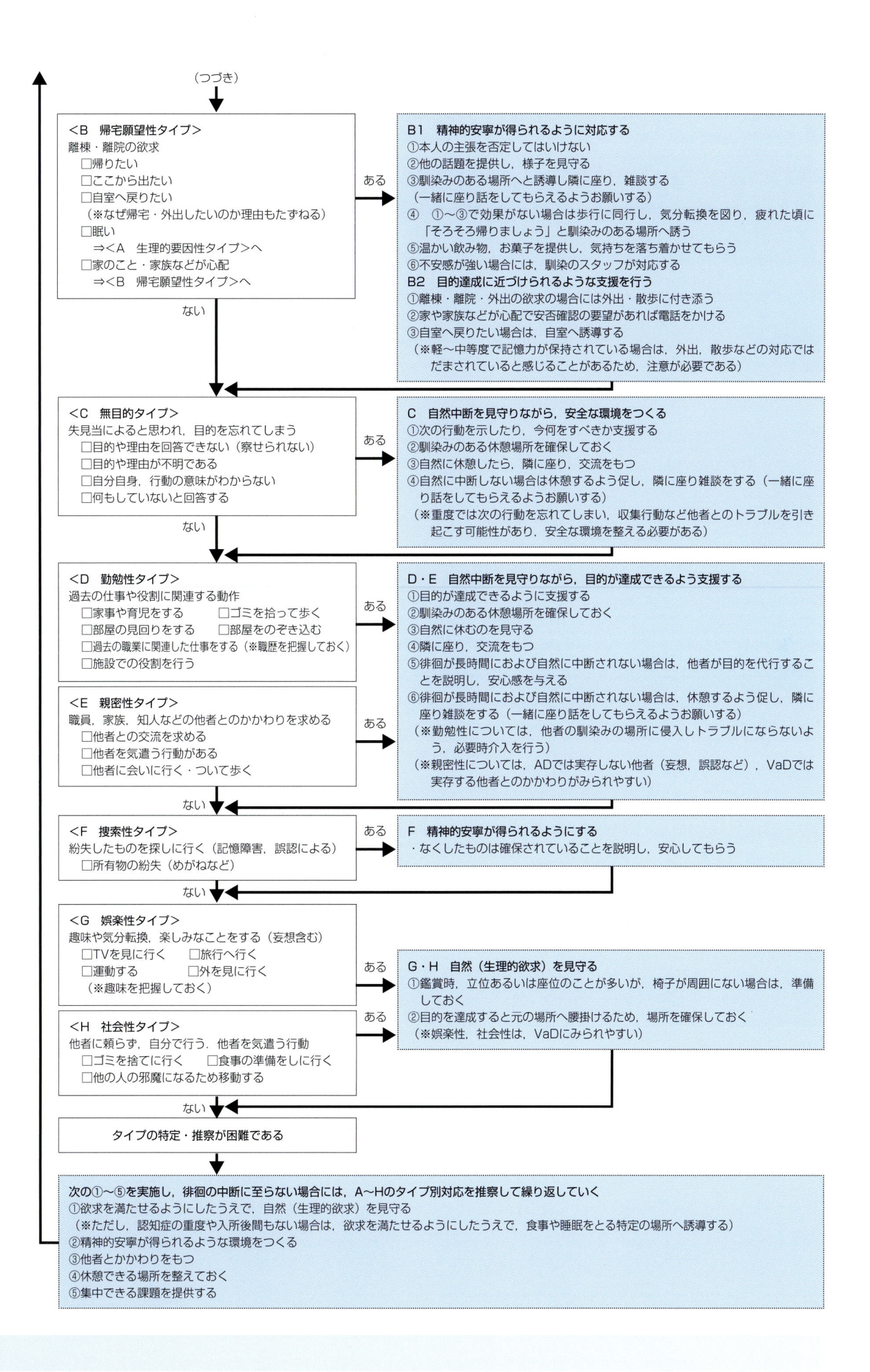

(つづき)

＜B　帰宅願望性タイプ＞
離棟・離院の欲求
- □帰りたい
- □ここから出たい
- □自室へ戻りたい
  （※なぜ帰宅・外出したいのか理由もたずねる）
- □眠い
  ⇒＜A　生理的要因性タイプ＞へ
- □家のこと・家族などが心配
  ⇒＜B　帰宅願望性タイプ＞へ

→ ある

B1　精神的安寧が得られるように対応する
① 本人の主張を否定してはいけない
② 他の話題を提供し，様子を見守る
③ 馴染みのある場所へと誘導し隣に座り，雑談する
   （一緒に座り話をしてもらえるようお願いする）
④ ①～③で効果がない場合は歩行に同行し，気分転換を図り，疲れた頃に「そろそろ帰りましょう」と馴染みのある場所へ誘う
⑤ 温かい飲み物，お菓子を提供し，気持ちを落ち着かせてもらう
⑥ 不安感が強い場合には，馴染のスタッフが対応する

B2　目的達成に近づけられるような支援を行う
① 離棟・離院・外出の欲求の場合には外出・散歩に付き添う
② 家や家族などが心配で安否確認の要望があれば電話をかける
③ 自室へ戻りたい場合は，自室へ誘導する
   （※軽～中等度で記憶力が保持されている場合は，外出，散歩などの対応ではだまされていると感じることがあるため，注意が必要である）

ない↓

＜C　無目的タイプ＞
失見当によると思われ，目的を忘れてしまう
- □目的や理由を回答できない（察せられない）
- □目的や理由が不明
- □自分自身，行動の意味がわからない
- □何もしていないと回答する

→ ある

C　自然中断を見守りながら，安全な環境をつくる
① 次の行動を示したり，今何をすべきか支援する
② 馴染みのある休憩場所を確保しておく
③ 自然に休憩したら，隣に座り，交流をもつ
④ 自然に中断しない場合は休憩するよう促し，隣に座り雑談をする（一緒に座り話をしてもらえるようお願いする）
   （※重度では次の行動を忘れてしまい，収集行動など他者とのトラブルを引き起こす可能性があり，安全な環境を整える必要がある）

ない↓

＜D　勤勉性タイプ＞
過去の仕事や役割に関連する動作
- □家事や育児をする　□ゴミを拾って歩く
- □部屋の見回りをする　□部屋をのぞき込む
- □過去の職業に関連した仕事をする（※職歴を把握しておく）
- □施設での役割を行う

→ ある

＜E　親密性タイプ＞
職員，家族，知人などの他者とのかかわりを求める
- □他者との交流を求める
- □他者を気遣う行動がある
- □他者に会いに行く・ついて歩く

→ ある

D・E　自然中断を見守りながら，目的が達成できるよう支援する
① 目的が達成できるように支援する
② 馴染みのある休憩場所を確保しておく
③ 自然に休むのを見守る
④ 隣に座り，交流をもつ
⑤ 徘徊が長時間におよび自然に中断されない場合は，他者が目的を代行することを説明し，安心感を与える
⑥ 徘徊が長時間におよび自然に中断されない場合は，休憩するよう促し，隣に座り雑談をする（一緒に座り話をしてもらえるようお願いする）
   （※勤勉性については，他者の馴染みの場所に侵入しトラブルにならないよう，必要時介入を行う）
   （※親密性については，ADでは実存しない他者（妄想，誤認など），VaDでは実存する他者とのかかわりがみられやすい）

ない↓

＜F　捜索性タイプ＞
紛失したものを探しに行く（記憶障害，誤認による）
- □所有物の紛失（めがねなど）

→ ある

F　精神的安寧が得られるようにする
・なくしたものは確保されていることを説明し，安心してもらう

ない↓

＜G　娯楽性タイプ＞
趣味や気分転換，楽しみなことをする（妄想含む）
- □TVを見に行く　□旅行へ行く
- □運動する　□外を見に行く
  （※趣味を把握しておく）

→ ある

＜H　社会性タイプ＞
他者に頼らず，自分で行う．他者を気遣う行動
- □ゴミを捨てに行く　□食事の準備をしに行く
- □他の人の邪魔になるため移動する

→ ある

G・H　自然（生理的欲求）を見守る
① 鑑賞時，立位あるいは座位のことが多いが，椅子が周囲にない場合は，準備しておく
② 目的を達成すると元の場所へ腰掛けるため，場所を確保しておく
   （※娯楽性，社会性は，VaDにみられやすい）

ない↓

タイプの特定・推察が困難である

次の①～⑤を実施し，徘徊の中断に至らない場合には，A～Hのタイプ別対応を推察して繰り返していく
① 欲求を満たせるようにしたうえで，自然（生理的欲求）を見守る
   （※ただし，認知症の重度や入院後間もない場合は，欲求を満たせるようにしたうえで，食事や睡眠をとる特定の場所へ誘導する）
② 精神的安寧が得られるような環境をつくる
③ 他者とかかわりをもつ
④ 休憩できる場所を整えておく
⑤ 集中できる課題を提供する

2 食事の看護

1. 食べることについて

　おいしい食事を気の合う仲間や大切な人と一緒に食べると，喜びに満ちた幸せな気分になるように，人間にとって食べることは，単に生命を維持するための栄養素の補給にとどまらない．懐かしい思い出を伴う郷土料理やお袋の味といった食べ物をめぐる背景には，その人が築いてきた食習慣や食文化がある．終末期において，たった1杯のおいしいスープや日本酒，アイスクリームを一口食べた瞬間に，認知症の人が浮かべる笑みや，すっと頬を伝う一筋の涙を見たとき，人間にとっての食べることの意味を考えた人もいるのではなかろうか．

　このように，人間にとって食べることは，味や香り，色，食感など五感を使って楽しみ，「おいしい」という満足感を得たり，食を通じて人との交流を楽しんだりするなど，社会文化的な営みでもあり，生きる喜びにつながる深い意味をもつ．それゆえに，認知症の人の食事支援では「いつ」「何を」「誰と」「どのような場」で食べることが，その人にとって豊かな食事になるのかを吟味して，環境を整えていくことが重要になる．このような多様で豊かな食事を支援するためにも，個々人の食生活史を踏まえて，多職種によるチームで支援を検討することが有効である．

2. 認知症の人の摂食嚥下障害にみられる特徴

1) 認知症の人の摂食嚥下障害の捉え方

　認知症の人の摂食嚥下障害は，食事場面を中心とした観察をもとに，認知症の人の視点に立ちアセスメントすると，援助の方向性を見いだしやすい．その際，以下の「摂食開始困難」「食べ方の乱れ」「摂食中断」の3つの観点から観察し，摂食嚥下障害と環境との相互作用についてアセスメントするとよい[1]．

(1) 摂食開始困難

　主体的に食べ始めることができない状態をいう．認知症の人は行為の始まりにつまずきやすい．そこで，茶碗と箸を手に持つことなどを支援し，摂食開始のきっかけをつくることで，摂食を開始できる人も多い．

(2) 食べ方の乱れ

　食べ始めることができても，一口量を適量すくえない，飲み込む前に次々に食べ物を口中へ運び込むなど，食べ方に支障をきたす状態をいう．食具や姿勢，食形態，薬物などの調整が必要になる．

(3) 摂食中断

　いったん摂食動作が止まると自ら摂食を再開できない状態をいう．摂食中断の要因は多様で，雑音や動体物など環境内の過剰な刺激によって食事への注意を維持できないときや，誤嚥してむせることによる苦痛，食事中の居眠りや疲労など，体内環境の変化が要因になっていることもある．このため，認知症の人が食事に専心できるように，体内外の環境を整えることが重要になる．

2) 認知症の原因疾患による摂食嚥下障害の特徴

　認知症の原因疾患と重症度を踏まえた摂食嚥下障害の特徴を**表 2-2-1**に示す．

　アルツハイマー病（AD）の中等度・重度では，食べ物を食べる対象物として認知できないこと（失認），

■表2-2-1. 認知症の原因疾患と重症度別にみた摂食嚥下障害の特徴

認知症の 原因疾患	認知症の重症度		
	軽度	中等度	重度
AD	・摂食嚥下障害はないが，実行機能障害により料理を一人で作ることが困難になったり，記憶障害により鍋をこがしたり，同じ物を何回も購入したりすることがある	・視空間認知障害や失認により，目の前の食べ物を認知できなかったり，失行により食具の使い方がわからず食べ始められなかったりするが，行為の始まりを支援すると食べ始めることが可能 ・注意障害により，食事以外の刺激が多いと摂食を中断	・失行が進行して食具を使うことが困難になるが，手づかみで食べることは可能 ・口腔顔面失行により，いつまでも咀嚼し続ける，口腔内に食べ物を溜める，口が開かないなど ・嚥下障害・口腔乾燥の出現
VaD		・失語や構音障害を伴う場合，食塊の咽頭への送り込みに障害が生じる ・半側空間失認（無視）がある場合，注視していない部分を食べ残す ・片麻痺による摂食動作の障害により，食べ物をこぼす．片麻痺側に食物残渣．誤嚥しやすくなる	・嚥下障害（食塊形成と咀嚼力の低下，咽頭への移送障害，舌骨・喉頭運動の低下），とくに不顕性誤嚥（むせない誤嚥）のリスクをもつ人もいる
FTD	・脱抑制や被影響性の亢進により，食事の途中で立ち去る ・自分の席と認知している場所に他者が座っていると，突き飛ばすこともある ・食べ物を嚥下前に口中に詰め込む，早食い（むせや窒息に注意）	・常同行動により，いつも同じ時刻に，同じ場所で，同じ物を食べる ・味覚が変化し，甘い物が嫌いだった人が好むようになる ・過食 ・無欲型（自発性の低下・無関心）では，食べることへの意欲が低下する場合もある	・嚥下障害はないが，時に呂律の障害といった筋萎縮性側索硬化症の症状や嚥下障害を伴うものもある ・（プラス面）空間認知の障害はないので，認知症の後期まで自分で食べる力が残されている
DLB	・食べ物の中に虫や鳥の羽が入っているなどの幻視により食べない ・注意・覚醒レベルの変動から，食事中に眠ることによる摂食中断 ・嚥下障害（咽頭期障害）がすでに出現している場合もある	・注意障害や認知機能の変動により，食べることができるときとできないときがある ・視空間認知障害により，食べ物までの距離が正確につかめず食べ物に手が届かない，食べ物の位置関係がわからず食べ残す ・パーキンソニズムによる無動・固縮による摂食中断	・ドーパミン不足による嚥下反射の低下による嚥下障害，抗精神病薬への過敏性があるため，抗精神病薬の服用時には，さらに嚥下反射が低下し，誤嚥性肺炎のリスクが高くなるため，注意を要する

（文献3～23）をもとに作成）

食べ方がわからないこと（失行）[2,3] などによる摂食開始困難や，注意障害により環境からの過剰な刺激による摂食中断がある[4]．また，視空間認知障害や失行で食具の位置や使い方が混乱し[5]，手で食べる[6]，こぼす[7] などの食べ方の乱れがある．重度・末期になると，「いつまでも咀嚼し続ける」「口腔内に食べ物を溜める」「口を開かない」といった口腔失行[8,9]，末期には嚥下障害による誤嚥性肺炎のリスクも高まる[10]．

血管性認知症（VaD）では，認知症の発症時から嚥下障害を伴うことがある．とくに偽（仮）性球麻痺や球麻痺による咽頭期障害[11]，誤嚥時にむせを生じない不顕性誤嚥（silent aspiration）により，誤嚥性肺炎の発生率も高まる[12,13]．利き手が麻痺の場合には，食べ物を口もとへ運ぶ動作ができず[14]，摂食開始困難や疲れによる摂食中断がある．半側空間失認（無視）がある場合，注視していない片側半分の食事を残すこともある．

レビー小体型認知症（DLB）の軽度では，食事の中に虫が入っているなど，幻視による摂食開始困難を呈することがある[15]．DLBは錐体外路疾患であり，中等度・重度では嚥下障害による誤嚥や不顕性誤嚥が起こっている場合があるので注意を要する．中等度・重度では，認知機能の変動で1日のうちで食べ方が変動し（日内変動）[16]，視空間認知障害によりスプーンを口に運べず鼻に運ぶ[17] といった食べ方の乱れもある．さらに，パーキンソニズムによる無動・固縮や注意障害による摂食中断[18] もある．

前頭側頭型認知症（FTD）の軽度・中等度では，脱抑制により食事の途中で立ち去る[19]，食物を嚥下する前に次々と口中に詰め込むなどの食べ方の乱れがある[20]．常同行動により，いつも同じ時刻に同じ料理を，

同じ場所で食べるといった特徴もある[21]．しかし，視空間認知機能や手続き記憶，運動機能などは保たれていることから，その人に適した環境を用意すると後期まで自力で摂食できることもある[9]．

3. 摂食嚥下障害がある認知症の人の看護プロトコル

1）援助の基本姿勢

摂食嚥下障害がある認知症の人の看護では，誤嚥性肺炎や窒息などのリスクマネジメントを十分に行いながら，豊かな食生活を営むことができるように，その人の視点に立ち環境を整えていくことが重要である．認知症の人への食事支援にあたっては，図 2-2-1 に示すように，つねに以下の 3 つの視点が不可欠である．

(1) サイエンスの視点

摂食・咀嚼・嚥下機能のどこに支障をきたしているのかなど，認知症による脳の障害部位も踏まえた科学的根拠にもとづき支援する視点

(2) アートの視点

個々の認知症の人が築きあげてきた食習慣や食文化をはじめ，食の楽しみやおいしさ，満足感などを満たすように支援する視点

(3) 生活リズムの視点

24 時間の生活の営みのなかで，睡眠・覚醒リズムや排泄リズムなどと連動しながら，その人が食事をどのように位置づけているかを捉えて支援する視点

2）アセスメント

p.40 に，認知症の人の摂食嚥下障害に対するアセスメントと看護プロトコルを示す．

(1) ステージが「終末期」か否か

認知症の終末期では食事支援の方向性が異なるため，まずは終末期か否かの見極めが重要になる．現在，わが国では認知症の終末期に対する明確な判断基準はないが，諸外国の判断基準[22]を踏まえて作成した終末期の判断基準を表 2-2-2 に示す．終末期では，嚥下反射の消失もしくは昏睡状態に陥った後は経口摂取を中止するが，それ以前は誤嚥性肺炎や窒息などのリスク管理に細心の注意を払いながら，食事の量よりも質を重視した支援を行う[24]．

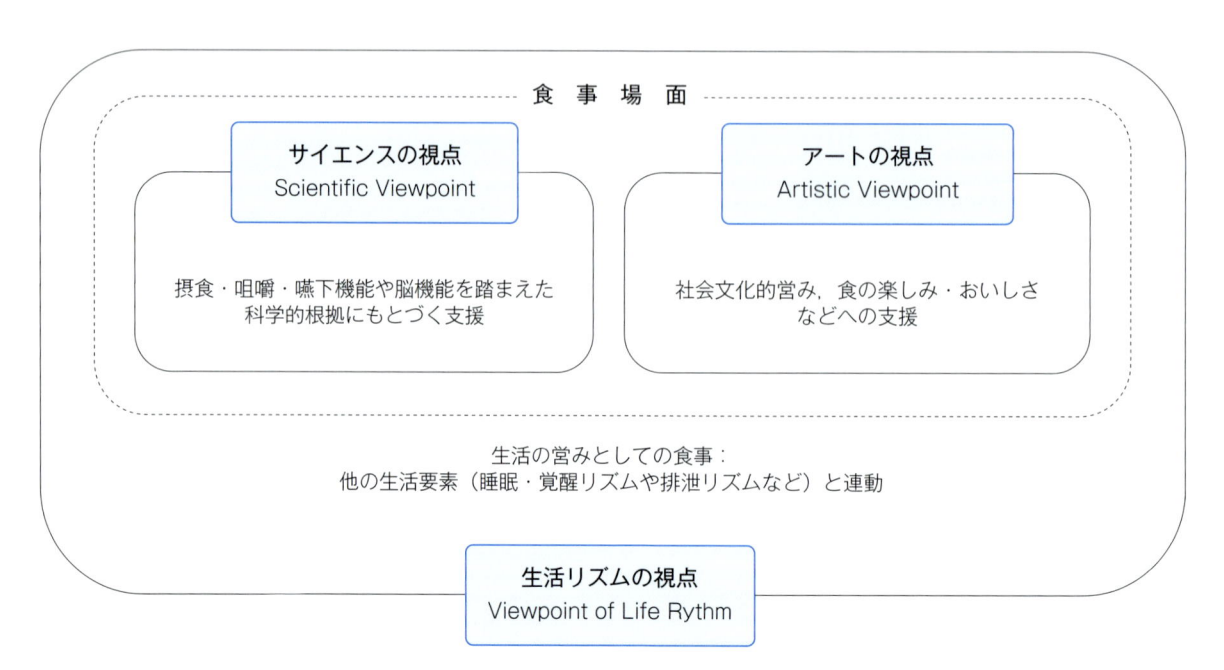

■図 2-1-1．認知症の人への食事支援の視点

■表 2-2-2. 認知症「終末期」の判断基準

1) 生活機能の低下 　　⇒ ADL はほぼ全介助 　(1) 着座能力の喪失，寝がえりができない 　(2) 食事：経口摂取量の減少（基礎代謝量（20.7kcal/kg ×体重）以下，死亡数日前には 1 口〜数口／日） 　(3) 睡眠：1 日の中で覚醒している時間はわずか 　(4) 言語：意味ある会話が困難（臨終期に，昏迷・昏睡） 2) 上記に加えて，以下の 1 つ以上が該当（ケアが良いと，合併症は該当しないこともある） 　・6 カ月間で 10％以上もしくは 1 カ月間で 5％以上の体重減少 　・血清アルブミン値が 2.8g/dL 未満 　・合併症：誤嚥性肺炎，尿路感染症（腎盂腎炎），敗血症，褥瘡，繰り返す発熱のいずれかのリスクが高まる

（文献 23）と，科学研究費補助金「基盤研究 A」（研究課題「認知症の原因疾患および重症度による摂食・咀嚼・嚥下障害の特徴とケアスキルの開発（代表：山田律子，課題番号 24249100）」）による研究成果をもとに作成）

(2)「摂食開始困難」のアセスメント

終末期ではない場合，配膳直後の 5 分間を観察し，「摂食開始困難」がある場合には，要因として覚醒状態の悪さがないかアセスメントする．次に，手を口元まで運ぶ動作が可能である場合には，どのような認知症の中核症状を有し，それがどのような環境との相互作用によって摂食開始困難を生じているのかをアセスメントし，摂食を開始できるよう環境を整えることを主とした介入の方向性について検討する．なお，食事介助時に口を開けようとしない場合には，口腔顔面失行の他に，嚥下障害がないかもアセスメントする．

(3)「食べ方の乱れ」のアセスメント

摂食開始後，もしも誤嚥の兆候があれば「嚥下障害への対応」を行う．誤嚥の兆候がない場合には食べ方の困難についてアセスメントし，困難の状況に応じた介入を行う．なお，こぼすことが多い場合には，どの段階（食べ物をすくう段階，口に運ぶ段階，口に入れた後の段階など）でこぼすのか，さらに観察を重ねて，姿勢の補整や自助具の活用など困難に応じて対応する．また，食事介助時になかなか飲み込まない場合には，再度，覚醒状態と苦痛，嚥下障害をアセスメントし，いずれも該当しない場合にはスプーンテクニックをはじめとする人的環境を含めて介入を検討する．

(4)「摂食中断」のアセスメント

摂食中断がある場合には，中断の要因が眠気や疲労，誤嚥など食べる準備が整っていないためにもたらされていないかをアセスメントし，介入を行う．中断の要因が食事環境にある場合には，認知症の人の摂食中断時の環境をアセスメントし，環境内にある刺激の質と量を見直し，調整することで摂食中断を回避できないかどうか検討する．

3) ケア

上記のアセスメントに基づき，p.41 に示すように「食べるための基盤づくり」「摂食嚥下障害への対応」「終末期の対応」の 3 点から支援を検討していく．なお，具体的な支援については，この援助プロトコルを参考にして，個々の認知症の人に適した環境を整えていく．

(1) 食べるための基盤づくり

摂食嚥下障害をもたらす要因が食事環境以外にある場合，ここでは前述した生活リズムの視点が不可欠となる．例えば，睡眠・覚醒リズムの乱れや，活動と休息のバランスの悪さ，便秘などの排泄リズムの乱れといった生活リズムの乱れにある場合や，尿路感染や発熱，口内炎などの苦痛によって生活リズムを乱す因子がある場合など，食事を支援する以前に整えておく必要がある．さらに，嚥下障害がある場合にも，誤嚥を起こさないように身体機能を向上させ，嚥下機能に見合った食形態を食べる前に検討しておく必要がある．

(2) 摂食嚥下障害への対応

摂食嚥下障害への対応は，「摂食開始困難」「食べ方の乱れ」「摂食中断」の 3 つの観点において，認知症

の人が食べる力を引き出すことができる環境をいかに整えるかが支援の原則となる．

①摂食開始困難

失認によって食事を食べる対象物として認知していない場合には，一口味わうこと，いわゆる"味見"や，見た目の彩り，だし汁の香りなど五感を活用したり，好物や使い慣れた食具を活用したりすることで認知を助けるように支援する．失行により摂食開始ができない場合には，利き手に食具，もう一方の手に器といった，日本の食文化の習性を生かして食の構えをつくると，スイッチが入ったかのように食べ始める人もいる．また，一度にたくさんの食器が配膳されることで混乱して摂食を開始できない場合もある．その場合には，コース料理のようにまずは一品ずつ，もしくは弁当箱やワンプレートといったように配膳方法を工夫することで食べ始めることが可能になることもある．

②食べ方の乱れ

こぼす場合には，どの段階でこぼすのかといった詳細なアセスメントを踏まえて環境を整えていく．FTDによる脱抑制で，飲み込む前に次々と口いっぱいに食べ物を運ぶ場合には，食器や食具（スプーン）を一回り小さくしたり，事前にカットしたり，そばに寄り添い声かけするといった方法もある．また，DLBのように食べ方に変動がある場合には，食べることが可能なときと，そうでないときの介入方法の具体策を立案し，過剰な介助によって食べる力を奪わないように留意する．

③摂食中断

摂食中断の要因が居眠りや誤嚥にある場合は，「食べるための基盤づくり」を見直す必要がある．要因が食事環境にある場合，摂食を中断した認知症の人の視線の先に過剰な刺激（通常は突発的な物音や話し声，人の動きなど）を特定できることが多い．ADやDLBでは注意障害を伴うため，落ち着いて食べることができる環境となるよう座る位置も見直す必要がある．また，注意維持は情動による影響も大きいため，見た目がおいしそうか，好物が出されるなど食べたいと思える食事環境になっているかを見直すことも大事である．食事の途中で立ち去る場合，FTDでは環境からの影響も受けやすいため，立ち去る原因となる環境がないかを見直し，調整する．

(3) 終末期の対応

これから命を終えようとしている終末期では，身体の求めに応じて，好物を活用しながら食事の量よりも質を重視した支援となる．この時期は嚥下障害も伴うことから，誤嚥性肺炎や窒息などのリスク管理にも細心の注意を払い，食事前後の口腔ケアをはじめ，食事姿勢や食形態にも留意する必要がある．死亡直前から数日前の臨終期では，嚥下反射の消失もしくは昏睡状態になる．その場合には，経口摂取を中止する．

4. まとめ

認知症の経過において，「食べる」という行為は，排泄や入浴などに比べると自立性を保ちやすい行為でもある．しかしながら，認知症の人は環境への適応力も低下するため，そのことに周囲が気づき環境を整えなければ早期に摂食嚥下障害を呈することがある．まずは食事場面を詳細に観察し，「摂食開始困難」「食べ方の乱れ」「摂食中断」の3つの観点から，個々の認知症の人の摂食嚥下障害と環境との相互作用からアセスメントし，食べる力を発揮できるように環境を整えることが支援の原則となる．過剰な食事介助は，認知症の人の食べる力や楽しみを奪うことも心に留めておきたい．認知症の人が最期まで誤嚥性肺炎などを起こすことなく，おいしく口から食べることを支援できるかどうかはプロの腕の見せ所である．その際，看護チームのみならず，多職種からなるチームで知恵を出し合い検討することは，最善のケア提供を可能にする．

<文　献>

1) 山田律子：痴呆高齢者の摂食困難の改善に向けた環境アレンジメントによる効果．老年看護学，7（2）：57-69，2003．
2) Tully MW, Matrakas KL, Muir J, Musallam K：The eating behavior scale：A simple method of assessing functional ability in patients with Alzheimer's disease. Journal of Gerontological Nursing, 23 (7)：9-15, 1997.
3) Volicer L, Hurley A：Hospice care for patients with advanced progressive dementia. pp48-67, Springer Publishing Company, New York ,1998.
4) Durnbaugh T, Haley B, Roberts S：Assessing problem feeding behaviors in mid-stage Alzheimer's disease. Geriatric Nursing, 17 (2)：63-67, 1996.
5) LeClerc CM, Wells DL：Use of a content methodology process to enhance feeding abilities threatened by ideational apraxia in people with Alzheimer's-type dementia. Geriatric Nursing, 19 (5), 261-268, 1998.
6) 野村美千江，池田学，繁信和恵，田邉敬貴：痴呆性老人の食行動異常－アルツハイマー病とピック病を中心に．老年精神医学雑誌，10（12）：1392-1397，1999．
7) Van Ort S, Phillips LR：Feeding nursing home residents with Alzheimer's disease. Geriatric Nursing, 13 (5)：249-253, 1992.
8) Athlin E, Norberg A：Interaction between the severely demented patient and his caregiver during feeding：A theoretical model. Scandinavian Journal of Caring Sciences, 1：117-123, 1987.
9) Kindell, J.：Feeding and Swallowing Disorders in Dementia. 4-5, Speechmark Publishing Ltd, UK, 2002.
10) Chouinard J：Dysphagia in Alzheimer disease：A review. Journal of Nutrition Health Aging, 4 (4)：214-217, 2000.
11) 横山絵里子，中澤操，千田富義，下村辰雄，他：脳血管性痴呆の嚥下障害と栄養状態の検討．リハビリテーション医学，43：155，2006．
12) 澁谷誠二，村橋真，井上昌彦，自見隆弘，他：血管性痴呆高齢患者の治療薬と肺炎発生－silent aspirationの関与の有無．神経治療学，18（4）：395-399，2001．
13) Nakagawa T, Sekizawa K, Arai H, Kikuchi R, et al.：High incidence of pneumonia in elderly patients with basal ganglia infarction. Archives of Internal Medicine, 157：321-324, 1997.
14) 目黒謙一：血管性認知症遂行機能と社会適応能力の障害．pp102-103，ワールドプランニング，2009．
15) 板橋美貴子，大久保寿子，富樫尚子，白田明子，山根清美：痴呆を伴うパーキンソン病（PDD：Parkinson's Disease with Dementia）の精神症状に塩酸ドネペジルが有効であった症例．運動障害，14（2）：51-55，2004．
16) 西川志保，原智美，松井博，池田学，繁信和恵，小森憲治郎：Lewy小体型痴呆における症状の変動とADLについて．作業療法，18：268，1999．
17) Mosimann UP, Mather G, Wesnes KA, O'Brien JT, Burn DJ, Mckeith IG：Visual perception in Parkinson disease dementia and dementia with Lewy bodies. Neurology, 63 (11)：2091-2096, 2004.
18) 品川俊一郎，足立浩祥，豊田泰孝，森崇明，福原竜治，池田学，他：レビー小体型認知症患者における摂食・嚥下の特徴．老年精神医学雑誌，19：126，2008．
19) Ikeda M, Brown J, Holland AJ, Fukuhara R, et al.：Changes in appetite, food preference, and eating habits in frontotemporal dementia and Alzheimer's disease. Journal of Neurology, Neurosurgery & Psychiatry. 73 (4)：371-376, 2002.
20) Neary D, Snowden JS, Gustafson L, Passant U, et al.：Frontotemporal lobar degeneration：a consensus on clinical diagnostic criteria. Neurology, 51 (6)：1546-1554, 1998.
21) 品川俊一郎，池田学，松本光央，松本直美，他：前頭側頭葉変性症における食行動変化の特徴．老年精神医学雑誌，16：95，2005．
22) 平原佐斗司：認知症末期の定義と予後の予測．「医療と看護の質を向上させる認知症ステージアプローチ入門」．pp294-300，平原佐斗司編，中央法規，2013．
23) 平原佐斗司：非アルツハイマー型認知症の病態と自然経過．「医療と看護の質を向上させる認知症ステージアプローチ入門」．pp.51-64，平原佐斗司編，中央法規，2013．
24) 山田律子：認知症末期の人への食事支援．「認知症の人の食事支援BOOK－食べる力を発揮できる環境づくり」．pp66-74，中央法規，2013．

★援助目標：誤嚥性肺炎などを起こすことなく，おいしく口から食べることができる

＜第1段階：終末期か否かを見極めたうえで食事場面を観察し，摂食嚥下障害のタイプを見いだす＞

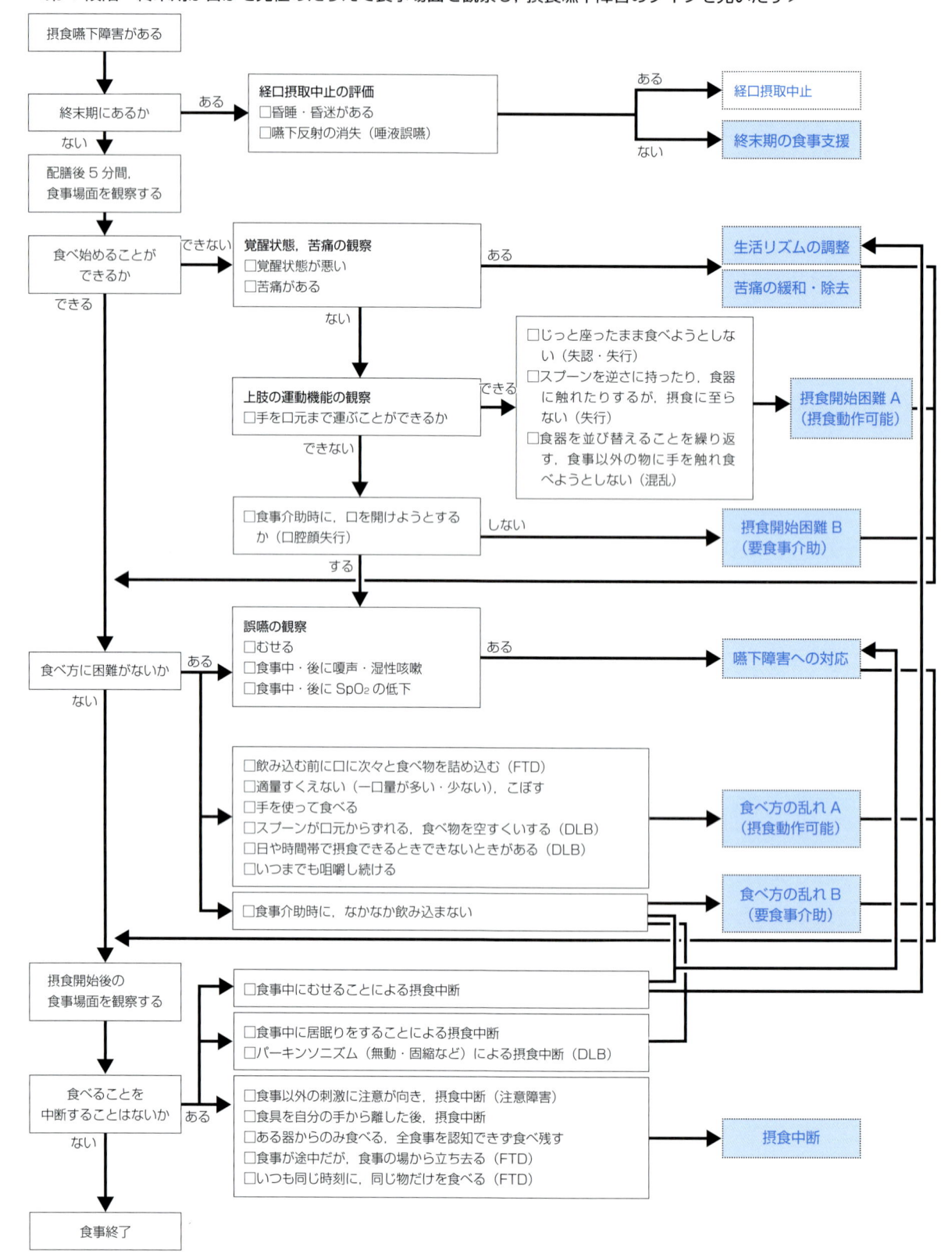

```
摂食嚥下障害がある
  ↓
終末期にあるか ──ある──→ 経口摂取中止の評価      ──ある──→ 経口摂取中止
  │ない                    □昏睡・昏迷がある
  ↓                       □嚥下反射の消失（唾液誤嚥）──ない─→ 終末期の食事支援
配膳後5分間，
食事場面を観察する
  ↓
食べ始めることが ──できない──→ 覚醒状態，苦痛の観察    ──ある──→ 生活リズムの調整
できるか                      □覚醒状態が悪い                    苦痛の緩和・除去
  │できる                    □苦痛がある
  │                          │ない
  │                          ↓
  │                         上肢の運動機能の観察  ──できる──→ □じっと座ったまま食べようとしな
  │                         □手を口元まで運ぶことができるか      い（失認・失行）              摂食開始困難A
  │                          │できない                          □スプーンを逆さに持ったり，食器    （摂食動作可能）
  │                          ↓                                 に触れたりするが，摂食に至ら
  │                         □食事介助時に，口を開けようとする     ない（失行）
  │                         か（口腔顔失行）                     □食器を並び替えることを繰り返
  │                          │しない                            す，食事以外の物に手を触れ食
  │                          │                                 べようとしない（混乱）
  │                          │                          ──→ 摂食開始困難B
  │                          │する                              （要食事介助）
  │←─────────────────────────┘
  ↓
食べ方に困難がないか ──ある──→ 誤嚥の観察           ──ある──→ 嚥下障害への対応
  │ない                      □むせる
  │                         □食事中・後に嗄声・湿性咳嗽
  │                         □食事中・後にSpO₂の低下
  │                          │
  │                          ├──→ □飲み込む前に口に次々と食べ物を詰め込む（FTD）
  │                          │    □適量すくえない（一口量が多い・少ない），こぼす
  │                          │    □手を使って食べる                              食べ方の乱れA
  │                          │    □スプーンが口元からずれる，食べ物を空くいする（DLB）  （摂食動作可能）
  │                          │    □日や時間帯で摂食できるときできないときがある（DLB）
  │                          │    □いつまでも咀嚼し続ける
  │                          │
  │                          └──→ □食事介助時に，なかなか飲み込まない         食べ方の乱れB
  │                                                                         （要食事介助）
  ↓
摂食開始後の        ──→ □食事中にむせることによる摂食中断
食事場面を観察する
  ↓                 ──→ □食事中に居眠りをすることによる摂食中断
                         □パーキンソニズム（無動・固縮など）による摂食中断（DLB）
食べることを
中断することはないか ─ある→ □食事以外の刺激に注意が向き，摂食中断（注意障害）
  │ない                   □食具を自分の手から離した後，摂食中断
  │                      □ある器からのみ食べる，全食事を認知できず食べ残す   摂食中断
  │                      □食事が途中だが，食事の場から立ち去る（FTD）
  │                      □いつも同じ時刻に，同じ物だけを食べる（FTD）
  ↓
食事終了
```

図　摂食嚥下障害がある認知症の人の看護プロトコル

＜第2段階：摂食嚥下障害のタイプに関するアセスメントにもとづき，介入方法を検討する＞

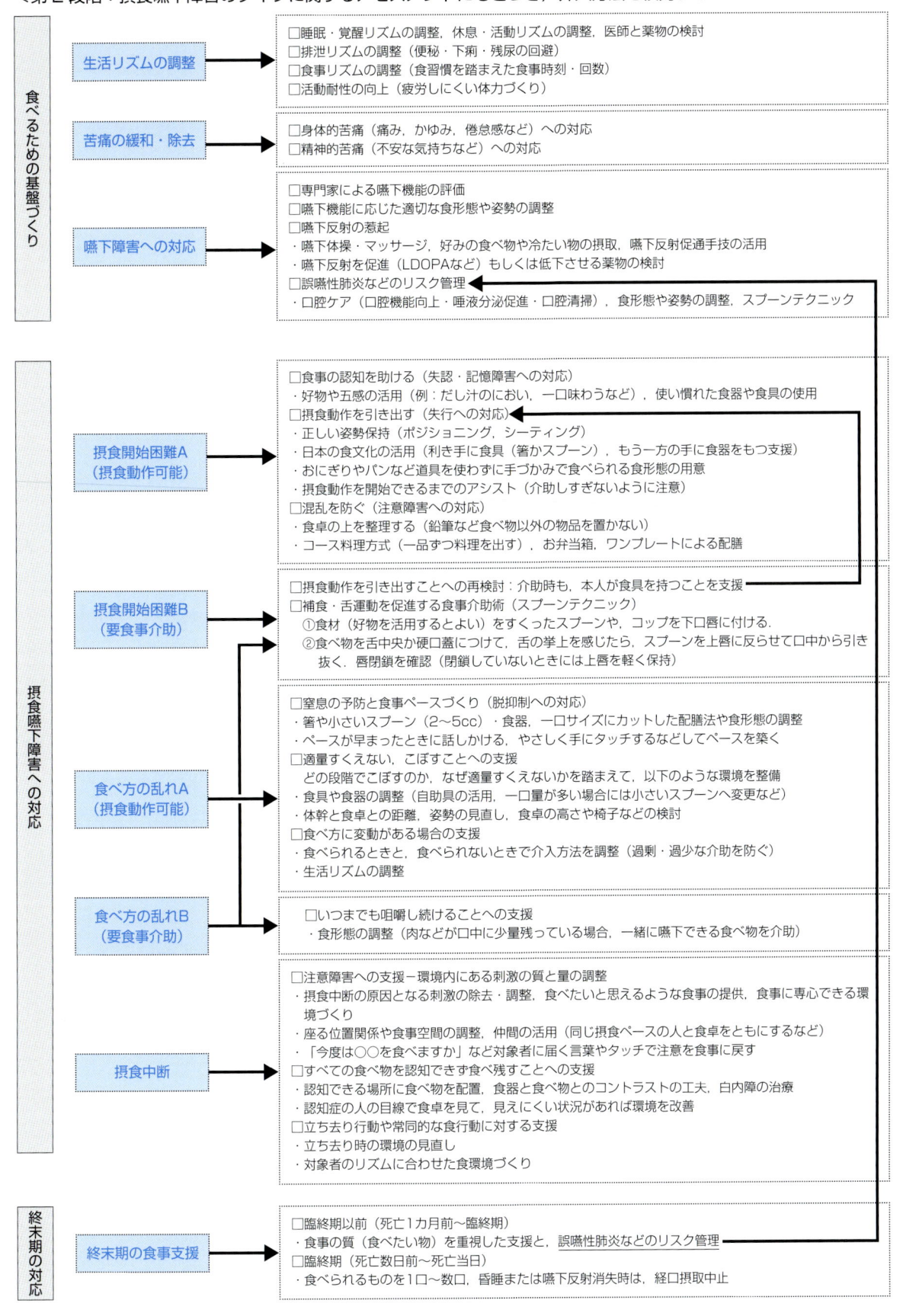

食べるための基盤づくり

生活リズムの調整
- □睡眠・覚醒リズムの調整，休息・活動リズムの調整，医師と薬物の検討
- □排泄リズムの調整（便秘・下痢・残尿の回避）
- □食事リズムの調整（食習慣を踏まえた食事時刻・回数）
- □活動耐性の向上（疲労しにくい体力づくり）

苦痛の緩和・除去
- □身体的苦痛（痛み，かゆみ，倦怠感など）への対応
- □精神的苦痛（不安な気持ちなど）への対応

嚥下障害への対応
- □専門家による嚥下機能の評価
- □嚥下機能に応じた適切な食形態や姿勢の調整
- □嚥下反射の惹起
  - ・嚥下体操・マッサージ，好みの食べ物や冷たい物の摂取，嚥下反射促通手技の活用
  - ・嚥下反射を促進（L-DOPAなど）もしくは低下させる薬物の検討
- □誤嚥性肺炎などのリスク管理
  - ・口腔ケア（口腔機能向上・唾液分泌促進・口腔清掃），食形態や姿勢の調整，スプーンテクニック

摂食嚥下障害への対応

摂食開始困難A（摂食動作可能）
- □食事の認知を助ける（失認・記憶障害への対応）
  - ・好物や五感の活用（例：だし汁のにおい，一口味わうなど），使い慣れた食器や食具の使用
- □摂食動作を引き出す（失行への対応）
  - ・正しい姿勢保持（ポジショニング，シーティング）
  - ・日本の食文化の活用（利き手に食具（箸かスプーン），もう一方の手に食器をもつ支援）
  - ・おにぎりやパンなど道具を使わずに手づかみで食べられる食形態の用意
  - ・摂食動作を開始できるまでのアシスト（介助しすぎないように注意）
- □混乱を防ぐ（注意障害への対応）
  - ・食卓の上を整理する（鉛筆など食べ物以外の物品を置かない）
  - ・コース料理方式（一品ずつ料理を出す），お弁当箱，ワンプレートによる配膳

摂食開始困難B（要食事介助）
- □摂食動作を引き出すことへの再検討：介助時も，本人が食具を持つことを支援
- □補食・舌運動を促進する食事介助術（スプーンテクニック）
  - ①食材（好物を活用するとよい）をすくったスプーンや，コップを下口唇に付ける．
  - ②食べ物を舌中央か硬口蓋につけて，舌の挙上を感じたら，スプーンを上唇に反らせて口中から引き抜く．唇閉鎖を確認（閉鎖していないときには上唇を軽く保持）

食べ方の乱れA（摂食動作可能）
- □窒息の予防と食事ペースづくり（脱抑制への対応）
  - ・箸や小さいスプーン（2～5cc）・食器，一口サイズにカットした配膳法や食形態の調整
  - ・ペースが早まったときに話しかける，やさしく手にタッチするなどしてペースを築く
- □適量すくえない，こぼすことへの支援
  - どの段階でこぼすのか，なぜ適量すくえないかを踏まえて，以下のような環境を整備
  - ・食具や食器の調整（自助具の活用，一口量が多い場合には小さいスプーンへ変更など）
  - ・体幹と食卓との距離，姿勢の見直し，食卓の高さや椅子などの検討
- □食べ方に変動がある場合の支援
  - ・食べられるときと，食べられないときで介入方法を調整（過剰・過少な介助を防ぐ）
  - ・生活リズムの調整

食べ方の乱れB（要食事介助）
- □いつまでも咀嚼し続けることへの支援
  - ・食形態の調整（肉などが口中に少量残っている場合，一緒に嚥下できる食べ物を介助）

摂食中断
- □注意障害への支援－環境内にある刺激の質と量の調整
  - ・摂食中断の原因となる刺激の除去・調整，食べたいと思えるような食事の提供，食事に専心できる環境づくり
  - ・座る位置関係や食事空間の調整，仲間の活用（同じ摂食ペースの人と食卓をともにするなど）
  - ・「今度は○○を食べますか」など対象者に届く言葉やタッチで注意を食事に戻す
- □すべての食べ物を認知できず食べ残すことへの支援
  - ・認知できる場所に食べ物を配置，食器と食べ物とのコントラストの工夫，白内障の治療
  - ・認知症の人の目線で食卓を見て，見えにくい状況があれば環境を改善
- □立ち去り行動や常同的な食行動に対する支援
  - ・立ち去り時の環境の見直し
  - ・対象者のリズムに合わせた食環境づくり

終末期の対応

終末期の食事支援
- □臨終期以前（死亡1カ月前～臨終期）
  - ・食事の質（食べたい物）を重視した支援と，誤嚥性肺炎などのリスク管理
- □臨終期（死亡数日前～死亡当日）
  - ・食べられるものを1口～数口，昏睡または嚥下反射消失時は，経口摂取中止

3　排便障害の看護

1. 排便障害について

　人間は生きていくため"食べて出す"ことが必要であり，排泄は食べることと同様に重要である．

　認知症の人にとっての排便障害は，下痢や便秘の他，便失禁，放便，ろう便などがあり，それぞれにケアが必要である．なかでも下痢の場合は，排泄の頻度が高く，また感染が原因となる場合も多いため，看護師も問題意識をもちやすく，スタンダードプリコーションを徹底して伝播予防に努めるとともに，脱水予防や体力の消耗を最小限にするなど，素早くケアを実践することが必要である．これに対し便秘に関しては，「3日なければ浣腸」といった画一的なケアを実践している場合も多いのではないだろうか．また便失禁に対しては，すぐにオムツの適応が検討されたり，放便やろう便に対しては，拘束衣やミトンの使用が検討されたりしているかもしれない．ここでは，快便を目指し，たとえ他人の手を借りて排泄するようになっても，自尊心が守られるようなケアについて考えたい．

　また，ここでいう快便とは，正常な便を形成して排出するために必要な食事や水分摂取量，活動量，排泄力の向上を図りながら，やや硬い便（ブリストルスケール3番：水分が少なく，ひび割れている便）からやや柔らかい便（ブリストルスケール5番：水分が多く，やや柔らかい便）の便性状を目指し，加えて日常生活に支障をきたすことなく排便できている状態を指す．

2. 認知症の人の排便障害にみられる特徴

　ここではまず，認知症の人に特徴的な排便障害について述べ，次に，排泄のための行動がとれるかという観点について，認知症の原因疾患による特徴を述べる．ただし，いずれの原因疾患の場合も，手続き記憶が最後まで残るとされており，記憶障害や実行機能障害が目立ち始めても，食事や排泄などの日常生活に必要な行動の多くが"できる"ことを認識し，認知症の人のできないことではなく，できることに着目するよう努める．

1）認知症の人の排便障害の特徴

(1) 便意の知覚低下，喪失からくる特徴

　便意の知覚低下や喪失からくる排便障害として，（直腸性）便秘，便失禁がある．

①（直腸性）便秘

　直腸に便塊があり便意を感じても，それがうまく訴えられない，もしくは訴えを見逃されることで，結果的に便意を我慢することになり，ひいては便意が消失した状態をいう．

②便失禁

　下痢などで腸を刺激し我慢できない，肛門がうまく閉まらない，便が溜まっても便意がないといった要因により，自分の意思とは関係なく便が漏れ出てしまう状態をいう．

(2) 場所の見当識障害からくる特徴

　場所の見当識障害からくる排便障害として，（機能性）便秘，放便，便失禁がある．

① （機能性）便秘
便意はあっても，排泄をする場所の認識ができず，便意を我慢してしまう状態をいう．
② 放　便
トイレの場所がわからず，トイレ以外の場所，例えば部屋や廊下の隅，浴室など水のある場所で排便をしてしまう状態をいう．
③ 便失禁
トイレの場所がわからないため間に合わず，便が漏れ出てしまう状態をいう．

(3) 失行からくる特徴

失行からくる排便障害として，ろう便，便失禁がある．

排便に必要な動作がとれないことで便が漏れ出してしまい，加えて排泄物の認識ができない，排泄後の後始末がうまくできない，不快をどのように対処すればよいかわからないなどにより，結果的には自ら便を触り，その便を取り除こうと手を壁や床にこすりつけ，周囲を汚染してしまう状態をいう．

2) 認知症の原因疾患による排便障害の特徴

(1) アルツハイマー病の場合

アルツハイマー病の特徴は，記憶障害や見当識障害であり，トイレの場所がわからない，便器のふたが閉じていると便器が使用できないなど，これらの障害が原因となり排便動作がうまくとれないことが多い．加えて，服の脱ぎ方がわからない，排泄後の後始末ができないといった実行機能障害も伴ってくる．また感情障害から，排泄がうまくいかなかったことに対し怒りをもって反論したり，場にふさわしくない行動に出たりすることもある．

(2) 血管性認知症の場合

血管性認知症の特徴は，運動能力や日常生活を行ううえでの実行機能障害であり[1]，これらの障害が原因となり排便動作がうまくとれないことが多い．思考力の低下や言語障害がみられる場合も多く，排泄欲求の表出が難しくなったり，こちらの問いかけが理解できなかったりする．また，無関心や抑うつも多く，うまく排泄できないことに対しても反応が薄い場合もある．

3) 認知症の重症度による排便障害の特徴

認知症の軽度から中等度であれば，トイレの認識はできるといわれている[2]．そのため，便意をもよおせば，たとえ知らない場所であってもトイレ表示を探し，排便動作をとることができる．また軽度の場合，もし排便動作がうまくいかなくても，何らかの理由（それが本当の理由かどうかは別として）を述べることができる場合が多い．

しかし中等度になれば，慣れている場所ではうまく排泄できても，不慣れな場所ではうまく排便動作がとりにくくなるなど，少しずつ自立が難しくなる．また，うまく排便動作がとれないことに対し，事実とは異なる理由や現状とは関係ない理由を述べたり，うまくできなかったことを指摘されたことに対し怒りを表したりする場合も多くなる．

重度になると，排便動作そのものがわからない，言語的に排泄欲求を伝えることができない，認知症の進行に伴い排便障害がみられる，自力歩行が難しいなどから，排泄の自立が困難となる．

3. 排便障害がある認知症の人の看護プロトコル

1) 援助の基本姿勢

排泄場面で人にケアを委ねざるをえず，排泄行為に立ち会われ，排泄物を他人に見られる認知症の人の羞恥心や気兼ねを十分に察し，気持ちよく排泄ができるような声かけ，機敏に後始末をするなどの配慮が必要である．また，ケアのゴールは，快便を目指すこと，それを継続することである．

2) アセスメント

認知症では，一連の排便動作がうまくできないことにより排便障害がみられやすい．そのため，一般的な排便障害のアセスメントに加え，排便動作の自立度をアセスメントする必要がある（**表2-3-1**）．

排便時は，排便動作の自立度，便性状，陰部や殿部などが観察しやすい．しかし，排泄に立ち会われることへの思いや，排泄物を他人に見られる恥ずかしさに，十分配慮をする．腹部の状態は，視診，聴診，打診，触診を行い，時に肛門診により便塊の位置を確認する．肛門診は，オムツ交換を要する認知症の人の場合は，比較的実施しやすいが，そうでなければ，本人の納得を得ることや，羞恥心への配慮を十分に行い，素早く実施する．また経口摂取物が便となるまで，炭水化物なら24時間，脂質なら72時間程度かかることから，最低3日間は観察しアセスメントを行うことが望ましい．

3) ケア

排便障害を改善するには，食事や活動，睡眠といった日常生活を整えることに加え，薬剤の調整やストレスの軽減，環境への適応を図ることが必要となる．当然，これは看護師だけでは難しく，医師やセラピスト，介護士との協働，時に家族の協力も得ていく．

次にそれぞれの排便障害に対するケアを述べる．

■表2-3-1. 認知症の人の排便障害のアセスメント項目

アセスメント項目	根拠
一般的な排便障害のアセスメント項目	
年齢	加齢に伴い腸内粘液の分泌低下や腸蠕動運動の低下が起こり，便秘に傾きやすい．
バイタルサイン	発熱や血圧低下が下痢のサインとなる場合がある．
排便習慣	これまでの排便習慣との相違が排便障害につながる場合がある．
現病歴，既往歴	大腸腫瘍は便秘を招きやすく，炎症は下痢を招きやすい．
内服薬	鎮痛剤，鎮咳剤，抗精神病薬，抗うつ薬，降圧剤（Ca拮抗剤），パーキンソン薬，抗癌剤，抗ヒスタミン，利尿剤は，便秘を引き起こし，抗生剤や胃腸薬，強心剤，過剰な下剤の服用は下痢を引き起こす．
食事内容・摂取量	食事摂取量の低下，偏食，食物繊維不足などが便秘を招く．また，過食，賞味期限切れの食品の摂取などが下痢を招く．
水分摂取量	水分摂取量の減少が便秘を引き起こし，過剰が下痢を引き起こす．
口腔内の状態	口腔内トラブル，義歯の不具合が経口摂取量に影響する．
ADL	排便動作自立度が排便障害に影響する．
活動量	活動量の低下が腸蠕動の低下を招く．
腹部の状態	腹痛や腹部膨満感の有無，腹壁の硬化，腸蠕動の亢進，低下および減少，排ガスの有無，直腸部不快は排便障害を示す．
肛門部の状態	とくに高齢者は，直腸まで便通があるが，便意が誘発されない，怒責がかけられないため便秘となっていることが多い．
排泄物	大腸や肛門の状態，食事や水分摂取量の妥当性を反映する．
ストレス	ストレスは排便障害を誘発する．
環境	不慣れな環境，プライバシーの確保ができない環境では便意を我慢し，やがて消失，便秘を招く．
認知症の人の排便動作の自立度に関する項目	
便意の有無	認知症の進行に伴い，便意の知覚低下，喪失が起こる．
便意の訴え	認知症の進行に伴い，言語的に便意を訴えることが難しくなり，落ち着かない，何かを探すといった非言語的サインで便意を訴えることが多い．
排泄場所の認知	見当識障害は，時間→場所→物や人の名前の順で進行し，排泄場所がわからないことによる排便障害がみられる．
排便動作	認知症の進行により，排便動作（トイレへ行く，衣服を脱ぐ，排便する，後始末をする，衣服を着る，手指を洗う）が難しくなる．
言動，表情，行動	腹部不快や便意を，言語だけでなく，焦燥感や苛立ち，不安として表出する場合も多い．
排便に対する満足度	下痢や便秘などの排便障害がBPSDを誘発する．また残便感などの不快感が続くことでろう便を招く．

(老人の専門医療を考える会：症状・疾病でわかる高齢者ケアガイドブック．p12, 中央法規出版，2012., 西村かおる：生活を支える排泄ケア．pp70-71, 医学芸術社，2002. をもとに作成)

(1) 下痢に対するケア
- 特定のトイレが使用できるよう，他のトイレには「故障中」の表示をするなど，環境を整える
- できるだけ特定の看護師が，その認知症の人の担当として殿部や手指の保清に努める
- 脱水予防のため，温かい飲み物がいつでも飲めるよう手の届く場所に用意する
- 体力の消耗を最小限にするとともに，頻回のトイレ歩行に伴う転倒に注意する

(2) 便秘に対するケア
- 「食べたものが便になる」ため，便性がブリストルスケール３～５番（前述）であれば，毎日，排便がなくてもよいと判断する．逆に，毎日，全量摂取している場合には，便意の訴えがなくても，定期的にトイレ誘導をするなど，排便できる機会を設ける
- トイレの表示を大きくする，「お便所」「かわや」など馴染みのある表現に変える，夜間はトイレの照明をつけたままにするなどの工夫をする
- 便意のサインをキャッチする．訴えることが難しい認知症の人に対しては，落ち着かない，何かを探す様子などの行動，態度，表情などから便意を読み取り，トイレ誘導をする
- 誘導，もしくは排泄ケアの際，さりげなく，そして周囲に気兼ねなく排便ができるよう声をかける
- カーテンだけで仕切られた個室や，外で誰かの話し声が聞こえるような個室では，落ち着いて排泄できない．音や臭いが漏れないような環境を整える

(3) 便失禁に対するケア
- ブリストルスケール３～５番の便性に近づける
- 定期的に（例えば，毎朝）トイレ誘導し排便する習慣をつける
- 適宜，肛門診で直腸内の便塊を確認し，必要時は摘便を行う
- 便失禁発見時，さりげなく個室へ誘導し素早く保清に努める
- 着脱しやすい衣服を整える．ただし，その人なりの衣服に対するこだわりもあるため，着たい服を選ぶことが最優先である

(4) 放便に対するケア
- トイレの場所がわかりやすいよう工夫をする．ベッドサイドにポータブルトイレを置くことで，トイレを探す手間がなくなると捉えがちであるが，認知症の人の生活空間を狭めたり，見慣れぬポータブルトイレを認識できずに，結局は使用できなかったりする場合もあるため，慎重な検討が必要である
- 排泄場所は間違っていても，排便する力は残っているため，排便リズムを把握し定期的にトイレ誘導をしたり，サインを見逃さずトイレ誘導をしたりする
- 放便発見時，大きな声やリアクションで対応せず，速やかに保清に努める

(5) ろう便に対するケア
- 便性や排便リズムを把握し，定期的にトイレ誘導を行う
- 落ち着かない，何かを探す様子など，便意のサインをキャッチする．また，廊下や部屋の隅でじっとしている，更衣に強く抵抗する，食事や入浴などに誘っても拒否するなどがみられる場合，すでに下着やオムツ内で排便している可能性もあるため，さりげなく個室へ誘導しケアする
- 本当にオムツが必要かをアセスメントし，少しでも陰部や殿部の不快を取り除く．ろう便予防のため，手が入りにくい衣服にすることは，かえって下半身の締め付けにつながり，不快感から衣服や下着外しを助長する場合がある
- 便意を訴えたにもかかわらず，オムツ内での排便を促すと，結果的にろう便を招くことが多い．便意の訴えや便意が推察できる行動などがみられた際には，サインを見逃さずトイレへ誘導する
- ろう便発見時，大きな声で制したり，とがめたりすることで自尊心が傷つけられ，その人に陰性感情を

残す．大きなリアクションで対応せず，速やかに保清に努める

4. まとめ

通常，排泄は非常に個人的な空間でなされる行為であり，問題が表面化しにくいかもしれない．しかし，いったん問題として認識されると，排泄物を伴うことから問題は大きくなり，その人の自尊心をも簡単に傷つけてしまう結果となりやすい．誰もが人に下の世話を受けたくないと考えるのは常であろう．認知症の人であっても，その思いは同様である．認知症の人の満足や快を高める排泄ケアを実践していくことが重要である．

<文　献>
1) 老人の専門医療を考える会：症状・疾病でわかる高齢者ケアガイドブック．pp237-238，中央法規出版，2012．
2) 中島紀惠子・他：認知症高齢者の看護．p147，医歯薬出版，2007．

★援助目標：日常生活に支障をきたすことなく，たとえ他人の手を借りてでも自尊心を保ちながら排便できる

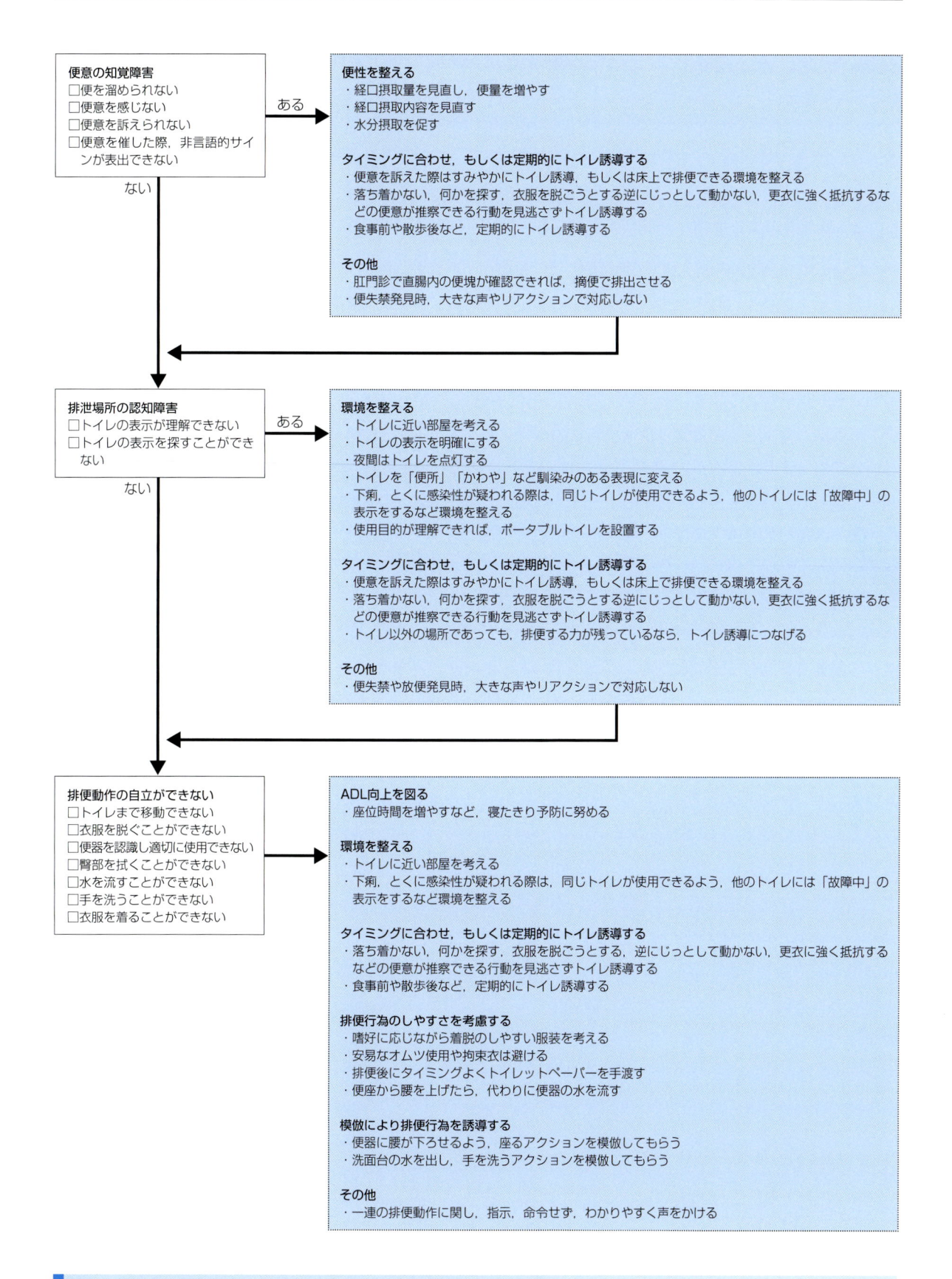

便意の知覚障害
- □便を溜められない
- □便意を感じない
- □便意を訴えられない
- □便意を催した際，非言語的サインが表出できない

→ ある →

便性を整える
- 経口摂取量を見直し，便量を増やす
- 経口摂取内容を見直す
- 水分摂取を促す

タイミングに合わせ，もしくは定期的にトイレ誘導する
- 便意を訴えた際はすみやかにトイレ誘導，もしくは床上で排便できる環境を整える
- 落ち着かない，何かを探す，衣服を脱ごうとする逆にじっとして動かない，更衣に強く抵抗するなどの便意が推察できる行動を見逃さずトイレ誘導する
- 食事前や散歩後など，定期的にトイレ誘導する

その他
- 肛門診で直腸内の便塊が確認できれば，摘便で排出させる
- 便失禁発見時，大きな声やリアクションで対応しない

↓ ない

排泄場所の認知障害
- □トイレの表示が理解できない
- □トイレの表示を探すことができない

→ ある →

環境を整える
- トイレに近い部屋を考える
- トイレの表示を明確にする
- 夜間はトイレを点灯する
- トイレを「便所」「かわや」など馴染みのある表現に変える
- 下痢，とくに感染性が疑われる際は，同じトイレが使用できるよう，他のトイレには「故障中」の表示をするなど環境を整える
- 使用目的が理解できれば，ポータブルトイレを設置する

タイミングに合わせ，もしくは定期的にトイレ誘導する
- 便意を訴えた際はすみやかにトイレ誘導，もしくは床上で排便できる環境を整える
- 落ち着かない，何かを探す，衣服を脱ごうとする逆にじっとして動かない，更衣に強く抵抗するなどの便意が推察できる行動を見逃さずトイレ誘導する
- トイレ以外の場所であっても，排便する力が残っているなら，トイレ誘導につなげる

その他
- 便失禁や放便発見時，大きな声やリアクションで対応しない

↓ ない

排便動作の自立ができない
- □トイレまで移動できない
- □衣服を脱ぐことができない
- □便器を認識し適切に使用できない
- □臀部を拭くことができない
- □水を流すことができない
- □手を洗うことができない
- □衣服を着ることができない

→

ADL向上を図る
- 座位時間を増やすなど，寝たきり予防に努める

環境を整える
- トイレに近い部屋を考える
- 下痢，とくに感染性が疑われる際は，同じトイレが使用できるよう，他のトイレには「故障中」の表示をするなど環境を整える

タイミングに合わせ，もしくは定期的にトイレ誘導する
- 落ち着かない，何かを探す，衣服を脱ごうとする，逆にじっとして動かない，更衣に強く抵抗するなどの便意が推察できる行動を見逃さずトイレ誘導する
- 食事前や散歩後など，定期的にトイレ誘導する

排便行為のしやすさを考慮する
- 嗜好に応じながら着脱のしやすい服装を考える
- 安易なオムツ使用や拘束衣は避ける
- 排便後にタイミングよくトイレットペーパーを手渡す
- 便座から腰を上げたら，代わりに便器の水を流す

模倣により排便行為を誘導する
- 便器に腰が下ろせるよう，座るアクションを模倣してもらう
- 洗面台の水を出し，手を洗うアクションを模倣してもらう

その他
- 一連の排便動作に関し，指示，命令せず，わかりやすく声をかける

図　排便障害がある認知症の人の看護プロトコル

4　入浴の看護

1.　入浴拒否・攻撃行動について

1)　人間にとっての入浴の効果とリスク

　ヘンダーソンは，「身体を清潔に保ち，身だしなみよく，また皮膚を保護するのを助ける」を基本的看護としてあげ，入浴，シャワー浴，清拭の清潔援助のうち，「清拭よりも，入浴・シャワーのほうがより完全である」と述べている[1]．すなわち入浴は，水圧，浮力，温熱効果により，腰痛・膝痛など筋肉・骨格系障害に対する鎮痛効果や関節可動域拡大効果，筋肉弛緩による疲労回復効果，肩こり改善効果，リラックス効果，低体温に対する温熱効果，快適感増強効果などの生理学・心理学的効果がある．清潔感・香りによる社会的効果も大きい．それらに加え，ヘンダーソンは「"専門職看護師"が，患者に入浴させながらその話を聞き，観察し，何かを説明し，安心させる」ことの意義を強く主張している[1]．

　一方，入浴にはリスクが伴う．東京都健康長寿医療センターの調査で，入浴に関する死亡事故のうち，高齢者が79％を占め，その死亡数は交通事故死の数倍は多いと報告された[2]．入浴は，食べる，寝る，排泄などの他の日常生活動作と比べると，歩行−脱衣−身体洗い−洗髪−浴槽出入−着衣という複数の行動が複雑に組み合わされているため，転倒，脱水，血圧変動などのリスクが高い．とくに高齢者の場合，持病の心臓疾患から筋梗塞を起こす，高血圧の人が血圧上昇し脳血管障害を起こす，末梢血管が拡張して脳虚血状態となり意識障害により溺死するなどの危険が大きい．入浴の効果とリスクを表に示した（**表2-4-1**）．

2)　認知症の人にとっての入浴の意味

　人間は，情報のなかで自分にとって不快・恐怖のものには逃避行動を，快適なものには接近行動をとり，快適な刺激は生活の動機づけ，意欲につながるとされる．その判断の源は，記憶である．日本人は，93.6％が"風呂好き"で，週に5回以上入浴する人は82.6％と多い[3]．日本の高齢者のほとんどが"風呂好き"で，数万回もの快適な入浴記憶を有し，入浴の快適感を通して生活を意欲的にさせているといえる．

　このように記憶に組み込まれた快適な入浴刺激は，認知症の人にとっても生活全般への動機づけ，意欲づけになるはずである．「ほとんど無言であった認知症の人が入浴後に自ら話す」「不穏であった認知症の人が入浴後に穏やかな表情になる」ことはよくみられる．また，腰痛・膝痛・疲労などを適切に訴えられず不安・不穏であった認知症の人が，入浴後に穏やかになることもよくみられる．認知症の人にとって，入浴は生活

■表2-4-1．入浴の効果・リスク

入浴の効果	入浴に伴うリスク
・排泄物・付着物を取り除き，皮膚・粘膜の機能を正常に保つ ・血液循環を促進する ・新陳代謝を活発にし，各臓器の機能を高める ・関節・筋肉を柔軟にする ・鎮痛効果がある ・疲労や緊張を減少させる ・気分爽快になり安らぎを得る ・清潔感・香りにより身だしなみが整う	・行動量と水圧によりエネルギー消費が大きく，心臓・呼吸器系に負担がかかる ・温水による血圧変動が大きい（交感神経緊張により皮膚血管が収縮し血圧上昇，次に皮膚血管が拡張し血圧低下，そこで血管調節作用が働き二次的に血圧上昇） ・エネルギー消費，水分喪失により疲労，脱水が起こる ・入浴後の急速な気化熱により湯冷めを起こしやすい ・廊下，脱衣室，浴室の温度差による血圧変動が大きい ・ぬれた床により転倒しやすい

の質を変える刺激である．さらに，ヘンダーソンがいう，看護師が入浴時に話を聞き，説明し，安心させる意義を考えると，認知症の人にとって入浴の意味は非常に大きいといわざるをえない．

2. 認知症の人の入浴にみられる特徴

入浴援助は，とくに日本の認知症の人にとって単なる清潔援助ではない．大きな快適感を与える援助である．しかし，入浴援助が認知症の人の攻撃行動を引き起こすことが多いのも事実である．攻撃行動は怒り反応の1つで，援助者が相手の能力を超えた形で何かをするようなストレスを加えると生じるとされ，認知症の人においてはある一定の状況で生じやすいとされている[4]．

Kovachは，アルツハイマー病（AD）の人のうち92%が入浴の時間を告げられると興奮や抵抗をみせ，73%が入浴中に興奮したと述べた[5]．日本でも，看護師や介護者が，認知症の人への援助のうちで入浴援助に最も困難を感じているという報告がある[6]．入浴では，看護される認知症の人だけが衣類をつけず無防備な状態となり，言葉で抵抗しにくく，不満の気持ちが攻撃行動になりやすく，国や文化の違いによる入浴スタイルや習慣の違いだけでなく，認知症に起因する理由で問題が起こりやすいといえる．

1）入浴行動過程にもとづく認知症の人の入浴困難のタイプ

生活行動は，目的・理由別に分類される場合と，行動過程に沿って分類される場合がある．入浴行動は，数段階の複雑な行動の組み合わせであるが，順序性がある．「どの段階で問題が生じるか」を捉え，その部分に対応ができればスムーズに入浴できることも多い．そのことから「問題が生じやすい段階」を分類した．

(1) 入浴誘導時の拒否・攻撃行動のタイプ

筆者らの調査で，暴言や叩くなどの攻撃行動が最も多かったのは，「入浴誘導・脱衣時」と「シャワー時」であることがわかった[7]．「入浴誘導時の拒否・攻撃行動」は，次のような流れで生じていた．

① 認知症の人の"多様な理由"による拒否がある
② 援助者が拒否の理由がわからない場合や対応不可能な場合に，入浴誘導を続ける
③ 援助者の誘導と，認知症の人の意思・感情との間の摩擦が大きくなる
④ 認知症の人が抵抗をする，もしくは援助者の誘導に押し切られて脱衣室へ誘導される

"多様な理由"のアセスメントは，その後の経過を左右するため重要である（後述のアセスメント2）．筆者らの調査では，入浴拒否の理由は，「身体的苦痛」「（入浴に関する）不快・不安・恐怖体験」「習慣・環境の違い」「失見当識，遂行機能障害に関連する拒否」に分類された[7]．これらをアセスメントすることで，とくに対応するべき段階が明らかとなり，適切な対応につながりやすいと考える．ただし，拒否理由を知り対応することがすべてではない．理由が何であれ，誘導時の1対1の関係性のなかで，「あんたが言うなら」と入浴に応じることも多いので，日頃から誘導時の関係づくりにつとめることが重要である．

(2) 脱衣時の拒否・攻撃行動のタイプ

認知症の人が納得していないまま脱衣室に誘導されて生じることが多い．認知症の人の多くが脱衣後には抵抗しなくなることから，認知症の人にとって脱衣時の抵抗は，入浴拒否の最後の機会になっているとも考えることができる．つまり，この段階で「無理に脱がせられる」と感じさせてしまうと攻撃行動につながりやすく，次回の入浴拒否につながる．十分に時間をかけて対応することが重要である．

(3) シャワー時の混乱・攻撃行動のタイプ

入浴中の不意のシャワーは，誰にとっても不快・恐怖である．認知症の人の場合，失行によりシャワー操作・温度調節が困難となるため自分でシャワー操作をしないことが多く，恐怖はいっそう大きい．滑りやすい浴室でのシャワー時の混乱・攻撃行動は転倒につながりやすく，最も慎重な対応が必要となる．加齢による難聴と浴室の防音設備による補充現象，認知症による注意障害のため声かけが届きにくいことを理解して援助する必要がある．

2) 認知症の原因疾患と重症度による入浴困難の特徴

(1) 遂行機能障害・失行・注意障害とは

　NIA-AA診断基準（第1章第2節を参照）では，「遂行機能の低下」「複雑な仕事の取り扱いの障害」が，記憶障害と同様に診断の核になる症状とされている．場所移動が多く，物品を使用し，順次性がある入浴行動では，遂行機能障害や失行，注意障害が行動困難の原因となる．どのように生活行動が影響されているかを考える必要がある．

①遂行機能障害

　遂行機能とは，知覚・運動・記憶・言語など認知機能を統合・制御する脳の高次機能で，複雑で目標志向的な行動を計画的に遂行する能力である[8]．AD，前頭側頭型認知症（FTD）の人は，計画性を評価する「迷路テスト」で著しい低下が認められる[9]．

②失行

　失行とは，運動障害がなく，認知は正常であるが目的に沿う行動ができない状態で，道具の認知は正常だが道具を使って動作ができない「使用失行」，衣類と認知できるが着衣が正しくできない「着衣失行」がある[10]．血管性認知症（VaD）は初期から，AD，レビー小体型認知症（DLB）は進行にしたがってみられるとされる．

③注意障害

　「持続的にある対象に向ける（持続性注意）」と「刺激に応じて新しい対象に向けなおす（分配性注意）」の2つの作用の均衡のもとに集中が保たれており，障害されると遂行機能障害をきたす．ADの人は早期から分配性注意が障害され，切り替えや不必要な刺激の排除が困難になる[11]．

(2) 認知症の原因疾患別の入浴行動の障害

　疾患に特有の障害が入浴行動に与える影響を捉えることで，入浴困難の意味を考えることができる．

　ADの人は，海馬・頭頂葉障害による失見当識（時間，地誌的）があるため，脱衣室への移動が難しくなる．近時記憶障害により「昨日入った」「帰って家で入る」などと入浴を拒否し，湯船に入ると髪を洗ったことを忘れて「髪を洗っていない」と訴えることも多い．遂行機能障害により「次に何をするか」と予測して一連の行動を行うことが困難となり，その不安から入浴を拒否する．

　VaDの人は，ADと比較して記憶障害は著明でないが，早期から失行による入浴行動の困難や失敗などを経験する．その失敗記憶によって入浴を拒否することが多い．VaD特有の前頭葉症状の不安，抑うつ，意欲低下が加わると，こだわりが強くなり，いったん拒否をし始めると援助が非常に難しくなる．そのため，他の認知症の人以上に感情への配慮が重要である．脳血管障害の既往により，温度変化による血圧変動，歩行障害による転倒，神経因性膀胱による失禁などのリスクへの対応が重要である．

　DLBの人は，VaDと同様に記憶障害は顕著ではないが，抑うつが早期からみられる．無理な強制などをすると，その記憶が残り，強い拒否が繰り返される．脳の中心部の間脳・脳幹が障害され，短い時間間隔の認知の動揺がみられ，そのリズムを捉えなければ援助は難しい．黒質部分の障害からのパーキンソニズムによる動きにくさ，視覚に関連する後頭葉・頭頂葉の障害からの幻視による不安・恐怖が入浴困難の原因になることもある．自ら訴えることが少なく，表情や行動を観察する必要がある．

　FTDの人は，VaDやDLBと異なり抑うつはあまりみられず，むしろ多幸的になる．早期から道具の認知ができない意味記憶障害と遂行機能障害があり，入浴困難が強い．一方，被影響性亢進により馴染みの人と行動をともにするとすんなり入浴することや，好きな歌で注意の転換ができることもある．言語障害がみられ，大勢の人が言葉で誘導や指示をすると，興奮や攻撃を生じやすい．わが道を行く行動のため，規定時間に入浴させようとすると抵抗が強くなる．本人のペースに合わせることが重要である．

3) 大浴槽式入浴による認知症の人の入浴困難の特徴

Joshuaは，バスタブに入る入浴は，ベッドバスより認知症の人の不穏，混乱が多かったと報告し，入浴スタイルに目を向ける必要を述べている[11]．日本では，伝統的な銭湯文化によって大浴槽式入浴が受け入れられているものの，大浴槽式入浴は認知症の人の入浴困難を生じさせやすい．看護師は入浴における環境に目を向け，可能なかぎり環境調整を行う必要がある．

・大浴室は居室から遠くなる場合が多く，場所失見当識がある認知症の人は不安を抱く
・流れ作業的援助になり，人の失見当識のある認知症の人は，多人数と人の変化に混乱する
・多くの入浴者と援助者が浴室・脱衣室に集合し，過刺激になりやすく不穏になる
・脱衣室やドライヤーの場所で待機時間が生じやすく，認知症の人は不安，不穏になる

3. 入浴拒否・攻撃行動がある認知症の人の援助プロトコル

1) 入浴援助の基本姿勢

入浴行動の特徴は，脱衣する，移動が多い，時間を要する，浴室が滑り易い，温度変化があることである．これらの特徴に対応し，尊厳を傷つけない配慮と安全確保に努めながら，快適な入浴を支援することが基本である．入浴行動の特徴に応じた基本姿勢を示す．

(1) 本人のペース，本人の意思を優先し強制的な誘導にならないようにし，場所移動時には伝える

入浴は時間がかかるが「急かさない」「慌てさせない」を基本とし，場所移動時の混乱は移動前に説明する．

(2) 脱衣室・浴室内において，最大限プライバシーを守る

訴えの有無に関わらず，脱衣後には陰部へタオルをかけるなどの配慮をし，本人の尊厳の感覚を強化する．

(3) 貴重品（時計，めがね，指輪など）は，前もって，しっかりと預かることを伝える

認知症の人は自分の物忘れを理解し，貴重品を身につけようとする．手放さざるをえないときの不安に留意する．

(4) 言葉による説得より感情・情動への働きかけを重視する

日常の意思決定は，説明に納得するというより感情・情動が重要な役割を担う[13]．匂い，物品で情動に働きかける．

(5) 多様なアプローチをもち，その反応を捉え，次のアプローチを考える

意思表出が減少する認知症の人の多様な入浴習慣を理解することは難しい．1つのアプローチの反応から次のアプローチを考え，段階的に適切な援助に結びつける．

(6) 疲労，転倒，血圧変動，感染のリスクに対し，予防的対応をし，安全を守る

認知症特有の易混乱・易転倒，加齢変化による易転倒・易感染・易血圧変動を理解し，予防と観察に努める．

2) アセスメント

入浴困難がある認知症の人の看護に必要なアセスメントを示す．まず「どの段階（入浴行動過程）で困難が生じるか」をアセスメントし，いくつかの行動過程における問題を焦点化する．次に，入浴には順次性があることから，最初の段階である入浴誘導時に拒否をする理由を明らかにする必要性が高いため，「入浴誘導時の拒否理由」をアセスメントする．最後に，移動および温度刺激などによる入浴行動のリスクが高いことから「入浴に伴うリスク」のアセスメントをする．

(1) アセスメント1…入浴行動過程における拒否・攻撃行動発生と対応のアセスメント

「どこで，どのように入浴困難が発生しているか」の情報を列記し，問題の共通性，関連性を明確にする．また，これまでの対応と反応の情報をアセスメントし，入浴援助の前に，対応のポイントを導き出すことを目的とする（**表2-4-2**）．

■表2-4-2. 入浴行動課程における拒否・攻撃行動発生のアセスメント

行動（困難タイプ）	問題	問題の情報	これまでの対応	対応のポイント
脱衣前まで（誘導時タイプ）	有	風呂の言葉に拒否し，脱衣室に入らない	「風呂」の言葉を使わず，「一緒にあそこまでお願いします」と依頼すると，脱衣室へ行き入浴したことがある	依頼する姿勢でかかわると入浴することがあり，とくに寒さ対応が重要．心不全による下肢冷感，心臓負担に適切に対応することを約束し，半身浴をすすめる
脱衣・浴室移動（脱衣時タイプ）	有	「寒い」，「風邪ひく」と拒否，暴言，叩く	下肢浮腫による冷寒のため，脱衣を嫌がると考えられる	
浴室内（シャワー時タイプ）	無			
湯船の出入り	有	「湯船には入らん」と拒否，怒りを表出する	心不全で下肢浮腫が強く，洗面器によるかけ湯で暖め，身体を洗うときに洗面器で足浴をすると不満はない	
浴室移動・着衣室	無			

※「問題」「問題の情報」「これまでの対応」には，記入例を示した．

■表2-4-3. 拒否理由のアセスメント

拒否内容		有無
①身体的苦痛		
寒さ（風邪）への恐怖	風邪をひく，風邪をひいたことがある，脱衣室，浴室が寒い	
身体的苦痛	痛み，痒み（足，関節痛，皮膚炎など），だるい，つらい，風邪気味，熱がある	
②不快，不安，恐怖体験		
ケアの不満	強制，衣類の不備など嫌な体験がある，対応の仕方に不満	
入浴の不満	ゆっくり入れない，温度が合わない	
③失見当識・記憶障害などの認知症に由来する拒否理由		
AD	・記憶障害により，「昨日入った」「娘のところで毎日入っている」と拒否 ・場所失見当識により「家に帰って入る」と拒否 ・遂行機能障害で入浴手順がわからないので嫌	
VaD	・意欲低下，無関心，面倒くさい ・失行によりスムーズに入浴行動ができない	
DLB	・短時間間隔の認知機能の動揺があり，急に不機嫌になり拒否 ・パーキンソニズムによる歩行・動作障害，疲労により拒否 ・幻覚・幻視（人の気配を感じるなどを含む）により拒否	
FTD	・気持の抑制が難しく（脱抑制），言われた通りにできない ・常同行動・時刻表的生活により，すすめられても入浴しない ・遂行機能障害により，できない，わからないために嫌がる ・「金がないからここでは入れん」と拒否	
④習慣の違い		
浴槽タイプ	・個別浴槽でないから汚い，人前で裸になるのは嫌，一人で入りたい	
時間	・昼には入れん，人に笑われる，家の者より先に入ったらあかん	

(2) アセスメント2…入浴拒否理由のアセスメント

認知症の人は意思表出が減少するため，看護師は彼らの入浴拒否の理由を理解しづらい．拒否内容をリストにまとめることで，より適切に拒否の理由を引き出し，アセスメントできる（表2-4-3）．

(3) アセスメント3…年齢・既往疾患による入浴に伴うリスクのアセスメント

認知症の人は，認知症の原因疾患，加齢変化，そして複数の他の病気を有していることが多い．そのため，入浴のような複雑な行動をするなかで，不快や苦痛，危険の前兆に，日常的に遭遇している可能性が高い．怖かった経験，つらかった経験，熱が出た経験などが，入浴することを拒否する原因になっていることも多いため，看護師はそのリスクをアセスメントして，予防的に看護する必要がある（表2-4-4）．

3) ケア

入浴の看護プロトコルは，入浴を誘導する段階から，着衣終了後の「快の気持ちを共有する」段階までのなかで，それぞれの誘導ごとに「抵抗がある」「抵抗がない」，もしくは「ある」「ない」の反応に沿ってすすむことができる．

■表2-4-4. 入浴行動に伴うリスクと基本的対応

入浴のリスク	基本的対応
・心不全・呼吸不全により入浴中の心臓・呼吸系への負担が大きい	・行動前後の脈拍，呼吸数増加などの徴候を観察する
・循環器系疾患による起立性低血圧，のぼせなどが生じやすい	・起こりやすい行動段階を理解し，予防的にかかわる
・るい痩，脱水傾向による入浴後の疲労，脱水が生じやすい	・入浴前の飲水に努め，入浴中・後の表情・動作を観察する
・るい痩，循環不良により脱衣後に気化熱で低体温になりやすい	・本人の感覚を聞き脱衣室の温度を調整し，保温に努める
・薬剤の服用の影響による低血圧，低血糖，催眠による意識混乱	・薬剤の服用時間・作用時間と入浴の関連を判断する
・関節痛，バランス困難，パーキンソニズムにより転倒しやすい	・転びやすい環境を判断して対応し，焦らせない
・筋肉・骨格系の障害により脱衣・着衣時疼痛が生じやすい	・関節の支持を行い，着脱のスピードをゆっくりとする
・皮膚乾燥があり，搔痒感が生じやすい	・四肢，腰部は擦りすぎないで，入浴後に保湿剤を使用

　前述のアセスメント1～3と，看護プロトコル中の判断および対応の関係について述べる．例えば，アセスメント1で入浴困難のタイプがある程度アセスメントできた場合，その段階に焦点をあてて看護をする．しかし，それでも入浴誘導に「抵抗がある」場合が多く，再度その抵抗反応をアセスメントして対応する．アセスメント2の「拒否理由」，アセスメント3の「入浴のリスク」についても同様である．すなわち，認知症の人の意思表出が減少して情報が十分でないからといって，事前の情報のアセスメントだけに頼りすぎず，看護を実施するなかでの反応を捉えてアセスメントを繰り返すことが重要である．

　この看護プロトコルの特徴としては，「入浴への誘導を行う」から「脱衣をすすめる」までにおいて，「入浴の中止」や「部分清拭の選択」などの選択を示した点にある．認知症の人の入浴においては，「今回，ここで本人の意思を汲んで中止しても，次に入ってもらえる保証はない」「服を脱いでしまえば，何とかなる」「無理に入れても，次には忘れているだろう」などの看護師の気持ちが，多様な選択を困難にし，結果的に無理な誘導につながることがある．認知症の人からすると「強制された」感情が残り，次の入浴の際の強い拒否につながり，入浴への誘導が非常に困難になるため，入浴の中止，中断，他の方法で清潔にするなど，柔軟な入浴方法の選択ができることが重要である．

4. まとめ

　看護師は，入浴が複雑な動作の組み合わせであり，時間を要する行動であることを十分に理解し，援助する対象が高齢であること，認知症の症状があること，有する疾患の症状があることなどが，どのように入浴行動に影響するかを考えて，丁寧に看護をする必要がある．また，入浴を中止することの影響と，無理に強制して入浴することの影響を考え，認知症の人の拒否の意思にしたがう選択もするべきである．

<文　献>
1) ヴァージニア・ヘンダーソン著（湯槇ます，小玉香津子訳）：看護の基本となるもの．日本看護協会出版会，pp51～56，1995．
2) 髙橋龍太郎：平成12年度入浴事故防止対策調査研究委員会報告書．東京救急協会，2001．
3) 入浴に関する世論調査．中央調査報，No.542．
4) Ryden MB：Agressive behavior in persons with dementia who live in the community. Alzheimer Dis Assoc Disord, 2：342-355, 1998.
5) Kovach CR, Meyer Arnold EA：Preventing Agitated Behaviors During Bath Time. Geriatric Nursing6, 1997.
6) 平田弘美：施設における痴呆老人による攻撃的行動の分析．福島県立医科大学看護学部紀要，5：49-56, 2003．
7) 高山成子：認知症者への看護アプローチ．理学療法ジャーナル，40 (7)：513-519, 2006．
8) 田邊　肇：遂行機能障害．老年精神医学雑誌，23 (10)：1253-1259, 2012．
9) Mack JL, Patterson MB：Executive dysfunction and Alzheimer's disease；Performance on a test of planning ability, the Porteus Maze test. Neuropsychology, 9：556-564, 1995.
10) 中川賀嗣：認知症に於ける失行．老年精神医学雑誌，22 (11)：1262-1268, 2011．
11) 工藤由里，佐藤厚，今村徹：アルツハイマー患者の注意障害．老年精神医学雑誌，22 (9)：1055-1061, 2011．
12) Johshua C Dunn, Brenda Thiru-Chelvam, Charles H.M.Beck：Bathing Plesure or Pain？．Journal of Gerontological Nursing, 28 (11)：6-13, 2002.

★援助目標：尊厳を傷つけず安全を確保しながら，快適な入浴を援助する

＜第1段階：脱衣室までの誘導＞

```
入浴への誘導を行う ─抵抗がある→ 拒否の理由を聞く ─理由がわからない→ 下記アプローチを順次実施し，反応を確認する
         │                    │理由がわかる
      抵抗がない                ▼
```

身体的理由
- □ 服薬の影響，睡眠不足，体調不良，疼痛
- □ 疲労，面倒，億劫

→
- ・苦痛の原因を確認し，対応する
- ・苦痛があることを理解する
- ・苦痛が増強しないことを保証する（車椅子移動など）

過去の嫌な体験
- □ 衣類の不足や紛失があった
- □ 強制されて嫌だった
- □ シャワーで，恐怖だった

→
- ・説明する
- ・謝る
- ・嫌なことをしないと保証する（暖さ，衣類）
- ・最初か最後に入る
- ・皆と入る
- ・安心を約束する

記憶障害・見当識障害
- □ 昨日入った
- □ 毎日入ってる
- □ 家に帰り入る
- □ 家族が待っている

→
- ・受け止める
- ・今日入る理由を伝える
- ・家族持参の衣類を示す
- ・皆と入る

習慣の違い，環境の問題
- □ 時間：「昼入らん」
- □ 場所：「金がない」
- □ 形態：混浴が嫌，羞恥心

→
- ・時間を変更する
- ・費用は不要であることを保証する
- ・「他の人も同じ」と一緒に入る
- ・順番の変更をしてすすめる

↓（抵抗がない／理由がわからない，誘導に抵抗する）

時間をおき，認知症の重症度によるコミュニケーション力に合わせた対応で再度理由を確認し，誘導を試みる

□ **軽度**：状況がほぼ理解でき本当のことを言わない場合が多いので，信頼を得る
- ・役割を依頼し（散歩，案内，世話），その後に誘う
- ・信頼している人に代わる

□ **中等度**：記憶障害・失見当識が強く言語で説明しすぎず視覚などに訴える
- ・物品を見せる（衣類，洗面具など）
- ・関係性のよい人がかかわる（馴染みの入所者と入る，関係のよいスタッフ）
- ・関心を広げる（散歩の途中に脱衣室へ入るなど）
- ・役割意識をもってもらう（他入所者の世話，用事を依頼）
- ・家族のすすめを強調して誘導
- ・入浴の必要理解を得る（汚れなど）

□ **重度**：言われること，次の行動が解らないのでともに行動する
- ・言葉は少なく腕を組み脱衣室に立ち寄る
- ・入所者と手を組み入る
- ・用事を頼むなど今までの役割を依頼する
- ・飲み物など関心の強い物を持って入る
- ・家族に来てもらい，ともに援助する

↓（抵抗がない／理由がわからない，誘導に抵抗する）

本日の入浴の必要性を判断する

□ 本日の入浴が必要である	□ それほど必要性は高くない
・1週間入浴していない	・数日前に入浴
・失禁がある	・汚れがひどくない
・理由不明で，対応により変化する可能性あり	・延期のほうが精神的によい

- 抵抗がない → 脱衣室へ誘導する （つづく）
- いったん入浴誘導を中止し，時間，人を変えて，再誘導する
- 抵抗がある → 部分清拭，足浴，陰部浴，洗髪をすすめる （つづく）

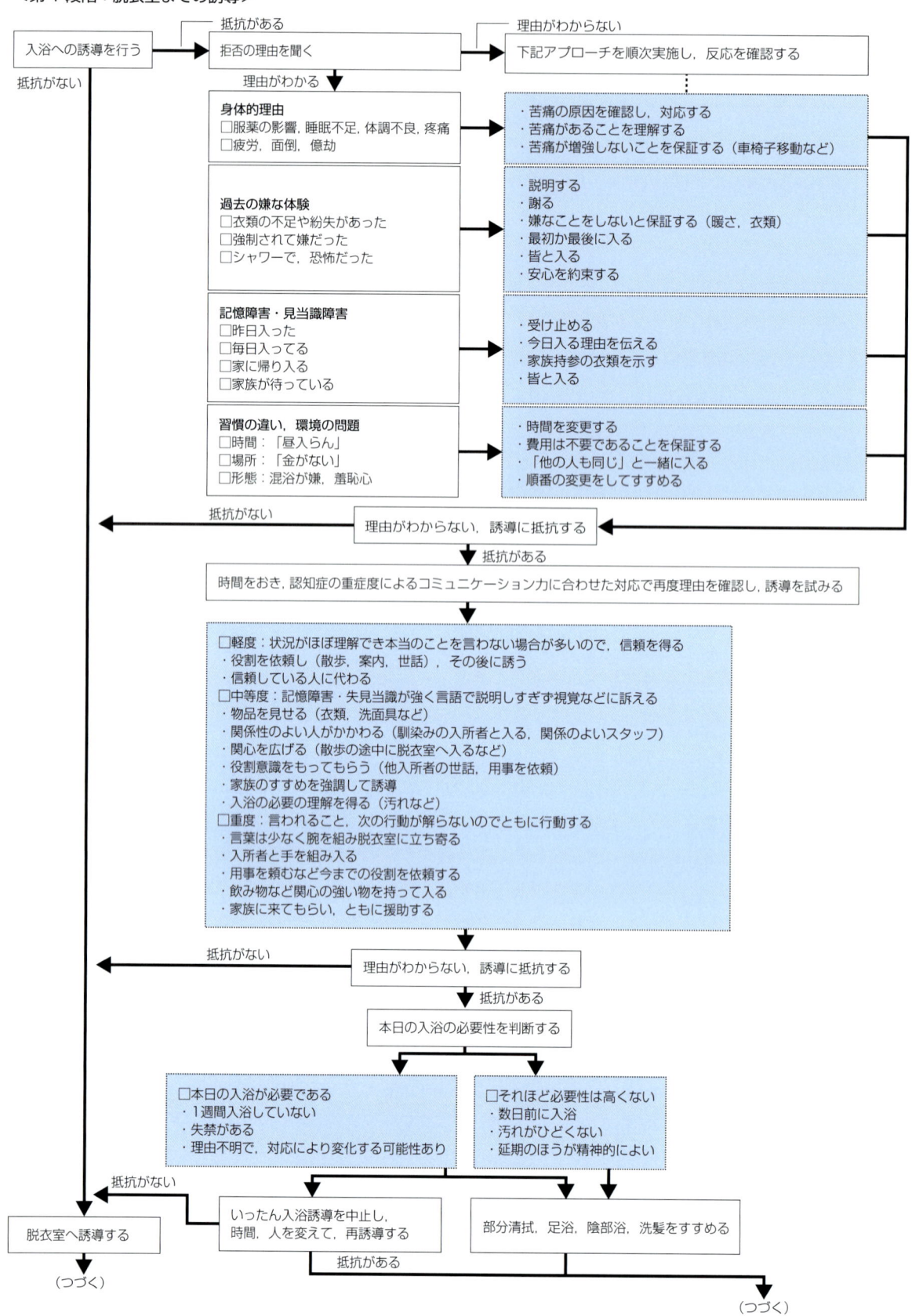

図　入浴拒否・攻撃行動がある認知症の人の看護プロトコル

＜第2段階：脱衣から着衣まで＞

脱衣をすすめる
- 抵抗がある → **本人の意思を優先する，強制しない**
  - いったん中止する
  - しばらく後に，再度すすめる
  - 脱ぐ動作をみせる
  - バスタオルをしっかりとかける
  - 重度の場合，そのまま浴室へ入り中で脱衣する場合もある
  - 抵抗がある → **入浴の中止**
- 抵抗がない ↓

浴室へ誘導し，座って体を洗い，洗髪する
- 抵抗がある → **本人の気持ちを優先する**
  - 驚かせたことなどがあれば謝まる
  - 自分でタオルを持って洗うようにする
  - 身体洗いなどを中止し湯船へ誘導
  - 抵抗がある → シャワーや，かけ湯のみで身体を温め，湯船に入らず入浴を終了
    - 抵抗がある → 入浴の中止
- 抵抗がない ↓

浴槽に入る
- 抵抗がある → **理由を確認する**
  - 何をするかがわからない
  - 恐怖
  - 温度が適切でない
  - わからない／抵抗がある → 両手をとって，浴槽へ誘導する
    - 抵抗がある → シャワーや，かけ湯のみで身体を温め，湯船に入らず入浴を終了
- 抵抗がない ↓

浴槽から出るようすすめる
- 抵抗がある → **湯船に入り続ける危険を判断する**
  - 脈拍測定で，高血圧，心不全のある人の負担度を確認する
  - 出る時間を測る
  - 温まりを本人に確認し，皮膚温度を確認する
  - 顔色を観察する（赤色か，蒼白か）
  - 危険がない → 入ることを続行し，再度誘導
  - 危険がある ↓
- **両手を持ち，ゆっくりと誘導する**
  - 末梢血管拡張が著しい場合，ゆっくりと立ち上がりを誘導
  - めまい・ふらつきに注意し，ゆっくりと歩く
- 抵抗がない ↓

着衣室に誘導する
- 抵抗がある → **短期記憶障害を推測し，否定しないで，理由を確認する**
  - 洗ったことを忘れるので，疲労が強度でなければ再度洗う
  - 浴槽より出る時，予防的にシャワーが見えないようにする
  - 着衣室から，誰かが手招きする
  - 身体を近づけて，ゆっくりと着衣室のほうへ誘導する
  - 乾いたタオルを渡し，身体を覆う（上がることを理解できるように）
- 抵抗がない ↓

着衣をすすめる
- 抵抗がある → **着衣失行の障害度に合わせた援助をする**
  - □軽度　・自分に合った着方にこだわりがある
  　　　　・着方を聞きながら，支援する
  - □中等度・1つひとつ服を手渡す
  　　　　・上着・ズボンの別を支援，前後ろを支援，着る順に並べるなどの支援をする
  　　　　・慌てさせないで，ゆっくりと待つ
  - □重度　・多くを介助するが，わずかでも手続き記憶を引き出すように支援する
- 抵抗がない ↓

＜第3段階：入浴の効果の確認＞

快の気持ちを共有する
- 髪を乾かす，お茶を飲む，ゆったりとする
- 風呂についての気持ちなどを聞く

5 収集行動の看護

1. 他者・物との関係（収集行動）について

1）認知症の人の収集行動とは

収集とは，ある価値や欲求にもとづいて，ある系統のものを選択，分類，整理して所有する行為であり，この所有の過程，および適宜破棄する過程に障害をきたすと収集癖とよばれる行動となる[1]．認知症の人の収集行動は，以前は「無価値で無目的な収集行為」と考えられていたが[2]，現在では彼らなりの理由や目的をもって物品を所有すると考えられるようになってきた．

筆者らは先行研究で，認知症の人の認識に焦点をあて，彼ら自身の言葉から収集行動の意味を明らかにした．その結果，認知症の人は今の生活に必要な物や，過去の役割の遂行に必要な物を手元に所持するという目的で物品を収集することが示された[3]．

本節では，認知症の人の収集行動を「今あるいは過去の生活において必要な物品を収集する行動」と定義し，収集の理由・目的を大切にしながらも，本人や周囲の人の安全や生活環境の衛生を確保するためにはどのような援助が必要なのかを具体的に示していく．

2）認知症の人が生活のなかで物を集めることの意味

認知症の人の収集行動の発生要因に関する研究は少ない．生物学的要因としては「重症度は中等度から高度」「頭部CTで両側側頭葉萎縮，脳室拡大，脳室周囲低吸収域を認める症例が多い」[1]などの若干の知見があり，心理・社会的要因としては「物を収集し所有することが，存在不安などを緩和し精神的な安心感を与えるのかもしれない」という考察[1]が述べられているのみである．

現時点で収集行動の発生要因を明確にすることはできないが，「今あるいは過去の生活において必要な物品を収集する行動」[3]であることから，認知症による記憶障害や見当識障害に加えて，今の生活に対する不安感や社会的・家族的役割に対する喪失感などが，行動の発生につながっている可能性がある．援助する看護師はこのことを踏まえて，認知症の人の今の生活に対する不安感や喪失感を軽減し，精神的安寧を得ることができるように援助する必要がある．

2. 認知症の人の収集行動にみられる特徴

1）収集行動のタイプ

認知症の原因疾患，重症度，および行動傾向から，収集行動の理由・目的を把握することが可能である．p.62の表2-5-2は，筆者が行った研究[3,4]，および認知症の原因疾患，重症度別の行動傾向について示している文献[5-8]などを参考に，収集行動のタイプの特徴をまとめた表である（認知症の原因疾患と重症度による収集行動の特徴については，次項目も参照）．収集行動のタイプは，「A：今の生活に必要な物品を収集する行動」「B：過去の役割の遂行に必要な物品を収集する行動」「C：常同的な収集行動」に分けられる．収集行動のタイプを把握することで，本人の収集に対する理由・目的に沿いつつ，認知症の原因疾患や重症度に応じた援助が実践できる．

2) 認知症の原因疾患と重症度による収集行動の特徴

　認知症の原因疾患と重症度別による特徴を**表2-5-1**に示す．この表は，後述する"介入が必要な場面をアセスメントする"際に有用である．

　アルツハイマー病（AD）の人の場合は，収集したものの用途をたずねると「子どもが使うタオル」と答えるなど，周囲からは理解しにくい行動となる傾向にある．病期が進行し記憶障害が進行すると，物品認知や時間見当識などが障害されるためと考えられる．記憶障害の進行に伴い，他者の物を収集する，衛生上問題のある物品を保管するなどの問題が生じる可能性が高い．

　血管性認知症（VaD）の人は，収集したものの用途をたずねると「トイレで使う紙」と答え実際に使用するなど，周囲からみて理解しやすい行動となる傾向にある．VaD は記憶の再認が良好で，記憶の枠組み自体は保たれ[6]，行動の理由を正確に説明したり，物品を正しく使用したりできるためと考えられる．しかし，収集したという記憶や援助者に回収されたという記憶が残るがゆえに，収集した物品が手元からなくなると混乱したり，「援助者に取り上げられた」と感じたりし，信頼関係の構築が阻害されるなどの問題が生じる可能性がある．

　前頭側頭型認知症（FTD），およびレビー小体型認知症（DLB）についての症例報告は少なく断定はできないが，FTD の人は記憶障害が顕著ではない[7]ため，物品認知は正確であると考えられる．彼らにとっては何らかの理由で必要なものだが周囲からみると必要性の低い物品を，同じ場所から収集するという常同的な行動（常同行動）となる．欲しいという欲求が抑えにくく収集方法が問題となり，周囲とのトラブルになる可能性が高い．また，DLB の人は認知機能の動揺性や，幻視などの視覚性認知障害が顕著である[8]ことから，収集行動自体も周囲からみて理解できる場合と理解しにくい場合が混同すると予測される．行動を抑制することで妄想などの心理症状が悪化する可能性が高い．

　他の BPSD と同様に，周囲が認知症の人にとっての収集行動の意味を理解することは難しいが，以上のような特徴を踏まえて行動を観察することで，行動の意味を理解するための糸口を得ることができる．

■表2-5-1．認知症の原因疾患別・重症度別による収集行動の特徴

	軽度	中等度	重度
AD	記憶障害が顕著ではなく，周囲からみても必要と思われる物品を収集する．生活のなかで問題となる可能性は低い	認知機能障害の進行に伴い，他者の物品を収集するなど収集過程の不適切さがあらわれ，周囲とのトラブルが生じる可能性がある	
VaD		収集・保管は問題となりにくいが，無理に回収するなど破棄の場面の対応で，攻撃性や徘徊など他のBPSDが悪化する可能性がある	以前は収集していた場合でも，身体機能の低下が関連するのか，収集行動は減少する傾向にある
DLB	記憶障害は AD に比べ軽度で，行動自体は問題となる可能性は低い	収集行動を抑制すると，幻視や誤認などの心理症状が悪化すると考えられるため，収集と破棄の過程での注意が必要	
FTD	物品認知は正確で収集物品自体には問題はないが，収集方法に問題がある場合があり，とくに収集過程に注意が必要	常同行動が悪化し，同じ物品を集めて貯めるという収集蓄積が目立つようになり，収集と破棄の過程での援助が必要	

3. 収集行動がある認知症の人の看護プロトコル

1）援助の基本姿勢

収集行動は，本人にとっては「生活に必要」な「自分の物品（自分の物と思っている物品）」を所持するという，ごく自然な行動である[3, 4, 10]．援助者が，他者とのトラブルや物品の過剰な蓄積，保管場所が不潔になるなどの問題には介入しつつ，基本的には行動を見守る．

今や過去の生活において必要な物品を収集しているため，生活場所に物を置かない，無理やり取り上げるなどして，物品を収集できないようにはしない．本人が納得しないままに無理やり行動を止めることで，収集行動が悪化したり，他の BPSD が出現したりする可能性がある[3, 11]．

また，不安感や喪失感を緩和させ，精神的安寧が得られるよう支援することも重要である．「個別的対応」[11]「落ち着く場所の確保」[12] や，援助者と一緒に過ごす時間を設ける，散歩などの気分転換活動を行うことなどが望ましい．日常的にこれらの援助を行うことで，過剰に物品を収集するという行動自体が軽減すると考えられる．

2）アセスメント

(1) 介入が必要な場面のアセスメント

収集行動を，「収集（収集物品・収集場所）」「保管（保管場所）」「破棄（援助者が物品の返却を促した際の反応，物品の蓄積状況）」の3つの過程に分類・観察し，行動に問題がない場合は行動を見守り，何らかの問題がある場合は介入する．

収集行動は，他の行動と違い観察しにくい行動である．援助者が収集場面を目撃しないことが多く，収集したものは居室のタンスや衣類のポケットなどの私的空間に保管するからである．認知症の原因疾患・重症度による行動の特徴（表2-5-1）を踏まえ，優先して観察すべき場面を知って早期に介入することで，行動の重度化を防ぐことが可能になる．

① 「収集過程（収集物品・収集場所）」のアセスメント
- 何を収集しているのか： 収集物品が特定していて紙類など危険がない場合は見守りでよい．はさみなどの危険を伴うものや，食物などの衛生を保てない物品を収集する場合には介入が必要となる．
- どこから（誰から）収集するのか： 共有物品を共有場所から収集する場合は周囲とのトラブルを生じにくいが，他者の物品を収集する場合などはトラブルが生じる可能性があり，介入が必要である．

② 「保管過程（保管場所）」のアセスメント
- どこに保管しているか： 保管場所が1カ所で，看護師が定期的に観察できる場所（共有場所の棚など）の場合は適宜観察できるが，定期的に観察しにくい場所（衣類の中・鞄の中など）に汚染した（汚染する可能性のある）物品や腐敗した（腐敗する）物品を保管している場合には定期的な介入が必要である．

③ 「破棄過程（援助者が物品の返却を促した際の反応，物品の蓄積状況）」のアセスメント
- 物品がどのくらい蓄積しているか： 収集，保管に問題がない場合でも，過剰に蓄積すると破棄に対する介入が必要になる．定期的に回収が可能な場合や，必要時には返却の促しに応じる場合には問題とならないが，過剰に蓄積し，かつ返却を激しく拒否する場合には慎重な対応が必要である．

(2) 収集行動のタイプのアセスメント

前述したように，収集行動は理由や目的のある行動で，その理由や目的は認知症の原因疾患や重症度を表す傾向にある．認知症の原因疾患や重症度，観察した行動傾向から，収集行動のタイプをアセスメントする（**表2-5-2**）．

3）ケア

（1）収集過程での援助

①タイプA（今の生活に必要な物品を収集する行動）の場合

今の生活のなかでないと困る物品を収集する傾向にあり，収集した物品を必ず手元に持てるように配慮する．周囲とのトラブルは起こりにくいが，いったん収集すると手放すことが難しいので日頃から危険な物品は置かないという配慮が必要である．

また，自分の行動の理由を言葉で説明できる場合が多いので，行動の理由を本人にたずね，理由に応じた対応を実施する．

②タイプB（過去の役割の遂行に必要な物品を収集する行動）の場合

過去の役割を遂行するための物品を収集する傾向にあり，今の生活のなかで何らかの役割をもてるようにする．収集行動の起こりやすい時間帯があると推察され，その時間帯に気分転換できる活動を用意するとよい．

他者の部屋や他者の物品と理解できずに収集し，周囲との関係性が悪化したり，物品を収集された側のBPSDが悪化したりする可能性がある．よって，事前に防ぐことが大切で，他者の居室に入ったらさりげなく付き添って気分をそらし，その場で収集を防げなければ早めに回収し所有者に返却する．また，他者とのトラブルが生じないように，関係性を調整する援助も必要である．

③タイプC（常同的な収集行動）の場合

欲しいという欲求の抑制が困難なために，タイプBの場合と同様に，他者とのトラブルが生じる可能性がある．

同じ物品を同じ場所から収集する傾向があるため，援助者は行動を把握しやすく，収集が起こりやすい時間帯に何らかの活動を実施する習慣をつくるなど，物品収集への欲求を他に向けることで行動が軽減すると考えられる．

（2）保管・破棄（返却を促す）過程での援助

保管過程に問題がある場合や，物品が過剰に蓄積した場合には，返却を促すかかわりが必要になる．本人が納得しないままに物品を回収すると，行動がエスカレートしたり，他のBPSDに移行したりする可能性が高く，納得して手放すことができるように援助する．筆者らが実施した先行研究では，援助者が「人の物だから」「危ないから」と，行動上の問題に着目するかかわりを行った場合，返却には応じず攻撃性など他のBPSDに移行した．

返却に応じたかかわりは，VaDすなわちタイプAの場合と，ADすなわちタイプBの場合で異なっており[4]，次に示すように行動のタイプ別に物品の返却を促す援助を実施する．

①タイプA（今の生活に必要な物品を収集する行動）の場合

本人に必要かどうかをたずね，必要・不必要を判断し納得して手放せるよう援助する．手元から離れたときに回収するというかかわりは，相手との関係性により「看護師が持っていくのは仕方ない」などと応じる場合もあるが，他のBPSDに移行するリスクもある．Bのタイプの人に比べて返却の促しに応じない場合が多く，その場合は更衣時や部屋の整理など本人が妥当と感じられる場面まで待って，必ずいくつかは手元に残して回収する．

②タイプB（過去の生活に必要な物品を収集する行動）の場合

馴染みの援助者がかかわることが望ましく[13]，返却してもらえるのを待つ，返却してもらうための理由を丁寧に説明するなどのかかわりによって，納得が得られる場合が多い．このタイプの場合は，手元から離れたときに回収しても気にする様子はみられない．しかし，収集物品が手元からなくなることへの不安感は感じていると推察され，返却の促しに応じない場合はAタイプと同様に時間をおいて再度促す．本人が妥

当と感じられる場面まで待つなどの対応を行う．

③タイプＣ（常同的な収集行動）の場合

　FTDに対する効果的な援助方法に関する研究は少なく，今後の症例の蓄積が必要であるが，現時点で考えられる援助として，信頼関係がある援助者によるA，B両タイプの対応が考えられる．軽度〜中等度の場合はタイプAの対応のように本人が手放してよいと思う場面まで待つことや，定期的に片づけるという習慣をつくることで返却につながるかもしれない．一方，中等度〜重度になると，タイプBの対応のように感情への働きかけを意識し，本人の物品収集に対する思いに沿ったかかわりが有効であると考えられる[8]．

4. まとめ

　収集行動は，本人にとっては「生活に必要」な「自分の物（自分の物と思っているもの）」を所持するというごく自然な行動であり，ただちに収集行動をなくすことを援助の目標とすべきではない．認知症の人自身にとっての収集の理由・目的や，認知症の原因疾患や重症度などを踏まえたうえで，行動を理解・予測し，必要な部分には介入しつつ行動を見守ること，そして本人が納得して物品を手放すことができるようにかかわることが望まれる．それが認知症の人の思いに沿った援助となり，行動の悪化や他のBPSDへの移行を防ぐことにつながると考える．

<文　献>

1) 奥田正英・高林功・水谷浩明:【痴呆性老人の精神症状・問題行動とその対応】収集癖. 最新精神医学, 4 (5): 505-509, 1999.
2) 菊池慎一: 収集癖について. 臨床精神病理, 24 (3): 205-225, 2003.
3) 半田陽子・高山成子・大津美香・他: 認知症高齢者の収集癖に関する研究. 人間と科学: 県立広島大学保健福祉学部誌, 6 (1): 115-124, 2006.
4) 渡辺陽子・高山成子・大津美香: アルツハイマー型認知症と血管性認知症にみられる収集行動の比較と看護援助方法の検討. 日本認知症ケア学会誌, 12 (2): 510-521, 2013.
5) 目黒謙一: 第7章 神経心理症候. 血管性認知症－遂行機能と社会適応能力の障害－, pp101-111, ワールドプランニング, 2008.
6) 繁信和恵: FTDの症候学－映像でみるFTDの主要症候. 老年精神医学雑誌, 21 (増刊-Ⅰ): 105-110, 2010.
7) 長濱康弘・松田実: 因子分析に基づくDLBの精神症状の理解. 老年精神医学雑誌, 21 (増刊-Ⅰ): 92-97, 2010.
8) 伊苅弘之: 実践!タイプ別重症度別認知症ケア. pp103-108, 日総研出版, 2011.
9) 長濱康弘: 認知症の基礎疾患ごとのBPSDの特徴. Cognition and Dementia, 9 (2): 113-122, 2010
10) 中村大蔵:【わかるわかる認知症ケアNo28】収集癖 (盗癖). ふれあいケア, 9 (9): 32-35, 2003.
11) 寺谷剛: 収集癖のある認知症患者が, 環境調整と個別でのかかわりで, 穏やかに生活を送るようになった事例. 認知症ケアジャーナル, 1 (3): 315-321, 2008.
12) 加藤裕子・多賀努・久松信夫・他: 認知症の行動・心理症状 (BPSD) への効果的介入. 老年社会科学, 34 (1): 29-38, 2012.
13) 松田実: 症候から認知症の人の思いを読む.「認知症BPSD～新しい理解と対応の考え方」. 本間昭, 木之下徹監修, pp19-39, 日本医事新報社, 2010.

★援助目標：本人や周囲の安全や生活環境の衛生を確保し，かつ，生活に対する不安感や喪失感を軽減できる

<第1段階：収集行動の観察から，介入が必要な過程をアセスメントする>

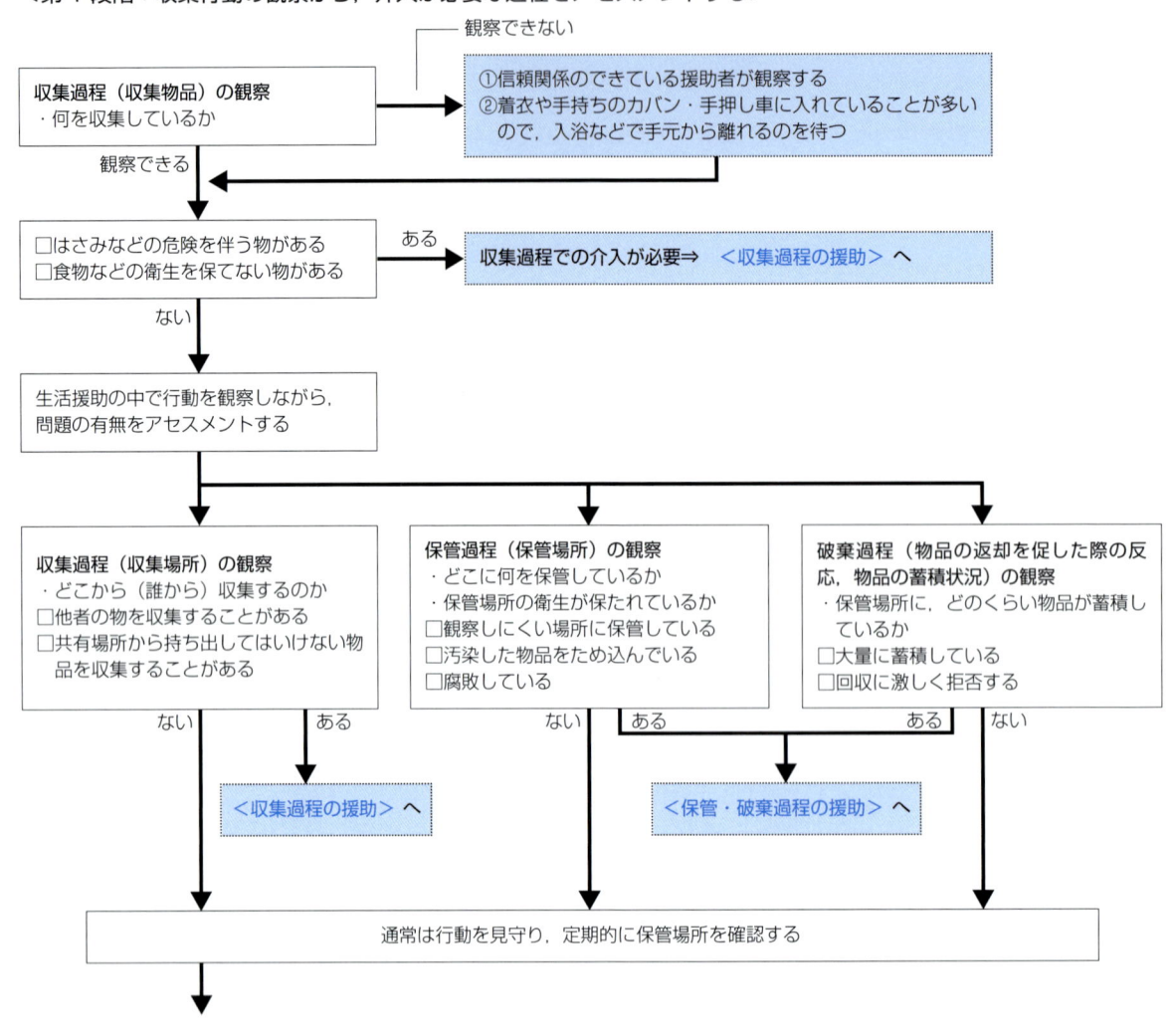

```
収集過程（収集物品）の観察
・何を収集しているか
    │観察できない→ ①信頼関係のできている援助者が観察する
    │              ②着衣や手持ちのカバン・手押し車に入れていることが多い
    │                ので，入浴などで手元から離れるのを待つ
    │観察できる
    ↓
□はさみなどの危険を伴う物がある      ある → 収集過程での介入が必要⇒ ＜収集過程の援助＞へ
□食物などの衛生を保てない物がある
    │ない
    ↓
生活援助の中で行動を観察しながら，
問題の有無をアセスメントする
```

収集過程（収集場所）の観察	保管過程（保管場所）の観察	破棄過程（物品の返却を促した際の反応，物品の蓄積状況）の観察
・どこから（誰から）収集するのか □他者の物を収集することがある □共有場所から持ち出してはいけない物品を収集することがある	・どこに何を保管しているか ・保管場所の衛生が保たれているか □観察しにくい場所に保管している □汚染した物品をため込んでいる □腐敗している	・保管場所に，どのくらい物品が蓄積しているか □大量に蓄積している □回収に激しく拒否する

ない／ある → ＜収集過程の援助＞へ　　ない／ある → ＜保管・破棄過程の援助＞へ　　ある／ない

通常は行動を見守り，定期的に保管場所を確認する

<第2段階：収集行動のタイプをアセスメントする>

■表 2-5-2．収集行動のタイプ

タイプ	認知症種類・重症度	行動傾向
A：今の生活に必要な物品を収集する行動	□VaD 軽度～中等度 □AD 軽度～中等度（MMSE15点以上） □DLB	□「トイレに使う紙」など今の生活に必要なものと答え，実際に使っている □周囲からみても使用目的が明確 □物品の認識（物品が何か，何のために使うか）が変化しない
B：過去の役割の遂行に必要な物品を収集する行動	□VaD 重度 □AD 中等度（MMSE14点以下）～重度 □DLB	□「子どものため」などの母親役割や，「畑仕事」など過去の仕事役割に必要な物品と答えるが，実際には使用していない □援助者からは使用目的がわかりにくいが，家族や知人からみると理由がわかる □物品の認識（物品が何か，何のために使うか）が変化する
C：常同的な収集行動	□FTD	□本人にとっては必要な物品だが，周囲からみて必要性は薄い □同じ物品を繰り返し収集し貯蔵するが，あまり使わない

図　収集行動がある認知症の人の看護プロトコル

<第3段階：収集行動のタイプ別に介入する>

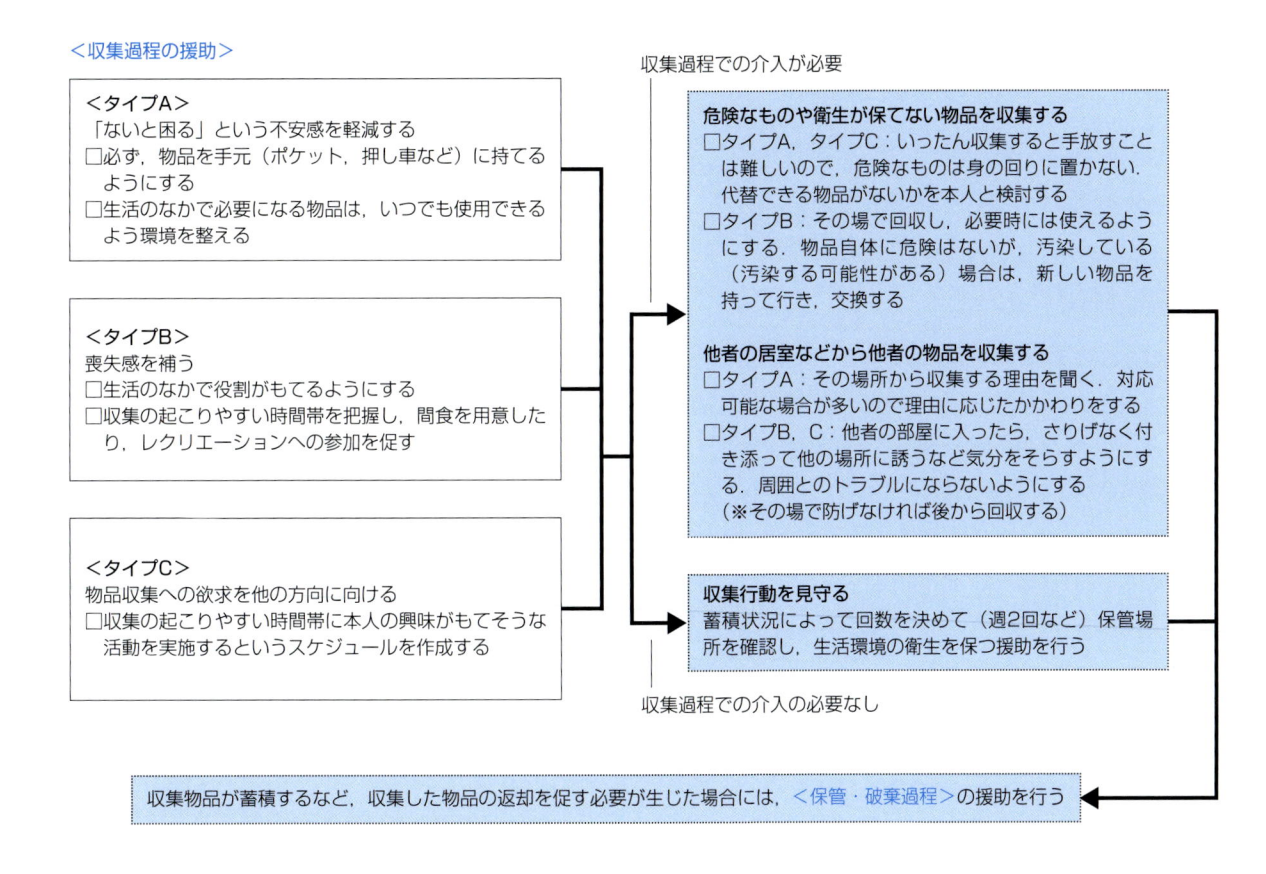

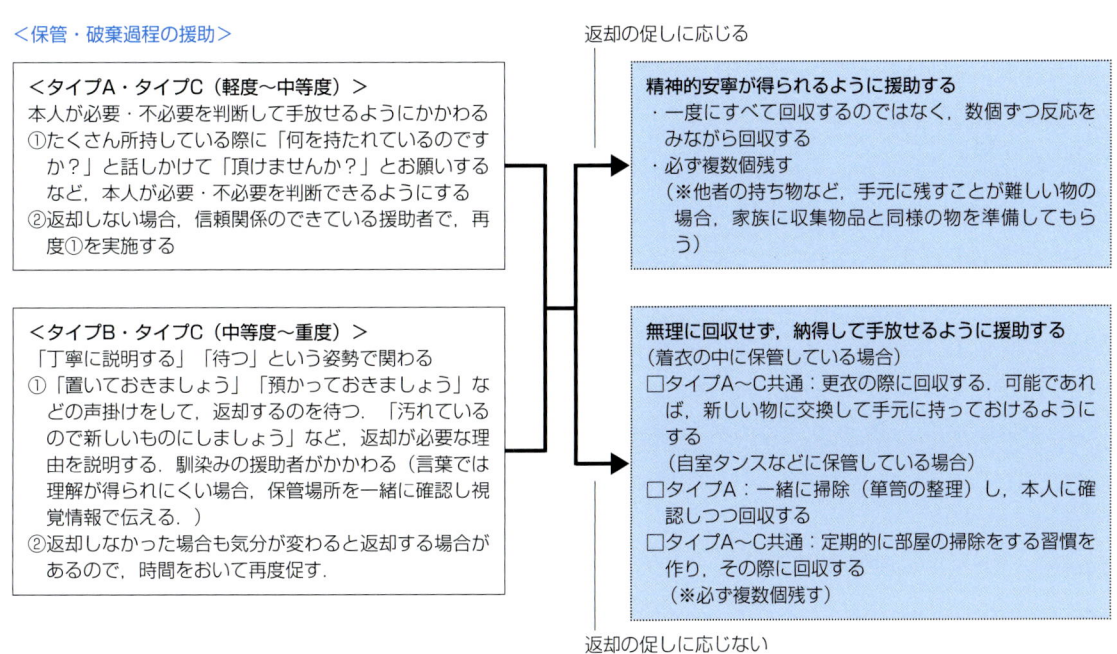

<収集過程の援助>

<タイプA>
「ないと困る」という不安感を軽減する
□ 必ず，物品を手元（ポケット，押し車など）に持てるようにする
□ 生活のなかで必要になる物品は，いつでも使用できるよう環境を整える

<タイプB>
喪失感を補う
□ 生活のなかで役割がもてるようにする
□ 収集の起こりやすい時間帯を把握し，間食を用意したり，レクリエーションへの参加を促す

<タイプC>
物品収集への欲求を他の方向に向ける
□ 収集の起こりやすい時間帯に本人の興味がもてそうな活動を実施するというスケジュールを作成する

収集過程での介入が必要 →

危険なものや衛生が保てない物品を収集する
□ タイプA，タイプC：いったん収集すると手放すことは難しいので，危険なものは身の回りに置かない．代替できる物品がないかを本人と検討する
□ タイプB：その場で回収し，必要時には使えるようにする．物品自体に危険はないが，汚染している（汚染する可能性がある）場合は，新しい物品を持って行き，交換する

他者の居室などから他者の物品を収集する
□ タイプA：その場所から収集する理由を聞く．対応可能な場合が多いので理由に応じたかかわりをする
□ タイプB，C：他者の部屋に入ったら，さりげなく付き添って他の場所に誘うなど気分をそらすようにする．周囲とのトラブルにならないようにする
（※その場で防げなければ後から回収する）

収集行動を見守る
蓄積状況によって回数を決めて（週2回など）保管場所を確認し，生活環境の衛生を保つ援助を行う

収集過程での介入の必要なし

収集物品が蓄積するなど，収集した物品の返却を促す必要が生じた場合には，＜保管・破棄過程＞の援助を行う

<保管・破棄過程の援助>

<タイプA・タイプC（軽度～中等度）>
本人が必要・不必要を判断して手放せるようにかかわる
① たくさん所持している際に「何を持たれているのですか？」と話しかけて「頂けませんか？」とお願いするなど，本人が必要・不必要を判断できるようにする
② 返却しない場合，信頼関係のできている援助者で，再度①を実施する

<タイプB・タイプC（中等度～重度）>
「丁寧に説明する」「待つ」という姿勢で関わる
①「置いておきましょう」「預かっておきましょう」などの声掛けをして，返却するのを待つ．「汚れているので新しいものにしましょう」など，返却が必要な理由を説明する．馴染みの援助者がかかわる（言葉では理解が得られにくい場合，保管場所を一緒に確認し視覚情報で伝える．）
② 返却しなかった場合も気分が変わると返却する場合があるので，時間をおいて再度促す．

返却の促しに応じる →

精神的安寧が得られるように援助する
・一度にすべて回収するのではなく，数個ずつ反応をみながら回収する
・必ず複数個残す
（※他者の持ち物など，手元に残すことが難しい物の場合，家族に収集物品と同様の物を準備してもらう）

無理に回収せず，納得して手放せるように援助する
（着衣の中に保管している場合）
□ タイプA～C共通：更衣の際に回収する．可能であれば，新しい物に交換して手元に持っておけるようにする
（自室タンスなどに保管している場合）
□ タイプA：一緒に掃除（箪笥の整理）し，本人に確認しつつ回収する
□ タイプA～C共通：定期的に部屋の掃除をする習慣を作り，その際に回収する
（※必ず複数個残す）

返却の促しに応じない

5 収集行動の看護 63

6 睡眠の看護

1. 睡眠について

　睡眠とは，人間の内部的な必要から発生し，周囲の環境への反応や感覚刺激に対しての反応が鈍くなるなど，意識水準の一時的な低下現象であり，適度な刺激により覚醒することが可能である．睡眠は，活動と休息リズムをもとにして，大脳をより休息させるために発達した生命現象といわれている．

　睡眠の障害は，注意の維持や記憶，集中力，実行機能の低下，学習能力の低下を引き起こすことがわかってきている[1,2]．質のよい睡眠があってはじめて，脳は高次の情報処理能力を発揮できるともいえる．認知症のような後天的に生じた脳の病変による記憶や見当識の障害，実行機能の障害が加わると，生活の障害がさらに増加し，そのことで自信の喪失や意欲が減退につながり生活の質をますます低下させる．認知症の人の睡眠が障害されると，不穏，焦燥感，徘徊，夜間せん妄などのBPSDが現れやすくなる．

2. 認知症の人の睡眠障害にみられる特徴

1）高齢者と睡眠障害

　65〜69歳の高齢者において眠れないことがあると答えた人の割合は約20％であるが，75歳以上になると30％を超えており，年齢が高くになるにつれて睡眠に障害がある人が増加することがわかる[3]．したがって，本項目では高齢者の睡眠障害について概説する．

　加齢に伴って睡眠にはいろいろな変化が起こる．終夜睡眠ポリグラフ検査によると，若年者に比べて高齢者は，夜間の睡眠時間の減少，中途覚醒の増加，睡眠効率の低下，睡眠開始の遅延，浅い睡眠（stage1, 2）の増加および深睡眠（stage3, 4）の減少，レム睡眠の減少などの変化が認められる[4,5,6]．加えて，睡眠覚醒リズムにも変化が起こる．1日の中で睡眠が現れる時間帯が早くなる（睡眠相の前進）ことや，概日リズムをつかさどる視交叉上核の機能低下により，体温やメラトニン，コルチゾールなどのリズムの振幅が平坦化し[4,5]，睡眠が日中にも現れる多相性の睡眠パターンをとるようになる．日中にも睡眠が現れることには，仕事からの引退や役割の変化，身体能力低下などによって，日中の活動性が少なくなっていることも関連している．

　表2-6-1に示すように，高齢者にみられる睡眠障害は，不眠，過眠および昼間の眠気，概日リズムの障害，睡眠時行動随伴症などがある．

(1) 不眠

　不眠には，就床してから寝つくまでに時間がかかる入眠困難，いったん入眠したのち翌朝に起床するまでに何度か目が覚める中途覚醒，本人が望むあるいは通常の起床時刻よりも前に覚醒してしまいその後入眠できない早朝覚醒，睡眠時間は十分であるにも関わらず深く眠った感覚が得られない熟眠障害などの症状がある．

(2) 過眠および昼間の眠気

　過眠とは，本来覚醒して活動する日中に過剰な眠気が起こり居眠りをしてしまう状態である．昼間の眠気は，倦怠感，意欲や注意力，記憶力の低下，怒りっぽさなどで表出されることもある．

■表2-6-1. 高齢者にみられる睡眠障害

睡眠障害の分類と症状		要因
不眠		
入眠障害	眠ろうと意識したときから入眠するまでの時間が延長する状態	生理学的：急激な環境変化，睡眠環境における光，騒音，不適切な日常生活（過度の昼寝，夜間の運動）による 心理的：ストレス，不安，生活上の変化によって生じた不眠の慢性化による 身体的：咳，かゆみ，痛み，発熱，夜間頻尿を呈する疾患や，非休息性睡眠を生じる疾患（睡眠時無呼吸症候群，むずむず脚症候群，周期性四肢運動障害など）による 精神医学的：アルツハイマー病・脳血管障害や脳腫瘍などの脳器質性疾患や，睡眠中枢や体内時計が障害によるもの，不安，うつ 薬理学的：短時間作用型の鎮静剤，抗うつ剤，睡眠薬の突然の中止，ステロイド製剤，甲状腺ホルモン，抗パーキンソン病薬，キサンチン製剤，アルコール，カフェイン
中途覚醒	いったん入眠した後，翌朝起床するまでの間に何度も目が覚める状態	
早朝覚醒	早朝に覚醒してしまい，その後入眠できない状態	
熟眠障害	睡眠時間は十分であるにも関わらず，深く眠った感覚が得られない状態	
過眠および昼間の眠気		
過眠	本来，起きて活動している時間帯（通常は昼間）に過剰な眠気が生じ，居眠りを繰り返してしまう状態	睡眠覚醒機構の障害：ナルコレプシー，特発性過眠症 身体的：長時間睡眠者，睡眠不足症候群 夜間睡眠の代償：非休息性睡眠を生じる疾患による前夜の不眠によるもの 精神医学的：抑うつ状態による傾眠，心気症状による主観的眠気，脳外傷，脳血管障害や脳腫瘍などの脳器質性疾患や，睡眠中枢や体内時計が障害によるもの 薬理学的：向精神薬，鎮痛薬，抗ヒスタミン剤
昼間の眠気	日中の覚醒水準が低下する状態．必ずしも「眠気」として自覚されず，倦怠感，意欲の低下，注意力の低下，易刺激性（怒りっぽさ），記憶力の低下などで表出される	
概日リズムの障害		
睡眠相前進症候群	睡眠そのものは正常であるが，入眠と覚醒時刻が極端に早く，睡眠時間帯が著しく前にずれている状態 夕方に耐えがたい眠気があり，入眠を遅くしようと努力しても，夕方からの眠気のために就床を余儀なくされ，夜中に目覚めて再入眠ができない状態 日常生活に悪影響を与える場合は改善の必要がある	加齢に伴う変化：深部体温の位相前進の影響 生活習慣：早い時刻に目覚めて活動することで，太陽の高照度光を長時間浴びることが，睡眠が前進するきっかけとなることがある
不規則型睡眠覚醒パターン	睡眠が1日の中で一定の時間に現れず，睡眠と覚醒の出現が昼夜問わず不規則になる．細切れの睡眠となり1日に3回以上の睡眠時間帯が現れる	体内時計の機能的・器質的障害：頭部外傷，視床下部，脳幹に病変をもたらす脳変性疾患，中枢刺激薬剤・抗うつ剤・睡眠薬の使用 同調因子の減弱：低照度環境での生活，社会的な刺激のへ減少，身体運動の低下
睡眠時行動随伴症		
レム睡眠行動障害	レム睡眠中に出現する行動で，寝言や手足をもぞもぞ動かす程度から，起き上がって他者を殴る，壁を蹴飛ばすなどの暴力動作が伴うこともある	脳幹部での運動抑制系の障害と考えられている．レビー小体型認知症，パーキンソン病，進行性核上性麻痺，多系統萎縮症などと併存しやすい
睡眠関連呼吸障害		
睡眠時無呼吸症候群	10秒以上の呼吸停止（無呼吸）が睡眠中に頻回に生じ，血中の酸素飽和度が低下や頻回な夜間覚醒が起こり，昼間の過度の眠気を生じる	閉塞性無呼吸は，機能的，形態的因子によって入眠に伴い上気道が閉塞して無呼吸となるもので，中枢性無呼吸は中枢神経系の疾患や呼吸中枢の障害によりに無呼吸になる．閉塞性無呼吸と中枢性無呼吸の混合型もある
睡眠関連運動障害		
むずむず脚症候群（RLS）	臥床したり座ったりして安静にしていると，下肢に虫が這うような感覚，かゆみ，ほてり，痛みとして表現され，常に下肢を動かしたいという欲求にかられ，動かすことにより改善する 症状は日中よりも夕方から夜間にかけて強くなる．周期性四肢運動障害との合併率が高い	原因は解明されていないが，脳内での鉄欠乏，ドパミンの機能低下などが考えられる
周期性四肢運動障害	睡眠中に，片側もしくは両側の足関節の背屈運動を主体とする周期的な不随意運動が反復して起こる	

（萩野悦子：睡眠障害．「生活機能からみた老年看護過程＋病態・生活機能関連図」．山田律子，萩野悦子，井出訓編，第2版，pp. 410-419，医学書院，2012．を一部改変）

(3) 概日リズム睡眠障害

概日リズム睡眠障害とは，体内時計が変調したために通常は眠っている夜は不眠になり，日中に目覚めていたいと思っているにも関わらず眠ってしまうこと，強い眠気を生じることが長期間にわたってしまうため，社会生活や日常生活に支障が起こるものである．

とくに高齢者には以下のような概日リズム睡眠障害がみられやすい．

①睡眠相前進症候群

睡眠相前進症候群とは，睡眠そのものは正常であるが，入眠と覚醒時刻が極端に早くなり，睡眠時間帯が著しく前にずれている状態である．夕方に耐えがたい眠気があり，入眠を遅くしようと努力しても，就床を余儀なくされ，夜中に目覚めて再入眠ができなくなる．

②不規則型睡眠・覚醒パターン

不規則型睡眠・覚醒パターンでは，睡眠と覚醒の出現が昼夜問わず不規則になる．睡眠が1日の中で一定の時間に現れず，1日に3回以上の睡眠時間帯が認められる．

(4) 睡眠に随伴する症状

レム睡眠中は脳の神経活動が活発で夢を見るなどするが，通常は身体の筋肉の動きは抑えられ弛緩した状態である．しかし，レム睡眠行動障害（第1章第2節を参照）は何らかの原因で筋緊張の抑制が障害されるために，睡眠中にみる夢の内容（けんかをする，追いかけられるなど）をそのまま実際に行動してしまうもので，大きな寝言や実際に身体の動きが伴う．

他に睡眠に随伴する症状としては，睡眠中に10秒以上の無呼吸が頻回に起きる睡眠時無呼吸症候群や，下肢に虫が這うような不快感，ほてり感などの異常感覚が起こるむずむず脚症候群（RLS），片側もしくは両側の足関節の背屈運動を主体とする周期的な不随意運動が反復して起こる周期性四肢運動障害がある．むずむず脚症候群がある人の8割が周期性四肢運動障害を併せもつといわれており[7]，それらを合併した場合，入眠困難，眠りが浅い，中途覚醒，再入眠困難によって熟睡感を得ることができず，強い不眠と昼間の眠気をもたらす．

2）認知症の原因疾患による睡眠障害

認知症の人にみられる睡眠障害を**表2-6-2**に示す．なお，認知症がある高齢者の睡眠障害の特徴は，高齢者でみられる睡眠障害の特徴が強まった状態であるといわれる[13]．

例えば，アルツハイマー病では，体内時計・睡眠の調整機能の生理的な加齢変化に加えて，睡眠や覚醒に関連する視交叉上核，関連神経核の器質障害，昼夜の24時間リズムと，およそ24時間の周期をもつ概日

■表2-6-2．認知症の原因疾患別にみた睡眠障害

原因疾患	起こりやすい睡眠障害
アルツハイマー病	・日常生活機能レベルが高いにも関わらず，睡眠覚醒パターンに変化 ・疾患の進行とともに，中途覚醒の増加，夜間睡眠の分断化，昼間睡眠の増加 ・不規則型睡眠覚醒パターンへ変化 ・睡眠時無呼吸症候群 ・周期性四肢運動障害
血管性認知症	・夜間睡眠の分断化 ・睡眠時無呼吸症候群
レビー小体型認知症	・レム睡眠行動障害（疾患の発症に先行することが多い） ・むずむず脚症候群 ・睡眠の質の不良 ・日中の眠気
前頭側頭型認知症	・夜間睡眠の分断化 ・睡眠後退症候群による日中の活動性の低下 ・軽度の患者においても睡眠効率の低下，睡眠時間の減少

（文献1，6，8，9，10，11，12）をもとに作成

リズムとのズレを同調させるための因子（光，食事，社会的なスケジュールなど）の減弱などによって睡眠障害が起こりやすくなる[9, 14]．レビー小体型認知症では，レム睡眠行動障害発症が先行してみられることが多く，2005年の第3回国際ワークショップで改訂されたレビー小体型認知症の臨床診断基準（第1章第2節を参照）の示唆的特徴に含まれている．

3. 睡眠障害がある認知症の人の看護プロトコル

1）援助の基本姿勢

夜間不眠や日中の居眠りの訴えがある場合や観察された場合に開始する．

2）アセスメント

1）不眠や居眠りに関する本人の訴えの把握

就床から寝つくまでにかかる時間，夜間の中途覚醒回数とその理由，早朝覚醒があればその時刻と再入眠できるかどうか，朝の覚醒状況（目覚め，気分，熟眠感，体調），夢を見るか（内容），睡眠薬の服用の有無，服用方法と効果について問う．また，睡眠に対する考え方（何時間眠りたいと思っているか，なぜそう思っているか）についても聞く．また，日中の眠気や倦怠感についても確認しておく．

2）不眠や居眠りの持続期間や日中の活動への影響の有無

本人が訴えられない場合や，睡眠の障害が日中の活動にも影響を与えている場合は，詳細な睡眠状態の観察を行う．本人や周囲の介護者によって睡眠日誌（**図 2-6-1**）を記入する[15]．睡眠日誌から，睡眠時間（1日の総時間，夜間と昼間の時間），就床時間（1日の総時間，夜間と昼間の時間），就床や入眠時刻は規則的か，夜間中途覚醒回数，再入眠までに要する時間，昼間の居眠りの状態を把握する．

3）夜間睡眠が障害される要因の検討

入眠困難，中途覚醒，早朝覚醒があったり，眠った気がしなかったりするなどの不眠がある場合は，夜間の睡眠が障害される要因を，生理学的，心理的，身体的，精神医学的，薬理学的な観点から検討し，可能なかぎり改善する．

4）REM睡眠行動障害の可能性の検討

睡眠中に大きな声で寝言を言う，叫ぶ，壁を殴ったり壁や寝床の周囲にあるものを蹴飛ばしたりして物を壊す，あるいは自分が寝ているうちにけがをする，部屋の中を這ったり走ったりして寝室から外へ出ようとすることがないか確認する．

日常生活での支援としては，暴れる，周囲の物を蹴飛ばすなどの危険がない場合は見守るが，もしある場合には，寝室の障害物を片づける，ベッドの使用を中止してマットレスを床に敷くなどの対応をする．また，寝言で叫んだり，うなされたりしているときには，体をゆすって起こすことはせず，照明をつけ部屋を明るくするか，目覚まし時計やキッチンタイマーを鳴らすなどして覚醒を促す[16]．夜間にぐっすり眠れるよう日中に積極的に身体を動かし，悪夢につながりやすい不安や嫌な出来事がなく穏やかに過ごせるよう支援する．

薬物療法としてはクロナゼパム（ベンゾジアゼピン系）が効果的[17]であるといわれており，夜間の睡眠状態について医師に相談する．

5）むずむず脚症候群や周期性四肢運動障害の可能性の検討

むずむず脚症候群は，下肢に虫が這うような不快感，ほてり感のような不快な下肢の異常感覚に伴って，足を動かしたいという強い欲求が起こる．症状は，寝ている状態や座っている状態でも始まる，あるいはひどくなる．また，日中より夕方から夜間にかけて症状が強くなる．

周期性四肢運動障害は，睡眠中に足部や足趾の背屈，膝関節，股関節の屈曲が起こり，覚醒してしまうものである．カフェイン入り飲料，アルコール，タバコをやめること，規則的な就床，食事，運動をすること，

図 2-6-1. 睡眠日誌

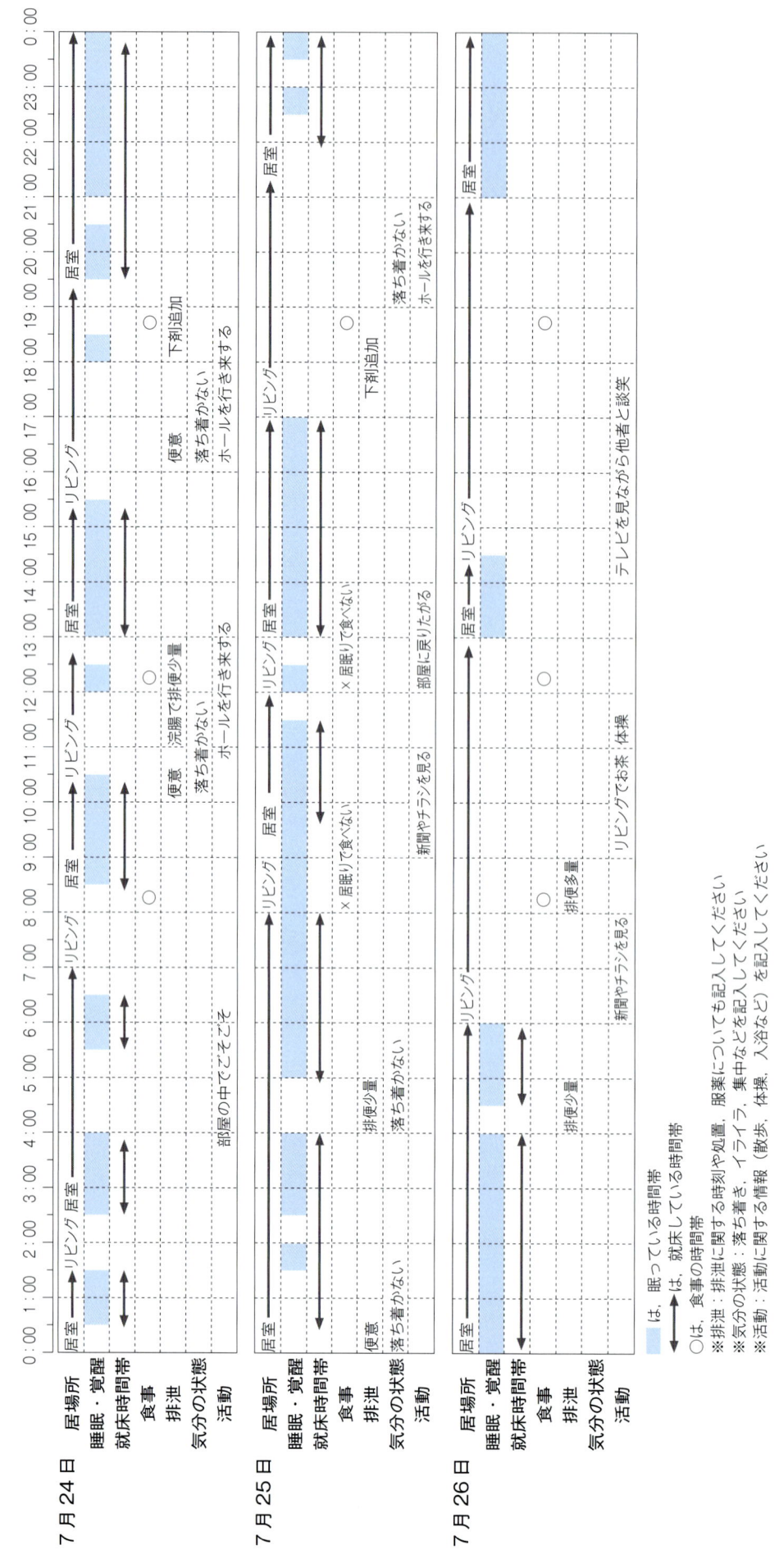

7月24日

項目	内容
居場所	居室 → リビング → 居室 → リビング → 居室 → リビング → 居室
睡眠・覚醒	
就床時間帯	
食事	
排泄	
気分の状態	落ち着かない／便意、浣腸で排便少量／便意、落ち着かない
活動	部屋の中でそこそこ／ホールを行き来する／ホールを行き来する／下剤追加

7月25日

項目	内容
居場所	居室 → リビング → 居室 → リビング → 居室 → リビング → 居室
睡眠・覚醒	
就床時間帯	
食事	×居眠りで食べない／×居眠りで食べない
排泄	
気分の状態	便意／排便少量／落ち着かない
活動	新聞やチラシを見る／部屋に戻りたがる／下剤追加／落ち着かない／ホールを行き来する

7月26日

項目	内容
居場所	居室 → リビング → 居室
睡眠・覚醒	
就床時間帯	
食事	
排泄	排便少量／排便多量
気分の状態	
活動	新聞やチラシを見る／リビングでお茶、体操／テレビを見ながら他者と談笑

凡例：
- ■ は、眠っている時間帯
- ←→ は、就床している時間帯
- ○は、食事の時間
- ○は、排泄に関する時刻や処置、服薬についても記入してください
- ※気分の状態：落ち着き、イライラ、集中などを記入してください
- ※活動：活動に関する情報（散歩、体操、入浴など）を記入してください

(萩野悦子：認知症の人の日常生活における困難とケアのポイント④—睡眠のケア．看護技術，53 (12)：57-62, 2007. をもとに作成)

就寝前にストレッチ体操をするのが望ましい．

むずむず脚症候群や周期性四肢運動障害は，鉄欠乏性貧血や腎機能障害によっても起こることがあるので，これらに対しての治療も必要である．また，局所の冷却で軽快するという報告もある[18]．薬物療法としてはドパミン受容体作動薬やベンゾジアゼピン系が効果的である[19]といわれており，夜間の睡眠状態について医師に相談する．

6) 睡眠時無呼吸症候群の可能性の検討

睡眠中に10秒以上の無呼吸が頻回に起こる睡眠時無呼吸症候群では，日中の眠気，疲労感，覚醒中に不意に眠り込むこと，集中力が低下することがある．生活のポイントとしては，日中の運動をすすめる，禁煙，就寝前の飲酒をやめる，就寝中は，なるべく側臥位をとるよう工夫するなどがある[20]．

3) ケア

睡眠障害は，生活習慣の改善や環境づくりによって改善できることもある．1日のリズムづくりのための看護のポイントを以下に示す[21]．

(1) 朝にすっきり目覚める

カーテンを開けて，部屋を明るくする，朝の整容をすることで覚醒を促す．食事の時刻はなるべく一定にし，食事の時間を採光のよい場所や部屋の窓際で過ごし高照度を浴びることで，睡眠から覚醒への移行をスムーズにする．

(2) 日中の活動を高める

午前中の活動をサンルームのような場所で行うことで，高照度の自然光にあたる機会をつくる．本人の好みや身体機能，認知機能を参考にしながら，興味のもてる活動を探し，体操のように身体運動を伴うものを取り入れる．

(3) 昼間に必要な休息をとる

昼寝は15時前に行うようにして，20〜30分間にとどめる．

(4) 覚醒から睡眠への移行をスムーズにする

カフェイン，ニコチン，アルコールなど睡眠に影響を及ぼすものは避ける．祈り，音楽を聴く，読書をするなど睡眠のために行う習慣があれば，それができるように支援する．室内が真っ暗だとかえって入眠が困難な場合は，直接目に光が入らない足元灯を用いる．痛みやかゆみが周期的に出現する場合には，夜の眠りにつく時間帯には軽減されているように，内服薬や外用薬の使用時間を調整する．

(5) 夜間の睡眠を持続させる

寝具の硬さ，掛け物の材質や重さ，枕の種類や高さを調整し，寝室の温度も適宜調整する．夜間の作業音や器械音などの騒音は極力排除する．夜間の医療的な処置やおむつ交換のためにやむを得ず点灯するときは，直接目に光が入らないように注意する．下剤を服用するときは，夜間に便意をもよおすことがないように，効果発現時間を考慮して服薬時刻を決める．

4) 認知症がある高齢者に睡眠薬を用いるときの注意

高齢者の不眠の薬物治療とは，開始したその晩からぐっすり眠らせることではなく，生活習慣改善を行いながら徐々に不眠症状を改善していくものであり，不眠によって損なわれた日中の機能を改善することである．

睡眠薬の多くはベンゾジアゼピン系であるが，高齢者に対してベンゾジアゼピン系の睡眠薬を用いると，筋弛緩作用による脱力・ふらつきによって転倒が起こりやすく[22〜24]，レビー小体型認知症がある人はとくに配慮が必要である[25]．したがって，ベンゾジアセピン系薬剤を用いるときは，超短時間・短時間型の薬物を選択されるべきである．また，非ベンゾジアセピン系薬剤やメラトニン受容体作動薬の使用も検討していく[23,24]ことが望ましい．

4. まとめ

睡眠が障害されると，注意力の維持や記憶力，集中力，実行機能の低下，学習能力の低下を引き起こす．高齢者は加齢や疾患の症状，生活様式の変化から睡眠に障害がある人が増加していくが，認知症があるとさらに睡眠障害が起こりやすくなる．

睡眠障害の要因をアセスメントしつつ，生活環境の調整，適切な薬物の使用によって，1日のリズムづくりを支援していく必要がある．

<文　献>
1) 三島和夫：睡眠制御メカニズムとその加齢変化．老年精神医学雑誌，21（9）：939-949，2010.
2) 櫻井武：睡眠の科学 なぜ眠るのか なぜ目覚めるのか．ブルーバックス，15-20，2010.
3) 財団法人健康・体力づくり事業財団：健康づくりに関する意識調査報告書．78-88，1997.
4) 黒田彩子，伊藤洋：認知症と睡眠障害．臨床精神医学，39（5）：653-658，2010.
5) 稲見康司，稲垣卓司，堀口淳：認知症と睡眠障害．睡眠医療，5（3）：300-304，2011.
6) 千葉茂，田村義之，稲葉央子・他：認知症にみられる睡眠障害．認知症ケア学会誌，6（1）：96-103，2007.
7) 宮本雅之，宮本智之，平田幸一：レストレスレッグス症候群とREM睡眠行動異常症．睡眠医療，7（1）：41-48，2013.
8) 山田尚登：認知症でみられる睡眠障害の種類とその鑑別．ねむりと医療，5（1）：20-23．2012.
9) 西田宣代，山田尚登：認知症と睡眠障害．老年精神医学雑誌，21（9）：957-964，2010.
10) 橋本衛：レビー小体型認知症の薬物療法．老年精神医学雑誌，22（2）：176-183，2011.
11) 水勝義：レビー小体型認知症の精神症状．老年精神医学雑誌，22（2）：155-160，2011.
12) 肥田昌子，三島和夫：概日リズム睡眠障害の病態生理研究の動向．日本生物学的精神医学会誌，22（3）：165-170，2011.
13) 中村祐：認知症高齢者の睡眠障害．日本認知症ケア学会誌，6（1）：84-89，2007.
14) 肥田昌子，三島和夫：概日リズム睡眠障害．睡眠医療，3（2）：221-227，2009.
15) 萩野悦子：認知症の人の日常生活における困難とケアのポイント④−睡眠のケア．看護技術 53（12）：57-62，2007.
16) 小阪憲司：知っていますか？レビー小体型認知症—よくわかる，病気のこと＆介護のこと，メディカ出版，pp.43-44，2009.
17) 山本克康，内村直尚：レム睡眠行動障害．老年精神医学雑誌，21（9）：965-970，2010.
18) 内山真：高齢者睡眠障害の治療．老年精神医学雑誌，21（9）：996-1003，2010.
19) 中村直樹，井上雄一：レストレスレッグス症候群．老年精神医学雑誌，21（9）：971-980，2010.
20) 日本循環器学会学術委員会合同研究班：循環器領域における睡眠呼吸障害の診断・治療に関するガイドライン（2012年11月28日更新版）．循環器病の診断と治療に関するガイドライン http://www.j-circ.or.jp/guideline，[2013.08.30].
21) 萩野悦子：睡眠障害．「生活機能からみた老年看護過程＋病態・生活機能関連図」．山田律子，萩野悦子，井出訓編，第2版，pp.410-419，医学書院，2012.
22) 古関竹直，鳥海和也，山田成樹，鍋島俊隆：高齢者の神経伝達機能．老年精神医学雑誌，23（8）：907-913，2012.
23) 日本睡眠学会：睡眠薬の適正な使用と休薬のための診療ガイドライン—出口を見据えた不眠医療マニュアル—，2013.
24) 工藤喬：認知症高齢者に睡眠薬をどのように用いるか．老年精神医学雑誌，24（8）：772-777，2013.
25) 工藤由理，今村徹：レビー小体型認知症の神経症状．老年精神医学雑誌，22（2）：161-167，2011.

★援助目標：睡眠障害の要因をアセスメントしつつ，環境整備やリズムづくりを支援する

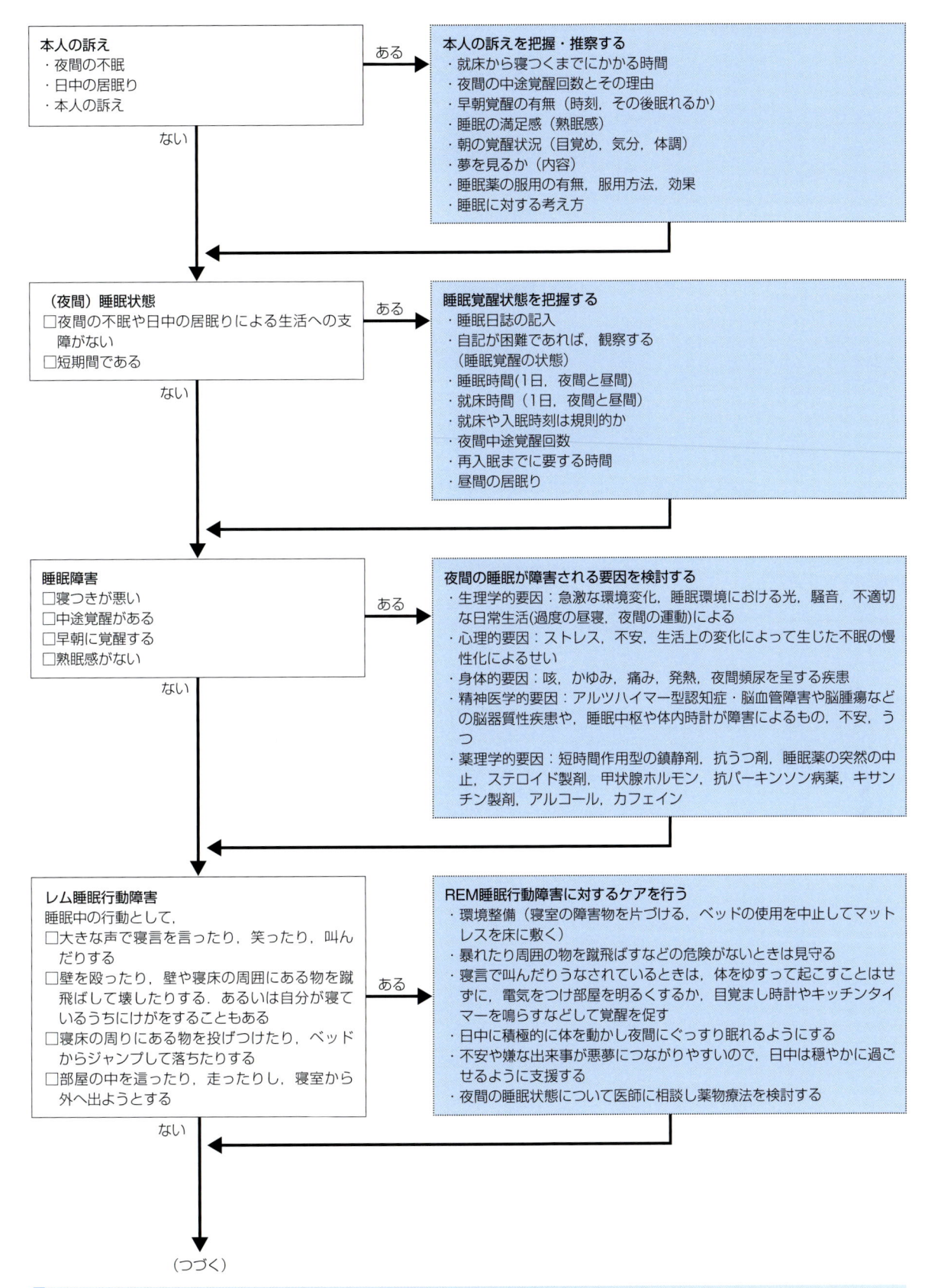

本人の訴え
・夜間の不眠
・日中の居眠り
・本人の訴え

→ ある →

本人の訴えを把握・推察する
・就床から寝つくまでにかかる時間
・夜間の中途覚醒回数とその理由
・早朝覚醒の有無（時刻，その後眠れるか）
・睡眠の満足感（熟眠感）
・朝の覚醒状況（目覚め，気分，体調）
・夢を見るか（内容）
・睡眠薬の服用の有無，服用方法，効果
・睡眠に対する考え方

↓ ない

（夜間）睡眠状態
□夜間の不眠や日中の居眠りによる生活への支障がない
□短期間である

→ ある →

睡眠覚醒状態を把握する
・睡眠日誌の記入
・自記が困難であれば，観察する（睡眠覚醒の状態）
・睡眠時間（1日，夜間と昼間）
・就床時間（1日，夜間と昼間）
・就床や入眠時刻は規則的か
・夜間中途覚醒回数
・再入眠までに要する時間
・昼間の居眠り

↓ ない

睡眠障害
□寝つきが悪い
□中途覚醒がある
□早朝に覚醒する
□熟眠感がない

→ ある →

夜間の睡眠が障害される要因を検討する
・生理学的要因：急激な環境変化，睡眠環境における光，騒音，不適切な日常生活（過度の昼寝，夜間の運動）による
・心理的要因：ストレス，不安，生活上の変化によって生じた不眠の慢性化によるせい
・身体的要因：咳，かゆみ，痛み，発熱，夜間頻尿を呈する疾患
・精神医学的要因：アルツハイマー型認知症・脳血管障害や脳腫瘍などの脳器質性疾患や，睡眠中枢や体内時計が障害によるもの，不安，うつ
・薬理学的要因：短時間作用型の鎮静剤，抗うつ剤，睡眠薬の突然の中止，ステロイド製剤，甲状腺ホルモン，抗パーキンソン病薬，キサンチン製剤，アルコール，カフェイン

↓ ない

レム睡眠行動障害
睡眠中の行動として，
□大きな声で寝言を言ったり，笑ったり，叫んだりする
□壁を殴ったり，壁や寝床の周囲にある物を蹴飛ばして壊したりする．あるいは自分が寝ているうちにけがをすることもある
□寝床の周りにある物を投げつけたり，ベッドからジャンプして落ちたりする
□部屋の中を這ったり，走ったりし，寝室から外へ出ようとする

→ ある →

REM睡眠行動障害に対するケアを行う
・環境整備（寝室の障害物を片づける，ベッドの使用を中止してマットレスを床に敷く）
・暴れたり周囲の物を蹴飛ばすなどの危険がないときは見守る
・寝言で叫んだりうなされているときは，体をゆすって起こすことはせずに，電気をつけ部屋を明るくするか，目覚まし時計やキッチンタイマーを鳴らすなどして覚醒を促す
・日中に積極的に体を動かし夜間にぐっすり眠れるようにする
・不安や嫌な出来事が悪夢につながりやすいので，日中は穏やかに過ごせるように支援する
・夜間の睡眠状態について医師に相談し薬物療法を検討する

↓ ない

（つづく）

図　睡眠障害がある認知症の人の看護プロトコル

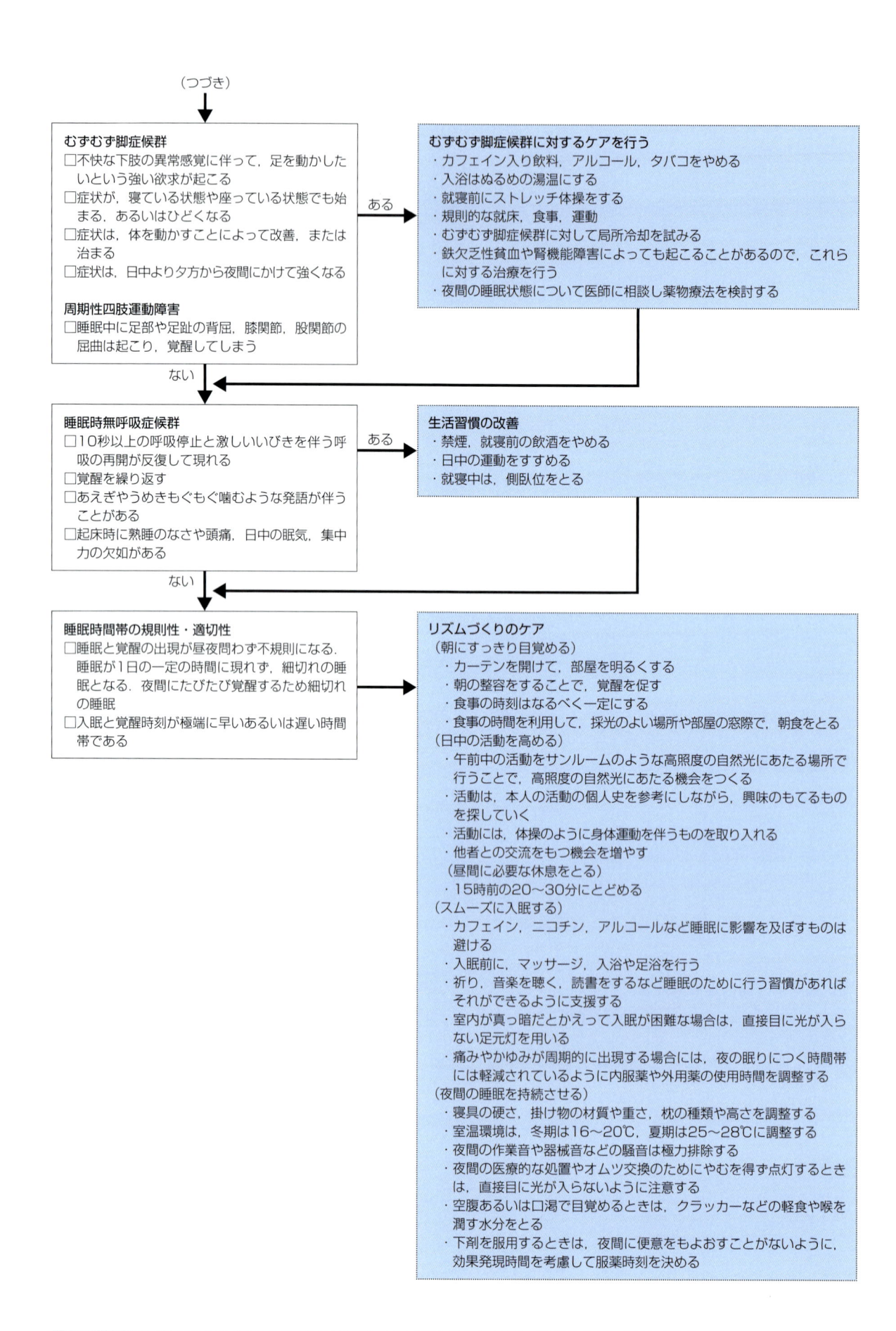

(つづき)↓

むずむず脚症候群
- □不快な下肢の異常感覚に伴って，足を動かしたいという強い欲求が起こる
- □症状が，寝ている状態や座っている状態でも始まる，あるいはひどくなる
- □症状は，体を動かすことによって改善，または治まる
- □症状は，日中より夕方から夜間にかけて強くなる

周期性四肢運動障害
- □睡眠中に足部や足趾の背屈，膝関節，股関節の屈曲は起こり，覚醒してしまう

→ある→ **むずむず脚症候群に対するケアを行う**
- カフェイン入り飲料，アルコール，タバコをやめる
- 入浴はぬるめの湯温にする
- 就寝前にストレッチ体操をする
- 規則的な就床，食事，運動
- むずむず脚症候群に対して局所冷却を試みる
- 鉄欠乏性貧血や腎機能障害によっても起こることがあるので，これらに対する治療を行う
- 夜間の睡眠状態について医師に相談し薬物療法を検討する

↓ない

睡眠時無呼吸症候群
- □10秒以上の呼吸停止と激しいいびきを伴う呼吸の再開が反復して現れる
- □覚醒を繰り返す
- □あえぎやうめきもぐもぐ噛むような発語が伴うことがある
- □起床時に熟睡のなさや頭痛，日中の眠気，集中力の欠如がある

→ある→ **生活習慣の改善**
- 禁煙，就寝前の飲酒をやめる
- 日中の運動をすすめる
- 就寝中は，側臥位をとる

↓ない

睡眠時間帯の規則性・適切性
- □睡眠と覚醒の出現が昼夜問わず不規則になる．睡眠が1日の一定の時間に現れず，細切れの睡眠となる．夜間にたびたび覚醒するため細切れの睡眠
- □入眠と覚醒時刻が極端に早いあるいは遅い時間帯である

→ **リズムづくりのケア**
（朝にすっきり目覚める）
- カーテンを開けて，部屋を明るくする
- 朝の整容をすることで，覚醒を促す
- 食事の時刻はなるべく一定にする
- 食事の時間を利用して，採光のよい場所や部屋の窓際で，朝食をとる

（日中の活動を高める）
- 午前中の活動をサンルームのような高照度の自然光にあたる場所で行うことで，高照度の自然光にあたる機会をつくる
- 活動は，本人の活動の個人史を参考にしながら，興味のもてるものを探していく
- 活動には，体操のように身体運動を伴うものを取り入れる
- 他者との交流をもつ機会を増やす

（昼間に必要な休息をとる）
- 15時前の20～30分にとどめる

（スムーズに入眠する）
- カフェイン，ニコチン，アルコールなど睡眠に影響を及ぼすものは避ける
- 入眠前に，マッサージ，入浴や足浴を行う
- 祈り，音楽を聴く，読書をするなど睡眠のために行う習慣があればそれができるように支援する
- 室内が真っ暗だとかえって入眠が困難な場合は，直接目に光が入らない足元灯を用いる
- 痛みやかゆみが周期的に出現する場合には，夜の眠りにつく時間帯には軽減されているように内服薬や外用薬の使用時間を調整する

（夜間の睡眠を持続させる）
- 寝具の硬さ，掛け物の材質や重さ，枕の種類や高さを調整する
- 室温環境は，冬期は16～20℃，夏期は25～28℃に調整する
- 夜間の作業音や器械音などの騒音は極力排除する
- 夜間の医療的な処置やオムツ交換のためにやむを得ず点灯するときは，直接目に光が入らないように注意する
- 空腹あるいは口渇で目覚めるときは，クラッカーなどの軽食や喉を潤す水分をとる
- 下剤を服用するときは，夜間に便意をもよおすことがないように，効果発現時間を考慮して服薬時刻を決める

(つづき)

第3章 認知症の人の生活のあり方への看護プロトコル

1 入所直後の混乱の看護

2 生活における自己決定の看護

3 独居生活者の看護

1 入所直後の混乱の看護

1. 入所直後の混乱について

1）環境とは

　環境とは，「人間や生物の周囲にあって，意識や行動の面でそれらと何らかの相互作用を及ぼし合うもの．また，その外界の状態」[1]である．つまり人間にとって，毎日の生活が環境との相互作用の連続であるといえる．図3-1-1はLawtonらが提唱した，環境適応能力と環境圧力の生態学的モデルである[2]．この図は，人のもつ能力に合わせて環境圧力を調整することで適応した行動がとれるようになるが，環境圧力が強すぎたり，弱すぎたりすると不快な情動が生じ，適応行動がとれなくなることを示している．いいかえれば，人は誰しも，環境変化による刺激が少なすぎると，行動に対する意欲の低下や活動性の低下が起こるのである．そうならないためにも，適応レベルよりも若干圧力の高い環境から働きかけられたことに対して，有している適応力を最大限に使いながら，最大効率ゾーンで力を発揮することが重要となる．

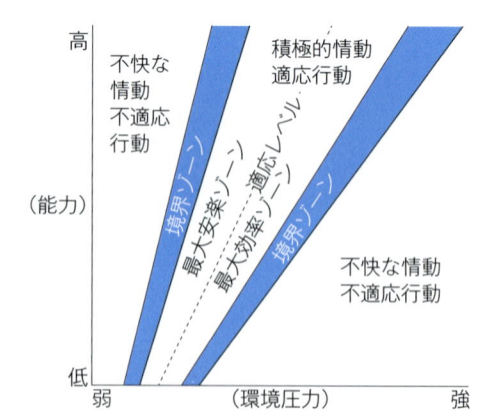

■図3-1-1．環境適応能力と環境圧力の生態学的モデル
（Lawton MP, Nahemow L：Ecology and the aging process. Psychology of Adult Development and Aging, American Psychological Association, 1973.）

2）認知症の人にとっての環境変化

　中核症状である記憶障害や，時間・場所・人の見当識障害がある認知症の人は，生活環境が大きく変化し，環境圧力の調整が難しくなると非常に混乱する．なぜなら，記憶障害により入所の必要性について説明を受けても忘れてしまい，いま自分がどうしてその場にいなければならないのかに戸惑っているところに，知らない場所と知らない人，自分の居場所のなさという多重の課題が同時に押し寄せ，処理しきれないまま時間が経過していくからである．つまり，環境圧力が強すぎる状態が続くことになる．この状態を打開する援助を看護師が行わなければ，課題は解決されず，攻撃的な言動や，家に帰ると要求し続ける，うろうろと歩き続けるなどのBPSDとして示されることになる．BPSDは転倒などの可能性を高めるだけでなく，認知症の人の心身の消耗につながり，看護師の認知症の人への看護に対する困難感を強めてしまう．

3）環境変化に対する看護

　環境変化に対する看護として，使い慣れたもの（枕や化粧品，写真，家具など）を持参してもらうことや，部屋の変更は極力行わないことなど，物理的環境の側面から生活の継続性を保つ援助や，スタッフと馴染みの関係を築き，心地よい空間とする人的環境を調整することなどにより，認知症の人への環境変化による課題を1つでも少なくする工夫が行われている．しかし，本当に環境変化による課題を1つでも少なくすることが，認知症の人にとってBPSDを回避するための看護なのであろうか．

　そこで，本章では入所直後に認知症の人が示す行動を記述しながら，いつ，どのような援助を行うことが入所直後から適応するまでに重要であるのかといった看護プロトコルを示す．

2. 認知症の人の入所直後の混乱にみられる特徴

1) 入所当日の混乱

環境変化に対する混乱の特徴として，入所当日の変化が大きいことがあげられる．とくに家族が帰宅した後，家族がいない不安を表し，表情が硬くなったり，落ち着きなくうろうろし始めたりする．また，寝る場所があるかどうかの心配をスタッフに告げるなど，さまざまな不安を抱えている[3]．これらの不安が強くなると，出口を探して歩き続ける，エレベーターに乗り込もうとする，家に帰るといい続けるなどの行動がみられる．

2) 認知症の重症度による行動障害の特徴

筆者らは，入所後の環境適応には，認知症の重症度が影響していることを報告した[4]．軽度から中等度であれば入所後1カ月以内に適応する．しかし，重度になると，場の見当識，人の見当識の障害が強くなり，適応までに1カ月以上の期間が必要であったり，適応が難しい人も出てきたりする．

その一方で，同施設に入所した経験がある場合，適応までの期間が短くなった．これは，その都度の経験，その都度の場所に対する認知は障害されるものの，同じ場所で生活をした経験はどこかで残り，そのために適応が早まることを示唆している．したがって，デイケアやショートステイなどの試験的利用により，環境に徐々に慣れていくステップを踏むことで入所後の適応を早める可能性がある．

3. 入所直後の環境適応の看護プロトコル

1) 援助の基本姿勢

援助の基本姿勢としては，次の4点があげられる．まず何より，認知症の人が今からここで生活をしていくことになったのだと感じられるように，入所する必要性を説明して家族の帰宅をともに見送ること，そして，本人の環境に適応していく力を見極めながら，過度な援助をしないということが基本となる．

(1) 入所する必要性について援助者全員が同じ説明を行う

環境変化によって混乱をしている認知症の人が，援助者に対して「家に帰らせてほしい」と強く訴えることがある．訴えているその時に，その場しのぎの対応をするのではなく，入所する必要性を説明する必要がある．説得ではなく，認知症の人が納得できるように，入所の目的，ショートステイなどで期間が決まっているのであればその期間を，その人の理解度に合わせて（言葉の数を減らすなどして）説明を行うことが重要である．援助者によって，さまざまな説明を行うのではなく，援助者全員が共通認識している内容を伝えることが，混乱を招く要因を減らすことにつながる．

(2) 入所当日，家族が帰宅するときには，家族に「帰ること」を説明してもらい，必ず一緒に見送る

入所に納得しないまま施設まで来た場合，家族と離れることが難しく，家族は本人がトイレに行っている間や検査に行っている間などに帰宅してしまうことがある．しかし，このことがかえって「置いて帰られた」という思いを強くして，より混乱を助長することがある．家族が帰宅するときは，援助者がともにいる状況で，必ず家族から本人に対して帰宅することを伝え，入所する目的を説明してもらう．そして援助者が，本人とともに家族の見送りを行う時間をつくることが，「置いて帰られた」という心理的な衝撃を軽減することにつながる．もちろん説明を受けても忘れることがあるが，忘れてしまうから最初から説明しないのではなく，必ず説明をしてともに見送ることが重要である．

(3) 本人の環境に適応していく力を使い，援助をしすぎない

環境変化への適応を促進するためには，認知症の人が自分で生活をしているという感覚をもち続けることができるよう，支援することが求められる．認知症が進行しても，生活空間のなかで自分のいる場所や1日の過ごし方を自分で決めたりしながら生活を組み立てることができる．また，人との距離をはかりな

がら交流をすることもできる．入所後数日間はとくに，つかず離れずの距離で，本人が生活している様子を観察しながら，困ったときにさりげなく援助を行うことが重要である．多様な形で表現される認知症の人の言動から適応していく力を見極め，必要なところに必要なだけ援助を行いたい．

(4) 入所後の環境適応にはプロセスがあることを意識する

筆者らは，認知症の人が入所後の環境に適応するには，「入所当日の混乱」から「他者とかかわり始める」を経て，「他者と相互作用のあるかかわりをする」に至るプロセスがあることを報告した．「他者とかかわり始める」から「他者と相互作用のあるかかわりをする」までの期間は，重症度や施設への入所経験により個人差があるが，適応していく枠組みを理解しておくことで，その時期に必要な援助を予測することが可能になる．

2）アセスメント

ここでは，先述した認知症の人の環境適応プロセスにおける行動の特徴を示し，アセスメント内容を示す．

(1) 入所当日のアセスメント

入所当日は大きな混乱が予測されるため，とくに家族の帰宅後は，特定の援助者が意図的にかかわる時間を多くすることが求められる．さりげなくそばにいること，認知症の人の言動が気になるその時に"聞く"ことで相互理解を深められ，認知症の人にとって，頼れる存在を確保することにつながる．

入所当日は，「場所に対する認識」「現在（今）の困りごと」，および「生理的欲求の充足」などをアセスメントする（表3-1-1）．「ここはどこですか」と場所に対する認識を確認することで，見当識や記憶についての情報を得る．また，「泊まれるやろか？」や「ここ（ベッド）で寝るんか？」など自分の寝る場所について不安を表す場合は，そこで生活をしていくうえでの困りごとを本人に聞いて確認することで，その人の現実を理解でき，安心感を得るための援助につながる．

そして，排泄，休息などの生理的欲求に対して，どのような行動をとるのかを観察する．目的の場所までどのように行くのか，排泄であれば一連の行動がとれるのか，目的を果たした後，どのような行動をとるのかといった視点で観察する．認知症の人が"見られている"という意識をしない距離で行うことが望ましい．また，食事をすすめられるとどのように反応するのか，食事の後は，行動や表情，言葉がどのように変化するのかもアセスメントする．生理的欲求の充足は，入所に伴う混乱を和らげることにつながる．

(2) 他者とかかわり始める時期のアセスメント

この時期には，「場に対する認識と混乱の有無」や「スタッフと入所者へのかかわり方」「困りごとがあるときの対処方法」「主にいる場所」などから，認知症の人の場所に対する認識や，周囲とのかかわり方をアセスメントする（表3-1-2）．

先行研究では，混乱の大きな入所当日を経て1泊すると，現在いる場所に対する認識は「合宿所」「ご飯

■表3-1-1．入所当日の混乱に対するアセスメントと対応例

アセスメント項目	混乱の内容	対応例
今いる場所の認識	「知らん」「どうでもいい」「私のいる場所ではない」「迎えをまっているだけ」など落ち着かない	○○にある施設 △△病院など事実を伝える 入所の目的を伝える
家族がいなくなってからの行動	出口を探して歩き続ける 家族を探して落ち着かない	どうしたいのかを聞き，実現可能なことは行い，難しいことは事実を伝える 家族はここにいることを知っていると伝える
排泄，休息などの生理的欲求に対する行動	トイレを探して歩き，険しい表情をしている そわそわしている 疲れても同じ場所でじっと座っている	探しているときに声をかけて反応をみる 排泄が終わった後，部屋に戻ることができるように本人の動きに合わせて誘導する 居室へ誘導し，横になることをすすめる
食事を提供したときの反応	「帰って食べるからいらない」「そんなことをしている場合ではない」「おなかがすいていない」などと怒ったように言う	準備していることを伝える いらないといっても，時間をおいて同じ人が2～3回すすめる

■表3-1-2. 他者とかかわる行動のアセスメントと孤立感を強めないケア

アセスメント項目	他者とのかかわりを少なくする様子	対応例
今いる場所の認識	自分なりの場に対する認識を答えることができない 混乱している	家との区別ができているか確認する ○○にある施設など事実を伝え反応をみる 体調の変化がないか確認する
日中の活動量	必要最小限しか部屋から出てこない	レクリエーションなどの時間に誘ってみる 部屋の外に興味がもてるように声をかける
困りごとがあるときの対処行動	何度もうろうろする 黙ってじっとして，時折きょろきょろする 誰にも話しかけない	お茶などでともに座る時間をつくる 声をかけて現在の思いを聞く

を食べにくる場所」「病院」などさまざまであるが，混乱した様子はなく，自分なりの場に対する認識を示し，いますぐその場を離れようとする行動は少なくなった．このことから，場所に対してどのような認識をもっているのかを聞き，自分なりの認識を答えることができるか，混乱を示していないかをアセスメントする．

また，人と距離をおいて周囲の動きと自分の動きを確認する様子や居室にこもる様子がみられた．可能であれば，食事の場所などの居場所を自分で選択できる環境を提供し，主にどこで時間を過ごし，共有スペースではどの位置に座り，何をしているのかを観察しながら声をかけ，現在の思いを確認することが必要である．さらに入所者は，スタッフによって区別して対応している様子がみられた．そのため，困ったことがあったときに誰を頼りにし，どのように他者とかかわり始めるのかを情報収集することが求められる．

援助者は，これらのアセスメントを踏まえて，認知症の人が場所に対して自分なりの認識をもち，周囲とかかわりながら生活できるように支援していく．

(3) 他者と相互作用のあるかかわりをする時期のアセスメント

この時期は環境変化に適応したと判断する時期である．入所後の環境に適応してくると，認知症の人は穏やかな表情や笑顔を多くみせるようになる．また，「いい気分ばかりではない」「家での生活がいいけど仕方ない」「慣れなしゃーない」など本音を話すようになる．さらに，面会に来た家族に「暗くなってきたから早く帰りなさい」と言う，同じテーブルの入所者が困っていると「ちょっと助けてあげて」とスタッフに声をかけるなど，他者を意識した言動や同じテーブルの人と冗談を交えて会話する様子もみられるようになる．このことから，表情の変化（穏やかな表情か，笑顔がみられるか，多様な表情をするか），会話の内容の変化（本音が出るか，場に対する思いを表現するか），他者との相互作用のあるかかわりの有無をアセスメントすることで，環境変化への適応を図る一助となる．そして，穏やかな表情で生活している，他者に関心や興味を示す，生活のなかで自分のペースができてくる様子があることを複数名で確認し，全員共通の認識が得られた場合，環境に適応したと判断する．

3) ケア

本プロトコルでは，援助を5段階に分けて進めていく．

(1) 1段階目：同施設への入所経験を確認する

はじめに，ショートステイなどを含め，同施設への入所経験を確認する．入所経験のある場合，入所したことのあるフロアに入所できるように調整する．入所経験のない場合は，大きな混乱が予測されるため，入所当日の担当者がなるべく行動をともにできるように，人員配置に工夫を行う．

(2) 2段階目：入所当日は早めに居室へ案内し，食事を提供する

入所後なるべく早く居室へ案内し，そこで家族とともにゆっくりとした時間を過ごせるようにする．その重要性は，Pauleikhoffが「各個人が空間を，そこに住み，そこで呼吸するための生存の基盤として必要とする．空間は，その人に必要な糧を提供する」[5]と述べていることからも裏づけられる．つまり，入所後，そこで生活して行くための基盤である自分の空間を確認できることが，安定した生活のために"必要な糧"を提供されることにつながり，混乱を少なくするといえる．

空間の確保を行った後，温かい飲みものや昼食などを提供することも，混乱を軽減することにつながる．そのときに，提供して終わりではなく，援助者も隣に座り，短い時間でも静かに時を共有することも，認知症の人にとって誰かが助けてくれるという感覚を得ることにつながると考える．

(3) 3段階目：居室にこもる時間を確保する

常に共有スペースで刺激を受け続けるだけではなく，自分の時間がもてる空間を保障することが重要である．これは先行研究において，居室にこもりながら，スタッフに対して積極的に好意的にかかわり，さらに身近な入所者とかかわりを深めて適応をしていたことや，Lawtonが「認知症高齢者が自分の時間の20%を一人で部屋で過ごすと，残りの80%の時間で社会性と社会的接触が増加した」[6]と述べていることから導きだした援助である．その一方で，居室にこもることを重視するあまりに，周囲からの生活刺激量が減少し，孤独感や孤立感を強める危険性もある．このことは，他者との関係のなかで自分を認識する機会を減少することにつながり，社会的存在としての自分を見失ってしまう可能性も否定できない．

つまり，居室にこもって自分の時間をもち，生活するうえで必要な力を得る機会を保障しながら，適度に共有スペースで他者とかかわりながら，生活を送れるような環境づくりをする必要がある．

(4) 4段階目：援助者が身近な存在になり，気軽に会話できるようにする

認知症の人は，注意深く人との距離をはかりながら，かかわろうとしている．そのため，援助者は黒子のような存在となり，今の思いをふともらし，困ったときには助けを求めることができるような距離で適応を見守る．見守るときに，行動や表情の変化を捉えながらさりげなく声をかける，常に相手を尊重する姿勢を守るという基本的な援助を行う．また，時間を共有するなかで，相互の喜怒哀楽を感じ，やりとりすることも生活者としては重要な援助であると考える．

(5) 5段階目：自由で安全に行動できる環境を提供する

認知症の人は，入所後の環境のなかで，自分が落ち着ける場所や人を自分でみつけて，適応しようとしている．援助者は，認知症の人の身体状況，内服薬，精神的な状況などを統合的にアセスメントして，その人が自由で安全に行動するために必要な環境づくりを個々に立案し，提供することが求められる．

以上が，入所後の混乱を少なくする援助プロトコルである．認知症の人の生活基盤を保障しながら生理的な欲求を満たすことが，自らの力を使って適応をしていくことにつながると考える．

4. まとめ

入所という環境変化は，認知症の人にとって非常に大きな衝撃となる．だからといって，援助者が変化を少なくするような働きかけだけをすることは，認知症の人の心身の機能を低下させ，生活者としてもっている適応力や順応力を衰えさせることにつながる．認知症があっても，自分で適応する力をもっていると援助者が信じて，生活基盤を保障しながら生理的な欲求を満たすような援助を行うことで，自らの力を使い他者と相互作用のあるかかわりをしながら，生活を構築することができると考える．援助者が本プロトコルを用いて，チームで情報を共有しながら，小さな反応を逃さず，さまざまな工夫を行い，笑いとユーモアをもってかかわっていくことが，入所後の混乱をより少なくするといえる．

<文　献>
1) 大辞林
2) 日本建築学会編：認知症ケア環境事典．p15，ワールドプランニング，2009．
3) 久米真代・高山成子・丸橋佐和子：中等度から重度の痴呆患者が入院環境になじんでいくプロセスに関する研究．老年看護学，9 (2)：124-132，2005．
4) 久米真代・高山成子・西山みどり：認知症高齢者の入所後の適応プロセス―居室開放型施設での適応行動の観察から―．神戸市看護大学紀要，14：11-20，2010．
5) Bernhard Pauleikhoff (曽根啓一訳)：人と時間．pp52-60，星和書店，1982．
6) Lawton MP：Psychosocial and environment approaches to the care of senile dementia patients. Proc Annu Meet Am Psychosocial Assoc, 69：265-278, 1980.

★援助目標：自らの適応力を使い，入所後1カ月以内に自分のペースで生活できる

<第1段階：同施設への入所経験を確認する>

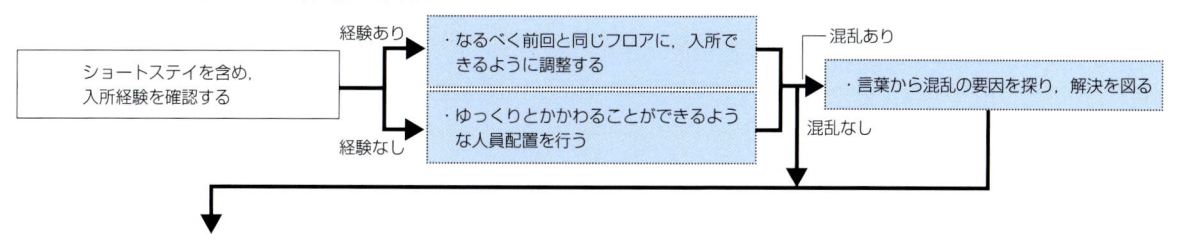

ショートステイを含め，入所経験を確認する
- 経験あり → ・なるべく前回と同じフロアに，入所できるように調整する
- 経験なし → ・ゆっくりとかかわることができるような人員配置を行う
- 混乱あり → ・言葉から混乱の要因を探り，解決を図る
- 混乱なし

<第2段階：入所当日は早めに居室へ案内し，食事を提供する>

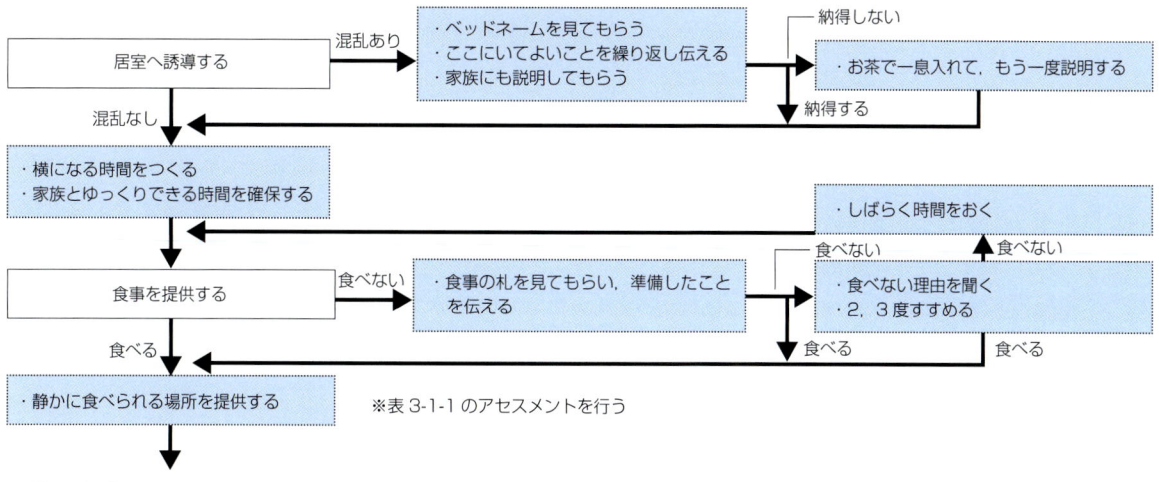

居室へ誘導する
- 混乱あり → ・ベッドネームを見てもらう / ・ここにいてよいことを繰り返し伝える / ・家族にも説明してもらう
  - 納得しない → ・お茶で一息入れて，もう一度説明する
  - 納得する
- 混乱なし → ・横になる時間をつくる / ・家族とゆっくりできる時間を確保する

食事を提供する
- 食べない → ・食事の札を見てもらい，準備したことを伝える
  - 食べない → ・食べない理由を聞く / ・2, 3度すすめる
    - 食べない → ・しばらく時間をおく
    - 食べる
  - 食べる
- 食べる → ・静かに食べられる場所を提供する

※表3-1-1のアセスメントを行う

<第3段階：居室にこもる時間を確保する>

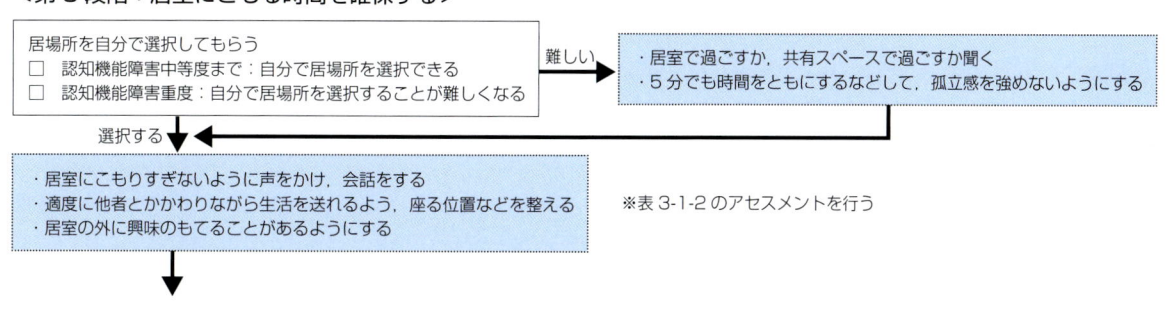

居場所を自分で選択してもらう
☐ 認知機能障害中等度まで：自分で居場所を選択できる
☐ 認知機能障害重度：自分で居場所を選択することが難しくなる
- 難しい → ・居室で過ごすか，共有スペースで過ごすか聞く / ・5分でも時間をともにするなどして，孤立感を強めないようにする
- 選択する → ・居室にこもりすぎないように声をかけ，会話をする / ・適度に他者とかかわりながら生活を送れるよう，座る位置などを整える / ・居室の外に興味のもてることがあるようにする

※表3-1-2のアセスメントを行う

<第4段階：援助者が身近な存在になり，気軽に会話できるようにする>

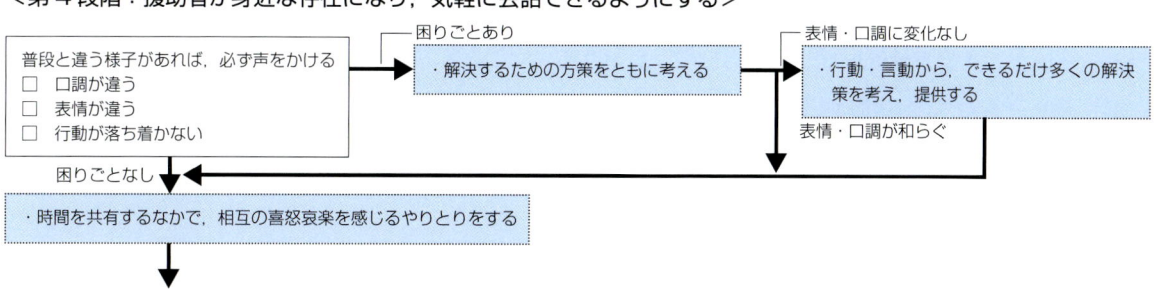

普段と違う様子があれば，必ず声をかける
☐ 口調が違う
☐ 表情が違う
☐ 行動が落ち着かない
- 困りごとあり → ・解決するための方策をともに考える
  - 表情・口調に変化なし → ・行動・言動から，できるだけ多くの解決策を考え，提供する
  - 表情・口調が和らぐ
- 困りごとなし → ・時間を共有するなかで，相互の喜怒哀楽を感じるやりとりをする

<第5段階：自由で安全に行動できる環境を提供する>

・身体状況（発熱，疼痛，掻痒感，便秘など）を確認し，対応する
・内服薬の効果を評価し，効果のないものは医師と相談する
・自由で安全に行動できる環境を考えて提供する（転倒リスクのアセスメント結果などを踏まえて）

図　入所直後の環境適応の看護プロトコル

2 生活における自己決定の看護

1. 自己決定について

1) 自己決定とは

　自己決定とは，人間の生得的な権利と欲求[1]で，「自分に関わることを他人の判断にまかせるのではなく，自ら決定すること」[2]と定義される．自己決定の概念については，自律概念と結びついた「自己決定」と，人権概念の延長線上に位置づく権利概念としての「自己決定」がある[3]．

　本節では自己決定を，人間の尊厳を支える権利概念として捉えると同時に自律概念として捉え，認知症の人が最後まで，より自律的に，尊厳ある生活を送るための援助方法の1つとして，「自己決定を支える看護」を示していく．

2) 認知症の人の自己決定

(1) 認知症の人の自己決定とは

　医療現場における自己決定については治療方針に関して取りあげられることが多く，これは認知症の人においても同様である．しかし，認知症の人の視点から生活をみると，目が覚めてから眠りにつくまでの1日は自己決定の連続であり[4]，その人の生活を支援する看護師は，食事や排泄，更衣などの生活行動に関する自己決定にも目を向ける必要がある．

　認知症の人は疾患の進行に伴い，状況に応じた適切な決定や思いを言語化して表現することが困難になるといわれるが，援助者が選択肢を準備して選択を促せば，重度者でも「(飲み物は) これがいい」などと明確な意思を示すことが報告されている[5]．筆者が実施した研究でも，看護師が意識的に生活のなかで自己決定の機会(選択の機会)を繰り返し提供することで，認知症の人が「(服は) あちらがいい」などの明確な意思を示すようになった[6]という報告がある．また，臨床現場においても，思わぬ場面で認知症の人が自分の意思を示す場面に遭遇することがあるだろう．認知症の人は決定できないのではなく，徐々に自己決定することが困難な状況となりつつあるなかで，周囲が自己決定の機会自体を提供しないことにより，「自分で決めたい」という欲求が低下しているのかもしれない．

　本プロトコルでは，認知症の人の自己決定を「認知症の人が，援助者の支えを受けながら，自分の意思で行動を選択・決定し，決定に基づき行動すること」と定義し，看護師が日々の生活援助の際に積極的に自己決定の機会を提供し，認知症の人が自己決定過程に参加できるように支援する．

(2) 認知症の人の生活における自己決定への看護

　自己決定は，人間の尊厳を支えるうえで非常に重要な概念であると同時に，人は行動を自己決定することで，行動に対する動機づけが向上し意欲的に取り組めるということも知られている[7]．

　EL Deci は，自己決定の基本構造として5つの段階を示し，選択肢が提示され内発的動機づけが高まることによって自己決定することができ，欲求が充足されるとしている（図3-2-1）[8]．本プロトコルでは，Deci の理論をもとに，認知症の人の生活における自己決定を支える看護介入の枠組みを作成している（図3-2-2）．

　筆者らが実施した研究では，この枠組みをもとに生活援助を実践することで，認知症の人が「(飲み物は)

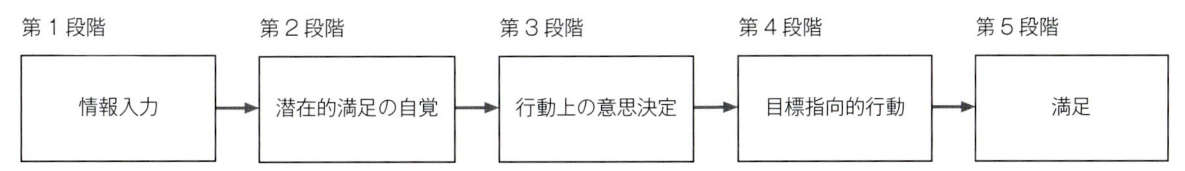

第1段階	第2段階	第3段階	第4段階	第5段階
情報入力	潜在的満足の自覚	行動上の意思決定	目標指向的行動	満足

■図 3-2-1. 自己決定された行動についての有機的理論の基本構造
(EL Deci：The Psychology of Self-Determination．1980，石田梅男訳，自己決定の心理学—内発的動機づけの鍵概念をめぐって，pp64-74，誠信書房，1985．)

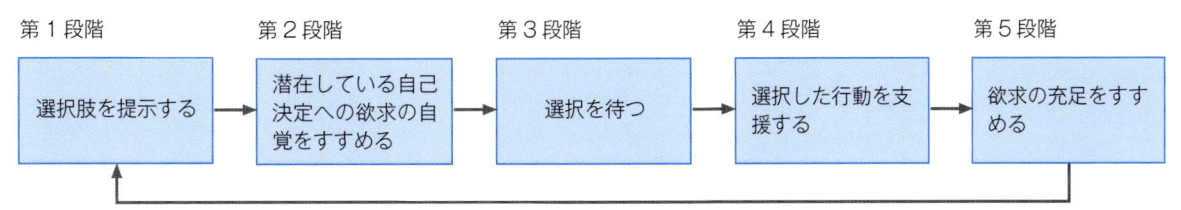

第1段階	第2段階	第3段階	第4段階	第5段階
選択肢を提示する	潜在している自己決定への欲求の自覚をすすめる	選択を待つ	選択した行動を支援する	欲求の充足をすすめる

■図 3-2-2. 認知症高齢者の自己決定に対する意欲を高める看護介入の枠組み

コーヒーがいい」「(服は) こちらがいい」などの意思を表出して行動できた (あるいは意思を示せるように変化した) のみではなく, 介入が行動への動機づけとなり, 生活への意欲が向上する可能性を示唆する結果が得られた[6,9]. つまり, 「認知症の人の生活のなかでの自己決定への看護」とは, 認知症の人の自己決定過程への参加を促す支援であると同時に, その人自身の自己決定への欲求を高め, 生活への意欲を高めることを目指す支援である.

2. 認知症の人の自己決定にみられる特徴

1) 認知症の人の自己決定

　認知症の人の決定は, 活動内容や状況に応じて変化するため, "自己決定できる/できない"と一律に評価すべきではない. 筆者らが行った先行研究においても, 間食については「コーヒーがいい」と選択の意思を示すが, 更衣に関しては「どっちでもいい」と言う, あるいは, 更衣について「どっちでもいいよ, 気にしないから」と言った人が, 別の日には「そりゃあ, こちらがいいよ」と明確な意思を示すなど, 活動内容や状況に応じて変化した.

　認知症の人の自己決定への支援の際には, 次に示す認知症の原因疾患や重症度に応じた特徴を踏まえつつ, どのようにしたら認知症の人が自己決定の過程に参加できるかという視点で評価し, 柔軟に対応していくことが望まれる.

2) 認知症の原因疾患と重症度による自己決定の特徴

　認知症の人は疾患の進行 (重症度) に伴い, 意思疎通が困難になるといわれる. 筆者らが行った先行研究では, 認知症の程度が軽度〜中等度 (MMSE15点以上) の人は, 何を食べるか, 何を着るかなどの意思を明確に示せることが多かった. また, 日常生活動作 (ADL) が自立しており, 自分で決めて行動できる場面が多かった. しかし, 中等度 (MMSE14点以下) 〜重度の人になると, 意思の示し方が「(飲み物の選択の際に) お盆の上にあるほうがいい」「どちらでもいい」など曖昧になった. さらに, 言語でのコミュニケーションが困難になり, 思いを言葉では表出しなくなると, 食事・更衣などの生活行動は援助者が判断して実施する場面が多かった. つまり, 重度者ほど, 周囲が意思を理解することが難しくなり, 認知症の人が自己決定過程へ参加する機会が減少するということである.

　また, 認知症の原因疾患に関しては, 血管性認知症 (VaD) の場合, 重度化しても自分の思いを言葉で周囲に伝えられる[10]ため, 他の原因疾患に比較し意思を確認しやすいと考えられる. 一方で, アルツハイマー病 (AD) の場合は, VaDに比べて自分の思いを言葉で表出せず[10]周囲の誘導に応じやすいため, その人

自身が決定できる場面でも援助者主導で行動する可能性がある．前頭葉症状の強い前頭側頭型認知症（FTD）の場合では，病初期から「わが道を行く行動」と表現される行動が現れる[11]ため，軽度から状況に合わせた決定は困難になると思われる．レビー小体型認知症（DLB）の場合は，認知機能の動揺性がある[12]ため，自分の意思を明確に示せる場合と，示すことができない場合が混在すると推察される．

　認知症の人の自己決定の支援とは，決して本人の自由に任せるということではなく，援助者の介入が必要になるということを忘れてはならない．認知症の人の自己決定にみられる特徴を踏まえ，本人や周囲にとっても安全で不利益のない決定を行うためにはどのような支援が必要かを，慎重に検討する必要がある．

3. 自己決定の看護プロトコル

1）援助の基本姿勢

(1) "選択できる／できない"に関わらず，繰り返し自己決定の機会（選択の機会）を提供する

　自己決定の支援とは，「生活のすべてを自分で決めるための支援」ではなく，認知症の人自身が「自己決定できる機会をもっている」と知覚し，自己決定への欲求を自覚できるよう支援することである．そのためには，"選択できる／できない"に関わらず，繰り返し自己決定の機会を提供する必要がある．また，「食べたい食事を食べる」「着たい服を着る」などは長年慣れ親しんだ行動であり，繰り返し選択肢を提示されることで手続き記憶が活性化され，「私はこれが好き」などの記憶を想起・再生できるようになる可能性もある．

(2) 必ず，本人にどちらがよいかを聞く

　認知症の人の意思を理解する際，「〇〇さんはこちらが好きだろう」という生活歴を踏まえることがある．とくに高齢者施設においては，援助者と入所者が馴染みの関係になり，援助者が好みをよく知る立場になるが，本プロトコルにおいては選択肢を提示し，「どちらがいいですか？」と本人に聞くことを重要視する．なぜならば，援助者が「選択肢を提示すること」と「どちらがいいかを聞く」ことは，認知症の人の自己決定への欲求の自覚を促すと同時に，選択肢を提示されることによる視覚や聴覚からの感覚刺激，および「どちらにしようか」と考え「こちらが好き」と決定する際の前頭葉刺激[13〜15]を意識しているからである．さらに，本介入は生活における決定であり，「パンがあるならお茶にしよう」「どっちでもいい，決めてください」など，その時の状況や気分などで思いが変化する．必ずその都度，本人の思いを聞くということを大切にしていきたい．

(3) 援助の効果を「選択できた」「選択できなかった」で評価しない

　本プロトコルを用いた援助を実践しても，認知症の人自身が選択できない場合もある．しかし，選択できないから意味がないということではない．前述したように，認知症の人の自己決定の援助において最も重要なことは，本人が「選択をすすめられている」「自己決定を尊重されている」という感覚を得ることである．そのためには，"選択できた／できない"にとらわれすぎず，彼らが自己決定の過程に参加するということを重要視するべきである．

2）アセスメント

(1) 理解の程度や意思の示し方のアセスメント

　認知症の人に対して自己決定の機会を提供する際には，選択肢を提示した際の行動を観察し，選択を促されていることを理解できているか，選択肢の内容を理解できているか，どのような方法で意思を示すかなどを確認する．表3-2-1に示すように，選択肢を提示された際の反応は，認知症の重症度に応じた様相を示す傾向にある．

　前述したように，認知症の人の決定は活動内容や状況に応じて変化するため，一度評価して終わりなのではなく，アセスメントと援助を繰り返す必要がある．注意すべきことは，重度化して言語的コミュニケーショ

■表3-2-1. 重症度に応じた理解の程度や意思の示し方

	軽度	中等度	重度
・選択を促されたことを理解でき，提示された内容も理解できている	□「こちらがいい」「こちらが好き」など言葉で意思を示す	□「こちらがいい」「こちらが好き」など言葉で意思を示す □うなずく	□「こちらがいい」「こちらが好き」など言葉で意思を示す □うなずく □好みのものに視線を向ける，笑顔になる □好きな食べ物（飲み物）は一気に食べ，嫌いな場合は顔をしかめる
・選択を促されていることを理解できていない ・提示された選択肢の内容を理解できていない	□「ようわからん」と言う	□「ようわからん」と言う □どちらかを選ぶのではなく，提示された物品に関する別の話をする □「したくない」「いらない」などと言う □「どちらでもいい」と言う	□「ようわからん」と言う □どちらかを選ぶのではなく，提示された物品に関する別の話をする □「したくない」「いらない」などと言う □「どちらでもいい」と言う □意思表示しない

ンが困難になれば，認知症の人自身に選択の意思があったとしても，それを表現しないために，援助者の誘導に応じて行動してしまう可能性が高いということである．選択を促した際の反応をよく観察し，どのような方法で選択を促すことにより，意思を示すことができるのかを検討する．

(2) 生活行動のアセスメントと援助方法の検討

生活のなかでの自己決定への看護においては，個人の能力をアセスメントすることも重要だが，長く継続するためには，生活環境における人的・物的環境をアセスメントし，どの活動に対してどのように援助することができるのかを検討することも重要である．ここでは，食事，排泄，清潔，活動の4つの日常生活行動について述べる．

①食事（間食）

食事は，認知症の原因疾患や重症度，ADLレベルに関わらず，毎日必ず提供される援助である．また，重度の場合でも食事に関しては意思表示するといわれ[16]，理解力に応じて選択肢の提示方法を検討すれば，自己決定できる可能性の高い生活行動である．

集団生活において食事のメニューを個人の好みに合わせて準備することは難しいので，例えば主食はパンにするか，ご飯にするかなどの一部分でも選択の機会を提供できないかを検討する．また，間食の際の飲み物は，選択する人自身も認知症の原因疾患や重症度に関わらず選択しやすく，援助者も選択肢を準備しやすい．

②排泄

排泄は，軽度から援助が必要な場合と，重度化しても自立している場合がある．排泄行動を観察し，自立している場合は見守りで，介助が必要な場合には利用するトイレの場所をたずねるなど，個人の能力や生活環境に合わせて援助方法を検討する．

③清潔（更衣）

重度化すると，季節や状況に応じた衣類の選択が難しくなり，また，種類がたくさんありすぎると混乱するようになる．季節に応じた衣類を2種類程度準備すると，色の好みで選択が可能なため，物品認知が困難な重度の人でも選択しやすい．

しかし，援助者からみると選択肢となる衣類を準備できない，更衣の援助に時間がかかるなどの難しさがある．毎日毎回，身に着けている衣類をすべて自分で選ぶのではなく，生活環境や個人の能力をアセスメントし，上着は本人が選びズボンは援助者が準備する，毎日ではなく入浴後に着る衣類は決めてもらうなど，無理なく続けられる方法を検討する．

④活動（レクリエーション活動）

レクリエーション活動は，「どちらがいいですか？」と言葉で選択を促したり，使用する物品を提示するという方法では，活動内容の理解が困難な場合や，興味がもてない場合がある．その場合，実際に活動場面を見せたり，一緒に行ってみたりするとよい．また，重症度だけでなく個人の嗜好も考慮する必要がある．全体でのレクリエーションの際に選択肢を準備することが難しい場合は，個別レクリエーションの機会を設けることができないかを検討する．

3）ケア

本プロトコルでは，援助を5段階に分けて進めていく．

(1) 1段階目：選択肢を提示する

はじめに行動の選択肢を提示する．この1段階目の援助は非常に重要である．なぜならば，選択肢が提示されていることが理解でき，自己決定を促されていることが理解できれば，2段階，3段階と進むことができるからである．アセスメントを踏まえて選択肢の具体的な提示方法を検討し，認知症の人自身が「選択をすすめられている」と自覚できるように支援する．

選択肢の提示方法の例を**表3-2-2**に示す．この際，視覚や聴覚などの感覚刺激を与えることを意識する．

(2) 2段階目：潜在している自己決定の欲求の自覚をすすめる

人が自己決定的になるためには，生まれながらにもっている自己決定への欲求を自覚する必要がある．認知症の人は，自己決定の機会を提供されないことで，自己決定への欲求が低下している可能性がある．繰り返し行動の選択肢を提示し，「これにしますか？」と本人の意思を確認することで，「自分で決めてもいい」「自分で決めたい」という自覚を促すことが重要である．

(3) 3段階目：選択を待つ

①選択できるように支援する

認知症の人は，提示された選択肢からすぐに選択することは難しい．援助者は，その人が選択の意思を示すまで，せかさずにそばで待つ必要がある．この際，単に待つのではなく，その人が援助者や他入所者と相互にかかわりながら選択できるように支援する．次に支援方法をあげ，具体例を示す．

■表3-2-2．認知症の重症度および生活行動の自立度に応じた選択肢の提示方法

認知症の重症度／生活行動の自立度	食事	（間食）	排泄	清潔（更衣）	活動（レク）
□軽度〜中等度 □自立	・メニューのなかで選択肢を用意することが可能な場合は用意する ・自分の食べたい順番で食べられるように援助する	・間食を2種類用意できる場合は用意する ・間食の選択肢を用意することが難しい場合は，飲み物を2種類用意する	・見守る	・自室にタンスがある場合は，自分で衣類を選んでもらう ・衣類がスタッフ管理の場合は衣類を2種類用意する	・活動を2種類用意する ・集団レクのなかで選択肢の用意が難しい場合は，個別レクの機会を設ける
□軽度〜中等度 □一部介助（できる動作，できない動作にばらつきがある） □中等度〜重度 □一部介助	・メニューのなかで選択肢を用意することが可能な場合は用意する ・自分の食べたい順番で食べられるように援助する（部分介助では動作が止まったら声掛け，全介助では何から食べたいかたずねるなど）		・トイレ誘導時にトイレの場所の選択を促す	・衣類を2種類用意する	(MMSE15点以下) ・活動を実施している場面を見せ，興味がある活動への参加を促す ・活動のなかで選択できる部分をつくる（塗り絵の場合は塗る作品を選んでもらう，色を選んでもらうなど）
□重度 □全介助			・介入は難しいので，他の生活行動で選択の機会を設ける		

- 援助者や他入所者とやりとりしながら選択できるようにする： 援助者が選択肢を提示した後の認知症の人の反応に注意し，お互いにやりとりする過程で，その人が自分の意思を示すことができる．
  （例）援助者がコーヒーか紅茶の選択を促し，「コーヒーがいい」と選択したが「おいしくない」と言う．「砂糖を入れますか？」と提案して砂糖を入れると，「おいしい」と言いコーヒーを飲んだ．
- 援助者に相談して選択できるようにする： 援助者に相談し考えを支持されることで安心して選択できる．
  （例）援助者が服を提示すると，「これはどう？」と聞く．「素敵ですよ」と答えると「素敵じゃないよ」と言いながらも選択した．
- 周囲の行動を模倣して選択できるようにする： 言葉での説明では活動内容の理解が困難である場合がある．内容に興味がもてない場合でも，目で見たりその場の楽しそうな雰囲気を感じたりして，選択できる．
  （例）援助者がレクの参加を促すと，「忙しいんです．勘弁して」と言うが，レクが始まると参加した．

②選択の促しに対する反応に合わせて対応する．

選択の意思を示した場合は第4段階目に進むが，選択できない／選択しない場合もある．この場合の反応として，「したくない，いらない」と言う，「どちらでもいい，など選択を援助者にゆだねる」「意思表示しない」という3つの反応が考えられる．この反応に合わせて，その後の援助を実践する．

(4) 4段階目：選択した行動を支援する

認知症の程度やADLレベルから判断し，できるだけ自分で行えるようにかかわることが重要である．自立している場合は選択した物品を手渡す．介助が必要な場合は，できるだけ自分で行えるようにできない部分のみ介助する．全介助の場合でも，「こちらからでいいですか？」など，行動の順番をたずねながら援助することが望ましい．とくに全介助の人は，重度の認知症である場合が多く，3段階目の行動の選択は援助者が判断して選択していると予測され，4段階目の「行動を支援する」場面でのかかわりが自己決定の支援となる．

(5) 5段階目：欲求の充足をすすめる

最後に，認知症の人自身が選択して実行した行動に対して，「おいしかったですか」とたずねる（間食），「お似合いですね」と感想を述べる（更衣）などが，自己決定への欲求の充足をすすめる援助となる．このようなかかわりによって，選択した結果がよいものだった，自分で選択することができたという自信を得ることになり，次の活動への意欲につながっていくと考えられる．

4. まとめ

生活における自己決定への看護において最も重要なことは，認知症の人が「生活のなかで自己決定できる機会をもっている」と知覚できることである．その観点を忘れず，個人の能力やその日の体調のみならず，施設環境などからも総合的にアセスメントし，介入する生活行動や援助方法を柔軟に検討する必要がある．

本プロトコルを用いた援助を繰り返し実践することで，はじめは自分の意思を明確に示さない場合でも，意思を示すように変化することが期待できる．また，認知症の人自身が「自分で決めたい」「自分で活動したい」という思いをもてるようになれば，日々の生活そのものへの意欲が高まり，自律的な生活を送ることにつながっていくと考える．毎日の生活のなかで，援助者が本プロトコルによる援助を繰り返し実践することが望まれる．

<文　献>
1) 仲村優一：社会福祉辞典．誠信書房，1974．
2) 新村出：広辞苑．第6版，岩波書店，2008．
3) 臼井正樹：自己決定と福祉―自己決定概念の福祉分野における意義と限界―．社会福祉学，41（1）：135-149，2000．
4) 永田久美子：痴呆のある高齢の人々の自己決定を支える看護．老年看護学，2（1）：17-24，1997．
5) 高山成子，水谷信子：中等度・重度認知症高齢者に残された現実認識の力についての研究―看護者との対話から―．日本看護科学会誌，21（2）：46-55，2001．
6) 渡辺陽子：高齢者施設で生活する中等度・重度認知症高齢者に自己決定の機会を提供する看護介入の有効性についての検討．人間と科学：県立広島大学保健福祉学部誌，11（1）：29-40，2011．
7) E. L. デシ，R. フラスト／桜井 茂男訳：人を伸ばす力―内発と自律のすすめ．新曜社，1999．
8) E. L. Deci：The Psychology of Self-Determination．1980，石田 梅男訳，自己決定の心理学―内発的動機づけの鍵概念をめぐって，pp64-74，誠信書房，1985．
9) 渡辺陽子，高山成子：施設で生活する中等度・重度認知症高齢者の自己決定の機会を提供する看護介入の効果．老年看護学 14（1）：5-15，2010．
10) 渡辺陽子，高山成子，大津美香：アルツハイマー型認知症と血管性認知症にみられる収集行動の比較と看護援助方法の検討．日本認知症ケア学会誌，12（2）：510-521，2013．
11) 繁信和恵：FTDの症候学－映像でみるFTDの主要症候．老年精神医学雑誌，21（増刊 - Ⅰ）：105-110，2010．
12) 長濱康弘，松田実：因子分析に基づくDLBの精神症状の理解．老年精神医学雑誌，21（増刊 - Ⅰ）：92-97，2010．
13) Matsumoto K, Suzuki W, Tanaka K：Neuronal Correlates of Goal-Based Motor Selection in the Prefrontal Cortex. Science, 301：229-232, 2003.
14) 秋月祐子，川島隆太：情動の機能解析．最新医学，58（3）：448-454，2003．
15) 川島隆太：神経心理学コレクション　高次機能のブレインイメージング．医学書院，pp159-162，2002．

★援助目標：認知症の人の自己決定に対する意欲を高める

<第1段階：選択肢を提示する>
- 2種類の選択肢を提示する
- 提示の際は，視覚・臭覚・触覚などの感覚刺激を与えることを意識する
- □軽度：「コーヒーと紅茶，どちらがいいですか？」（間食）「どちらが好きですか？」など，言葉で説明し，たずねる選択肢を目の前に提示できる活動については，選択肢を見せる
- □中等度：選択肢を目の前に見せるだけでなく，手で触れられるものは自由に触ってもらう．食べ物（飲み物）はにおいを嗅いでもらう
- □重度：選択肢を，必ず目の前に提示する．手で触れるものは自由に触ってもらう．活動している場面を見せる．食べ物（飲み物）はにおいを嗅いでもらい，可能であれば一口食べてもらう

↓

<第2段階：潜在している自己決定への欲求の自覚をすすめる>
- 「〜しますか？」とたずねる（「〜しましょう」とは言わない）
- 選択を促されることによる混乱を避けるため，介入1場面につきたずねるのは2回までとする

↓

<第3段階：選択を待つ>

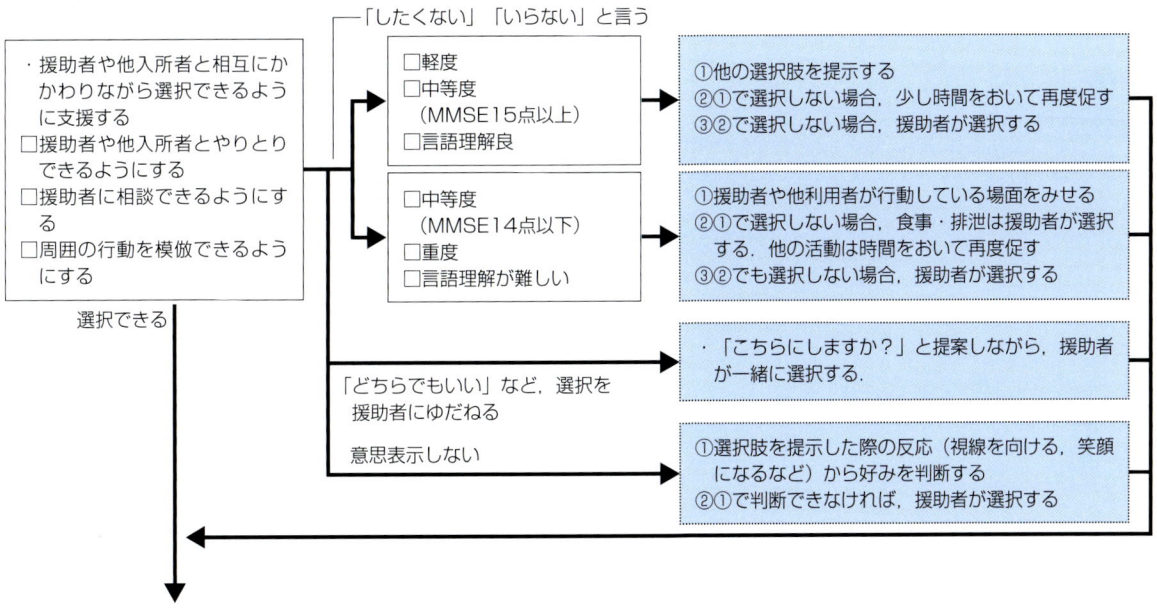

- 援助者や他入所者と相互にかかわりながら選択できるように支援する
- □援助者や他入所者とやりとりできるようにする
- □援助者に相談できるようにする
- □周囲の行動を模倣できるようにする

「したくない」「いらない」と言う
- □軽度
- □中等度（MMSE15点以上）
- □言語理解良
→ ①他の選択肢を提示する
　②①で選択しない場合，少し時間をおいて再度促す
　③②で選択しない場合，援助者が選択する

- □中等度（MMSE14点以下）
- □重度
- □言語理解が難しい
→ ①援助者や他利用者が行動している場面をみせる
　②①で選択しない場合，食事・排泄は援助者が選択する．他の活動は時間をおいて再度促す
　③②でも選択しない場合，援助者が選択する

「どちらでもいい」など，選択を援助者にゆだねる
→ ・「こちらにしますか？」と提案しながら，援助者が一緒に選択する．

意思表示しない
→ ①選択肢を提示した際の反応（視線を向ける，笑顔になるなど）から好みを判断する
　②①で判断できなければ，援助者が選択する

選択できる ↓

<第4段階：選択した行動を支援する>

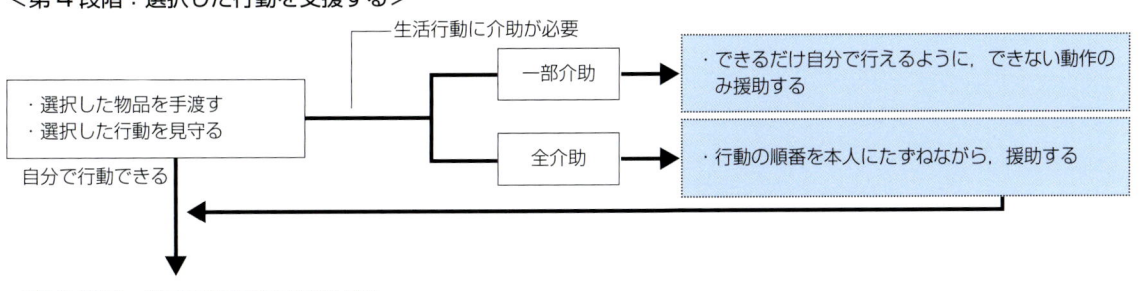

- 選択した物品を手渡す
- 選択した行動を見守る

生活行動に介助が必要
- 一部介助 → できるだけ自分で行えるように，できない動作のみ援助する
- 全介助 → 行動の順番を本人にたずねながら，援助する

自分で行動できる ↓

<第5段階：欲求の充足をすすめる>
「おいしかったですか？（食事）」「いい色ですね（更衣）」など，欲求の充足を促すための声かけを行う

図 自己決定の看護プロトコル

3 独居生活者の看護

1. 独居生活者について

1）独居生活と高齢者

　高齢者の独居世帯は，著しい高齢化率の上昇や子どもとの同居率の低下などによって，2004（平成16）年の373万世帯から，2010（平成22）年には502万世帯と増加してきている[1]．高齢者が独居生活を始めるきっかけは，配偶者の死，子どもの巣立ちなどである．さらに近年では，離婚率や生涯未婚率の増加，出生率の低下などの背景から，今後身寄りのない独居高齢者が増加していくことが予測される．

2）独居生活をする認知症の人

　現在，独居生活をする認知症高齢者の数は発表されていないが，独居の高齢者世帯が急速に増加していること，その26.1％が要支援・要介護状態にあるという現状，および要支援・要介護状態の原因の第2位が認知症ということ[2]などから，高齢で独居生活をする認知症の人が増加していることが推察できる．

　認知症高齢者が独居生活を継続するうえで，看護師が担う役割は大きく，具体的な援助方法を早急に明らかにする必要がある．そこで本節では，認知症高齢者の独居生活について述べることとする．

2. 認知症高齢者の独居生活にみられる特徴

　家族と同居している高齢者，もしくは頻回に家族が連絡を取っている高齢者の場合は，家族が比較的早い時期に異変に気づき，かかりつけ医に相談して，もの忘れ外来を受診することが可能となる．しかし，独居生活者の場合は，本人の異変に気づくことができず，周囲から何らかの情報が入ったとしても「年のせい」と軽く流されることもある[3]．また，独居生活を送っている高齢者の場合，認知症の症状があっても身体機能が自立している場合が多いことや，日頃の症状を説明する家族がいないため，介護度が軽く判定されてしまい，使える介護サービスもかぎられてしまうことが多い．

　独居の認知症高齢者については，火やたばこの不始末による火災の危険，不衛生な環境，内服管理や健康管理，悪質業者による金銭トラブルなど，数々の問題があげられている[4～7]．そのため，介護支援専門員や別居している家族が心配し，施設入所に移行することや，地域住民から施設入所を迫られることもある[8]．しかし，認知症と診断されると同時に「もう一人暮らしは無理だ．施設に入所してもらう」と周りの者が決断することは，彼らのできる能力を奪ってしまうことにもつながりかねない．

　認知症の症状が進行すると独居生活にも限界が訪れるが，1日でも長くその人の望む自分らしい生活を維持するには，どうしたらよいだろうか．

3. 認知症高齢者の独居生活の看護プロトコル

　前述したように，認知症高齢者に対する援助方法を早急に明らかにする必要があるが，現時点ではいまだ模索されている段階である．本節では，独居生活を支援するうえで必要なアセスメントの視点，および認知症高齢者への聞き取り調査にもとづいた援助の視点について述べる．

1) 援助の基本姿勢

援助の基本姿勢として，次の3つがあげられる．

(1) 本人の「独居生活をしたい」という意思を尊重する

筆者らの先行研究によると，独居生活を送る認知症高齢者は，日々の生活のなかでもの忘れを自覚しつつも，「しっかりしよう」「自分で選んだ道だから」と自らを奮い立たせ，自分でできることは自分でし続けていた．その強い意志こそが，認知症の進行を予防し，独居生活の原動力となっていると考えられる．

(2) 本人の語りに耳を傾ける

認知症の中核症状に記憶障害があることから，彼らの語りを最初から聞こうとしない，もしくは軽く流してしまうということが，現在でも往々にしてみられる．しかし，認知症になっても，"語る力がある"ことを信じて耳を傾けることで，彼らが実際に何に困り，どんな体験をしているのかを知ることができる．そして，どうすれば本人が困らずにすむのか，彼らが自分でできることは何かをともに考えていくことが，彼らの生活を支えることだといえる．その過程によって，彼らは困った出来事をすべて受け止めてくれる家族や支援者に感謝し，信頼を寄せ，「自分でもしっかりしよう」と独居生活を続けるモチベーションを維持することができると考える．

(3) 日々の生活環境の変化を敏感に察知する

独居生活者は，同居者がいないことから認知症の症状による生活の変化が見落とされやすい．彼らが一人のとき，どんなことが起こっているのかを予測するためには，短時間であっても，注意深く観察することが必要である．例えば，冷蔵庫の中に同じ食材が多数入っていたり，賞味期限の過ぎたものがいつまでも保存されていたり，時にはシンクの中に焦げた鍋が置かれたままになっていたり，財布の中に小銭がやたらと増えていたりすることがある．それらの事象から何が起こっているかを予測することは，症状の悪化予防や危険回避を行っていくうえで重要な手がかりとなる．

2) アセスメント

(1) 本人の意志を確認する

独居生活に移行した時期に，自分自身で「一人暮らしをする」と希望したのか，そして，認知症になった現在も，本人が独居生活の継続を望んでいるのかを確認する必要がある．筆者らの先行研究では，独居生活を送っている認知症高齢者は，寂しさや不安を抱えながらも自立意識や周りへの感謝の思いをもって，生活していることが明らかになった．そのうえで，「自分らしく生きたい」「一人暮らしを続けたい」と主張していた（図3-3-1）．逆に「寂しくてたまらない」「仕方なく一人暮らしをしている」という悲観的な思いでは，認知症の症状が出現したときに，自分で自分を支えることは困難になるといえる．

(2) 他者の支援を受け入れる姿勢があるか

独居生活を継続するうえで，頻回に訪問する家族がすぐ近くに住んでいる場合を除いて，他者の支援を受け入れる姿勢があることが必須条件となる．介護認定を受けずに，他者の介入を拒否し続けて近隣の人から通報が入ることは，決して珍しくない．また，介護支援専門員らがケアプランを立案しても，他人を家に入れることを固く拒否する場合，独居生活の継続は難しいといえる．「独居生活をしたい」「自分らしく生きたい」という自立心は必要である．だが，社会から孤立した状態に陥ることを防止するためには，自立心を保

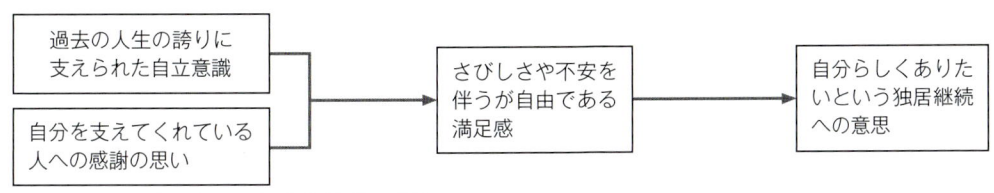

■図3-3-1．独居する認知症高齢者の感情

過去の人生の誇りに支えられた自立意識／自分を支えてくれている人への感謝の思い → さびしさや不安を伴うが自由である満足感 → 自分らしくありたいという独居継続への意思

ちながらも，できないことが増えてくる自分を認め，他者からの援助を受け入れる姿勢が必要である．

(3) 本人の抱える困りごとは何か

　独居生活者が認知症になり，記憶障害や見当識障害などが出現すると，必ず生活のなかで困りごとが出現する．その困りごとは「物をどこにしまったかわからない」「電化製品の使い方がわからなくなった」「買い物がうまくできなくなった」など，さまざまである．なかには「訪問販売に騙されたことがある」「道に迷って警察に世話になったことがある」という深刻なものもあった．

　そのような困りごとについて，筆者がインタビューをした事例（**事例3-3-1, 2**）で共通していることは，本人はその出来事を明確に覚えており，それを語ったということである．その時の光景が目に浮かぶような語りぶりには筆者も驚きであった．その語りは，その出来事がその人たちの情を大きく揺さぶったものであり，扁桃体を含む情動回路を経過した記憶であることを示している．

（事例3-3-1）

　アルツハイマー病と診断されているAさん（90歳代女性，HDS-R：15点）は，筆者が名刺を渡して自己紹介をしても，話の途中で「ところであんたは誰やった？　名刺どこに置いたやろう？」と繰り返しては，照れ笑いをしていた．しかし，訪問販売の件について，詳しく教えてほしいとお願いしたときには，「お恥ずかしい話やで」と前置きをして，赤裸々に語った．

　「なんや，金（きん）を買ってほしいって2人が来たんよ．ほんで，お金出しに行ったんや．けどね，私は買うなんて言うてへんのにね，向こうが丁寧に言うしね，私も，もっとはっきりしなかったのが悪いけどね，買うなんて言うてないのに，無理にすすめられて，車に乗せられて，ずっとおかしい，おかしいって思いよったんよ」Aさんは，車中での心境や，その後の銀行でのやりとりなどを話した．数百万円を失ったAさんは，近くに住む娘にすべてを話した．その後の家族会議で，A氏は自分の貯金の管理を子どもたちに託すこととなった．

　「通帳見たらわかるわ．ああ，この年がぼけのはじまりやったんやって．情けないけど仕方がないわ」と言って，Aさんはきゅっと口を結んだ．

（事例3-3-2）

　血管性認知症のBさん（80歳代女性，HDS-R：19点）は，思うように言葉が出ず，「もうまどろっこしいわ」と話の途中で繰り返していたが，言葉につまりながらも自分が迷子になった時のことを話した．

　「他の人に聞こうと思ってね，女の人を捕まえてね，ええと…，住所もわからない．まあどうしようかしらと思うて．ずんずん暗くなるしね，まだ寒い時期やったし．ほんで，交番がある，そばにあるはずやのに見つからないの．家のほうでも大騒ぎになっていた」と話した．鍵と携帯電話を見せながら「持っていくの忘れんように，家の鍵をつけられた．鳴ったらここ押してとるだけ．こっちからは，ようかけない」と照れ笑いをしていた．

---

(4) 日常生活行動の障害

　認知症の症状が進行すると，日常生活のなかでできないことが少しずつ増えてくる．買い物などでは，最初は買い忘れがあり，自分でメモを取るなどして対処するのだが，次第に献立を立てることや調理するなどの過程が難儀になり，その結果，惣菜や弁当，パンなどによる食事に変わっていく．また，簡単な掃除はできるが，物を定位置に戻すことが困難になって，室内が散乱し始め，何をどこにしまったかわからず，探し物をすることが多くなる．服装も何を着ていいかわからず，同じ服を何日も着るようになったり，順番がわからなくなり不自然な重ね着をしてしまったりすることもある．このように，認知症の症状による生活障害

はあげればきりがない．それは，同居者がいると，気づいて声掛けや援助ができるのだが，独居であり身体的に自立しているがゆえに，周囲に気づかれにくいともいえる．

(5) 健康管理面

認知症の初期にかけては，自分の健康状態を自覚し，かかりつけ医や病院へ定期的に通院することができる．しかし，認知症が進行すると，受診することそのものに対して，精神的，手続き的に大変さを感じ始めたり，医師の説明の理解が困難になってきたりする．既往症に高血圧や糖尿病などのある高齢者は，内服忘れやインシュリンの注射の手技が困難になり，コントロールができなくなることも多い．また，夏に水分摂取や室温の調整ができず脱水症や熱中症になる高齢者，冬に風邪をひいても受診せずに肺炎を引き起こす高齢者も多く，早期からの定期的な体調管理が必要である．

(6) 周囲の支援者の有無

わが国では，高齢者の支援は介護保険や医療保険などの公的支援が主であるが，地域によっては民生委員や見守り推進員，地元のボランティアなどによる支援が期待できることもある．独居高齢者を取り巻く支援者がどの程度存在し，彼らが具体的にどのような支援をするのかを把握したうえで，多職種とも連携し，介護支援専門員がケアプランを立てていく．時に，親切な友人や近隣の人とのつながりによって，トラブルが生じることもありうる．ケア提供者は，あくまでもその関係性を冷静に見極めつつ，トラブルを未然に防ぐように努めなければならない．

3) ケア

本プロトコルでは，援助を5段階にまとめている．しかし，看護の提供の場が本人の自宅であるという特性や，認知症の原因疾患や重症度，地域性や家族背景などを考慮すると，このかぎりではない．

(1) 1段階目：本人の在宅生活への意思を確認する

本人の意志の確認が重要であることは，「アセスメント」の項目で述べたとおりである．「独居生活を継続したい」という意志があれば尊重し，継続の意志がなければ施設への入居を検討する．ここで，気をつけなくてはならないことは，本人が「このまま独居生活をしたい」と言葉で表出しても，それが，子どもへの遠慮や気兼ねであったり，経済的な面で不安があったりするがゆえに，あえて独居をしたいと意思表示している可能性もあることである．本心を聞くために，「はい」か「いいえ」ではなく，なぜ独居生活がよいのかなどを具体的に聞き，家族などから本人の性格や家庭事情などの情報も得たうえで，慎重に本人の意志を確認していくことが重要である．

(2) 2段階目：公的・私的支援の受け入れ状況を確認する

①介護サービスの受け入れ状況

本人が嫌がらないかぎり，デイサービスを利用することを提案する．デイサービスを利用することによって，社会性を維持することができ，四季に応じた行事や日々のレクリエーションに参加することによって，認知症の進行を予防することが可能である．また，入浴や食事もデイサービスで行うことができ，その際，全身状態や体調を確認することもできる．

しかし，デイサービスを利用しても，早い段階で訪問介護や看護を導入する必要がある．それは，生活空間を観察できるようになり，早期に異変に気づけるため，また，認知症が進行してからでは，他者が家に入ることも難しくなるためである．訪問を拒否して鍵をかけたり，大声を出して抵抗したり，暴力を振るったりするようになると，かぎられた時間内に必要なケアを提供することは非常に困難になる．

②家族による協力の状況

別居している家族が徒歩圏内に居住し，頻回に訪問している場合は，本人の変化にも気づきやすく，家事の面でも協力が得られるため，「本人のできること」をしてもらい，できないことのみを援助することが可能になりやすい．例えば，本人にご飯だけを炊いてもらい，おかずを家族が差し入れするなどである．

家族が遠方に住んでおり，年に1～2回程度しか電話しない場合などは，変化に気づきにくく，直接の協力は得られにくい．その場合は，電話で話す機会を増やしてほしいことや，孫などの写真を送ってほしいことなどを家族に依頼する．たとえ離れていても「自分を気にかけてくれる家族がいる」という安心感に支えられる人も多い．また，家族からその人の性格や好みを聞くことでケアに生かせることもある．さらに，認知症が進行して施設入所を検討する時期のために，早期から家族とまめに連絡を取って，状況を報告することが必要である．

(3) 3段階目：本人の自覚している困りごとで，緊急性の高い困り事から対応する

　まず重要なことは，困った体験や事件について話を聞いたとき，「また，同じようなことが起こるから…」「もっとひどいことが起こる可能性もあるから…」と，すぐに独居生活をやめさせるような決断をしないことである．どうすれば本人が困らずにすむのか，その人が自分でできることは何かをともに考えていくことがその人の生活を支えることだといえる．

　前出の事例3-3-1，2においては，その事実を知った家族が「この状態では一人暮らしは危険だ」という判断をせず，何らかの工夫をして独居生活を継続していることが共通していた．他にも「電化製品の使い方がわからなくなった」と語った人の家に，"DVDの見方"を記した手書きの紙が貼られており，「これを見て，なんとかやっとります」と述べていた例や「ゴミ出しがわからないから，書いてもらっている」と指したカレンダーに，"生ゴミ（の日）""不燃ゴミ""びん"と記入されていた例があった．

(4) 4段階目：本人の自覚している困りごと以外で，介入が必要な事項に対応する

　独居生活は，同居者がいないことにより，認知症による生活の変化が見落とされやすい．事例3-3-1，2にあるように，認知症高齢者は，感情を揺さぶられるような出来事を鮮明に覚えている．その一方で，日々の生活のなかで繰り広げられる小さなことは忘れられていたり，本人も気づかなかったりすることが多々あると思われる．例えば，冷蔵庫の中に同じ食材がいくつも収納されている，ゴミが分別されておらずすべて同じ袋に入っている，本人の好みとは思えないような物を購入している，以前は外出好きだったが家の中にこもるようになった，几帳面できれい好きだったが部屋が散らかっていることが増えてきたなど，あげればきりがない．

　これらの変化に対して，「何かおかしい」と直感が働くのは，やはり本人の性格や嗜好，価値観などを熟知している家族ではないだろうか．家族が頻回に訪れることで，本人が語らなくても，生活から感じる些細な変化から何が起こっているかを予測し，さりげない援助や工夫を行うことが可能である．公的サービスで生活空間の変化を毎日観察するには限界がある．近所に住む家族，あるいは友人などのキーパーソンが必要といえる．また，家族が遠方にいる場合には，密に連絡をとり，本人の性格や嗜好，趣味などについての情報を得ておくことで変化に敏感に対応できる．

　事例3-3-3は，介護支援専門員によるCさんへのインタビュー内容の一部である．

（事例3-3-3）

　Cさんが担当しているDさん（80歳代男性，HDS-R：14点）は，妻が亡くなってから独居生活をしている．息子は，市外在住で仕事が忙しく，1～2カ月に1回程度の訪問である．Cさんはため息をつきながら話した．「布団は敷きっぱなしで，湿っていたし，(宅配業者に)お弁当を頼んでも片づけができなくて，虫がわいていたこともありました．ついこの前まで，車にも乗っていて後ろをぶつけた跡がいっぱいあって，それはさすがに息子さんに引き取ってもらったんですけど…．デイサービスにも行っているので，ヘルパーを毎日入れるには単位が足りないんです．この先厳しいです」

①火災の回避

　認知症高齢者が独居生活を継続するうえで，危険回避は重要な支援である．とくに火災については，近隣への延焼や命を落とすような惨事につながりかねないため，できるだけ早い時期（もの忘れが出現し，それを自覚している初期段階）の対応が求められる．高齢者が「自分はずっと家で生活したい」と意思表示をした時点で，ガス調理器をIH調理器に変更することも早すぎることではない．記憶障害が出現してからでは，変更した調理器具の使い方に慣れることは非常に困難である．

　記憶障害が出現してから，対応せざるをえない場合は，まず，ガスを使わないことを本人に了承してもらい，食事は，訪問介護や宅配弁当を利用すること，ポット，オーブンレンジなどを使用して調理することとする．

　また，喫煙者に対しては，決まった場所で安全に吸うことや，一人では吸わないことなどのルールを定める必要がある．このルールが守れない場合は，いくら本人が「気をつけます」と言っても喫煙を断念させるべきである．

②内服薬の管理

　筆者の研究においては，内服薬に問題が発見されてから周囲の介入が始まるというケースがきわめて多かった．すなわち，薬の残数が合わなかったり，「足りない」と訴えたりすることが多くなり，「自己管理は難しい」と判断されてから対策がとられているケースである．

　高齢者は，薬剤に対しての過敏性が高く，副作用も生じやすいことから，飲み誤りによる重篤な事態を起こしかねない．処方された薬袋に「朝食後2錠」「朝・夕1錠」「朝・昼・夕1錠」と書いたものを6つも7つも保管しており，その都度，薬袋の文字を見ながら薬の準備をしている高齢者を見かけるが，これだと間違いが生じるのも無理はない．できるだけ少量の薬剤を少ない回数で飲めるような処方をすること，1包化することなどを依頼するなど，医師や薬剤師との連携が必要である．

　内服薬を正確に飲み続けるためには，早期から本人に適した内服方法を提案し，認知症の症状に合わせた介入を検討する必要がある．例えば，アルツハイマー病の場合，最初は記憶障害による飲み忘れが多く，その後，見当識障害が出てくるため，曜日や朝・昼・夕の間違いなども生じてくる．残薬を数えて間違いを指摘すると「最初から数が足りなかった」と答える人も多い．早期から，薬カレンダー（曜日，朝・昼・夕ごとに薬剤を入れることができる製品）を利用することで，飲み忘れ，飲み誤りを抑制することができる．その際，できる人には自分で日付を記入してカレンダーにセッティングしてもらい，できなくなった場合は家族や看護師が手伝う．それでも飲み忘れや誤りが続く場合には，訪問介護やデイサービスの職員と連携して，毎食誰かが配薬するなどの介入が必要である．

③身体の清潔

　自宅で自分で入浴をしていたが，認知症の症状が出現すると，着替えの準備の困難さ，風呂掃除の困難さ，洗髪ができなくなる，なくなっても買い足すのを忘れるなどの理由から，入浴回数が減ることもある．本人が嫌がらないかぎりは，週に1〜2回デイサービスにて入浴することが望ましいが，本人が拒否するときは，訪問介護や訪問看護で入浴の援助をすることが必要である．また，爪切りや耳垢の掃除なども自分では行き届かなくなるため，必要時には介入する．その際，できるだけ同じ支援者が行うようにして，長期的に信頼関係を築くことも重要である．

④金銭管理

　認知症の初期段階では，印鑑や通帳，財布のしまい場所を忘れて探す場面がよくみられる．症状の進行に伴い，預貯金の出し入れが困難になったり，小銭の扱いがわからずお札で支払いをするようになるため，財布の中に小銭ばかりが増えてしまったりすることが生じる．また，近年，高齢者を狙った悪質な詐欺も多く，認知症の有無に関わらず注意が必要である．独居をしている場合，早い時期から家族に財産管理をゆだねる

か，成年後見制度の利用も検討していく必要がある．

(5) 5段階目：健康状態を確認する

　認知症初期までの段階では，自分の体調について訴えることができる．また，「風邪をひいた」「体がしんどい」などと自覚して，自分で受診して内服薬を持ち帰ってくることもあるため，症状の観察と内服薬が飲めているかなどの介入が必要である．認知症が進行すると，自分の症状をうまく伝えられなくなることが増えるため，生活状況の変化から何が生じているかを予測しながら，身体状況を観察していくことや多職種と密に連携していくことが必要になってくる．例えば，排便がどのくらいのペースであるのかなどは，本人にたずねても詳細がわからない．本人の腹部症状を観察するのはもちろんのことだが，訪問介護職と連携して自宅のトイレットペーパーの減り具合を確認すること，デイサービスの職員から排泄回数などの情報を得ていくことが必要である．また，一人で家にいるときに転倒しても，本人は何も言わないこともありうる．あるいは，一人で外出して，骨折や外傷を負ったとしても，自分で受診しない可能性もある．室内の環境（壁やふすまの状態が変わっている，物の場所が違うなど）や本人の動作や表情などを観察すること，入浴時に打撲や外傷の跡がないかを確認し，他職種と情報交換すること，互いの推察も重要となってくる．

4. まとめ

　認知症高齢者の独居生活は，健康状態の悪化や認知症の進行により，必ず限界の時期が訪れる．本人の思いを尊重し，援助者側の視点だけでなく，本人が困っていると感じていることに視点を置き，本人のできない部分を支援していくことが重要といえる．

<文　献>
1) 内閣府：平成24年版高齢社会白書（概要版）．
2) 厚生労働省：平成24年国民生活基礎調査．
3) 川上浩美：認知機能が低下し始めた独居高齢者を在宅でどのように支えていくべきか．認知症ケア事例ジャーナル，3(1)：55-58，2010．
4) 守屋文夫，他：高齢者の家屋火災死－その社会的側面と個体的側面－．法医学の実際と研究，48：253-259，2005．
5) 二宮佐和子：処遇困難な在宅高齢者のケアコーディション．大阪府立大学看護学部紀要，12(1)：115-120，2006．
6) 関なおみ，他：単身痴呆高齢者の在宅支援の行政援助職が苦慮した事例の分析．保健医療社会学論集，13(2)：55-65，2002．
7) 今岡美紗穂：退院後の生活に向けての援助－独居である高齢者が病とともに生きるには－．老年看護，37：59-61，2006．
8) 沖田裕子：認知症者の生活は支えられているか－とくに独居の認知症者をめぐって．老年精神医学雑誌，21(1)：44-51，2010．

★援助目標：認知症高齢者が必要な援助を受けながら，独居生活を継続することができる

＜第1段階：本人の在宅生活への意志を確認する＞

・独居生活を希望しているか
　→（していない）・施設入所の検討を提案する
　→（している）
・本人の「独居生活を継続したい」という意思を尊重する

＜第2段階：公的・私的支援の受け入れ状況を確認する＞

□他者の支援を受け入れる姿勢がある
□慣れた者なら受け入れる
（拒否する相手や，拒否する原因などもアセスメントする）
　→（ない）・どうしても受け入れができないときは，施設入所の検討を提案する
　→（ある）
・多職種と協力しながら，馴染みの関係を築き，できるだけ同じ人が訪問する
・本人に支援を受け入れる必要性について説明するとよい

＜第3段階：本人の自覚している困りごとで，緊急性の高い困り事から対応する＞

・何に「困っている」と感じているのか
・認知症の症状とどのような関連があるのか
・どうすれば困らずに済むのか
・本人ができる部分は何か
・どんな援助が必要か

→

・どうすれば困らずにすむかを本人とともに考える
・最初からすべてを介助するのではなく，本人ができる部分はやってもらい，できない部分のみを支援する
・本人ができる部分に関して，自信がつくような声掛けを行う

＜第4段階：本人の自覚している困りごと以外で，介入が必要な事項に対応する＞

生活状況の変化を敏感に察知する
・室内の状況はどうか
・本人の服装や身だしなみはどうか
・カレンダーはめくられているか
・冷蔵庫の中身はどうか（同じ食材を買いだめしていないか，賞味期限の切れたものがないか）
・ごみ箱の中はどうか，ごみの分別できているか

とくに介入検討の優先度が高い事項に問題がないか
□火の始末
□内服薬の管理
□身体の清潔
□金銭管理

→（介入の必要な事項がある）
火の始末が困難である
・ガスを使わないことを了解してもらう
・宅配弁当などを利用する
→（つづく）

→（介入の必要はない）
（つづく）

図　認知症高齢者の独居生活に対する援助プロトコル

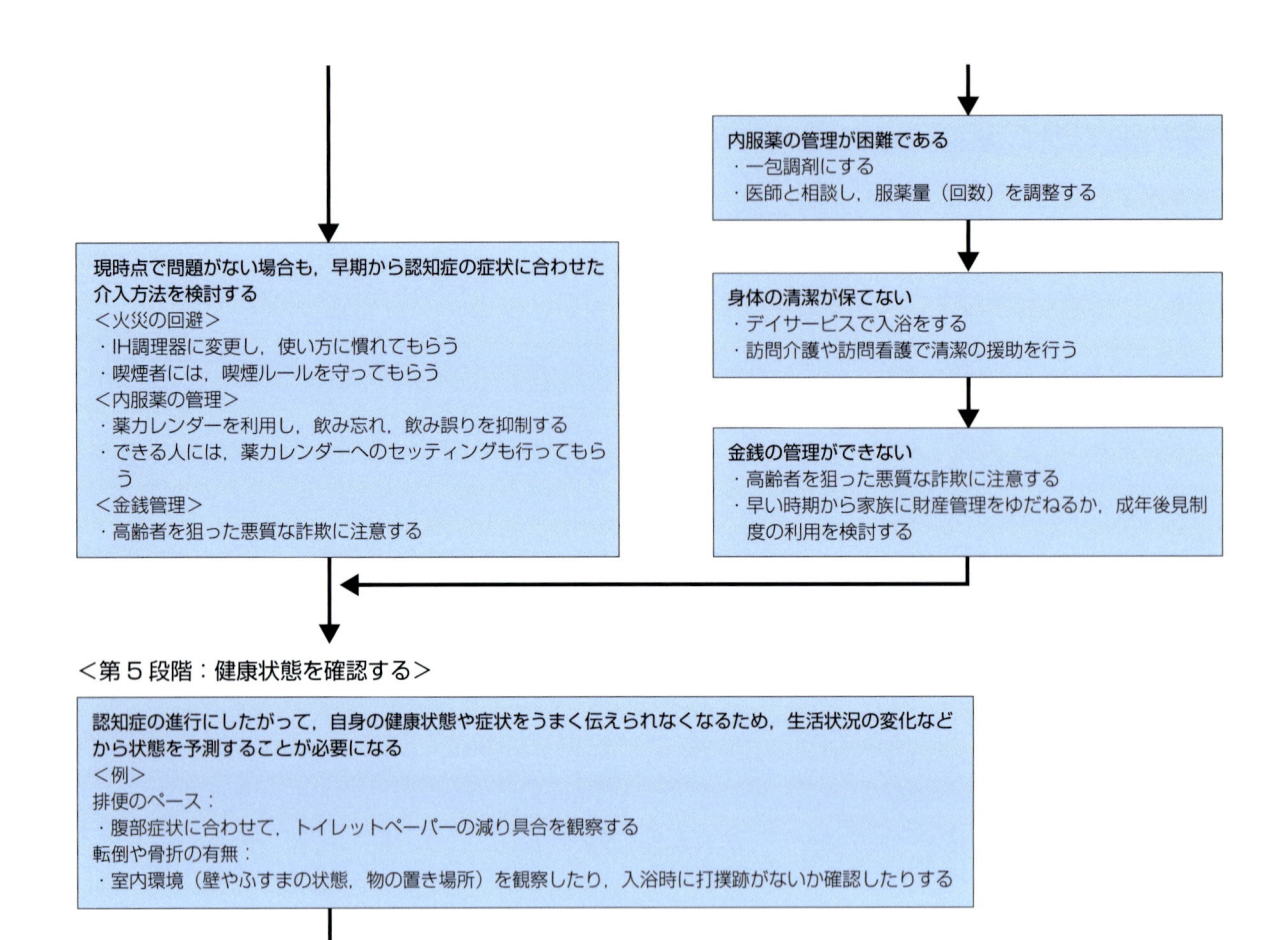

```
                                                          ↓
                                          ┌─────────────────────────────────────┐
                                          │ 内服薬の管理が困難である              │
                                          │ ・一包調剤にする                      │
                                          │ ・医師と相談し，服薬量（回数）を調整する│
                                          └─────────────────────────────────────┘
                                                          ↓
┌──────────────────────────────────────────┐  ┌─────────────────────────────────────┐
│ 現時点で問題がない場合も，早期から認知症の症状に合わせた│  │ 身体の清潔が保てない                  │
│ 介入方法を検討する                        │  │ ・デイサービスで入浴をする            │
│ ＜火災の回避＞                            │  │ ・訪問介護や訪問看護で清潔の援助を行う │
│ ・IH調理器に変更し，使い方に慣れてもらう    │  └─────────────────────────────────────┘
│ ・喫煙者には，喫煙ルールを守ってもらう     │                  ↓
│ ＜内服薬の管理＞                          │  ┌─────────────────────────────────────┐
│ ・薬カレンダーを利用し，飲み忘れ，飲み誤りを抑制する│  │ 金銭の管理ができない                  │
│ ・できる人には，薬カレンダーへのセッティングも行ってもら│  │ ・高齢者を狙った悪質な詐欺に注意する   │
│  う                                      │  │ ・早い時期から家族に財産管理をゆだねるか，成年後見制│
│ ＜金銭管理＞                              │  │  度の利用を検討する                   │
│ ・高齢者を狙った悪質な詐欺に注意する       │  └─────────────────────────────────────┘
└──────────────────────────────────────────┘
```

＜第5段階：健康状態を確認する＞

認知症の進行にしたがって，自身の健康状態や症状をうまく伝えられなくなるため，生活状況の変化などから状態を予測することが必要になる
＜例＞
排便のペース：
・腹部症状に合わせて，トイレットペーパーの減り具合を観察する
転倒や骨折の有無：
・室内環境（壁やふすまの状態，物の置き場所）を観察したり，入浴時に打撲跡がないか確認したりする

＜第1段階へ＞

対象の状況に応じて，定期的に（1回／3カ月など）在宅生活を継続する意志や，生活における困りごとを確認する

（つづき）

第4章
医療問題のある認知症の人への看護

1 心不全のある認知症の人の看護

2 肺炎のある認知症の人の看護

3 疼痛管理が必要な認知症の人の看護

4 終末期にある認知症の人の看護

1 心不全のある認知症の人の看護

1. 心不全について

1）心不全の病態生理

　心不全には急性心不全と慢性心不全がある．発症までの経過と代償機転が機能するかどうかにより急性と慢性に分類される．

　急性心不全は「心臓に器質的および/あるいは機能的異常が生じて急速に心ポンプ機能の代償機転が破綻し，心室拡張末期圧の上昇や主要臓器への灌流不全をきたし，それにもとづく症状や徴候が急性に出現，あるいは悪化した病態」と定義され[1]，急速に心機能が破綻し，代償機転が機能しなくなった状態である．

　一方，慢性心不全は「慢性の心筋障害により心臓のポンプ機能が低下し，末梢主要臓器の酸素需要量に見合うだけの血液量を絶対的にまた相対的に拍出できない状態であり，肺，体静脈系または両系にうっ血をきたし日常生活に障害を生じた病態」と定義され[2]，慢性に経過し心機能が低下していくが，代償機転が機能している状態である．また，慢性心不全の急性増悪とは「慢性心不全の代償機転が短期間に破綻し，病態が急速に悪化した病態」と定義される[1]．

2）心不全の発症要因

　心不全の原因は，虚血性心疾患，高血圧，心筋症，浸潤性疾患，内分泌・代謝疾患，栄養障害，薬剤，化学物質，弁膜症，先天性心疾患，不整脈，心膜疾患などさまざまであるが，高齢者の心不全の原因は，虚血性心疾患，弁膜症，不整脈，高血圧，心筋症が主体となっている[3]．近年では心筋梗塞後の心不全が急増しており，心筋梗塞患者では全身の動脈硬化が進行していることから，腎機能低下の症例も多く，腎機能の低下が患者の予後を悪化させる因子となっている[4]．

　慢性心不全患者では65歳以上の高齢者の占める割合が高く[5]，後期高齢期にある心不全患者では，認知症の罹患率も高いといわれている[6]．循環器疾患は認知症の発症誘因であり，循環器疾患への罹患率が高い高齢者では心不全を合併していると認知症へ移行しやすい．また，循環器疾患は認知症に悪影響を与え[7]，認知症の進行を早めてしまう可能性がある．

3）心不全の悪化とその要因

(1) 再入院による悪化

　慢性心不全の急性増悪を繰り返すことによって，心機能が低下し，これに伴い，ADLや認知機能の低下も予測されることから，重症化予防としての疾病管理は非常に重要である．しかしながら，慢性心不全のある高齢の認知症の人の多くが再入院を繰り返している[8]．また，再入院を繰り返す患者の予後は極めて不良である．

　心不全の一般的な悪化要因には，感染症，合併症の増悪，不整脈などの医学的要因や，塩分・水分制限の不徹底，治療薬の内服不良など，不良なアドヒアランスから生じる要因がある．一方，認知症高齢患者にみられる心不全の悪化要因については，これらの一般的な要因に加えて，表4-1-1 に示すように，記憶障害や実行機能障害などから生じる「塩分・水分制限の不徹底」「治療薬の内服不良」「独居による自己管理不足」「食事の過剰摂取」「治療薬の過剰服薬」「身体の過度の不活動」，見当識障害やBPSDによって生じる「徘徊や

■表 4-1-1. 認知症のある高齢慢性心不全患者の再入院の要因

塩分・水分制限の不徹底	貧血
治療薬の内服不良	季節変化
感染症	コントロール不良の高血圧
合併症の増悪	身体の過度の不活動
独居による自己管理不足	徘徊や多動による過活動・過負荷
脱水	治療薬の過剰服薬
認知機能障害による自己管理不足	喫煙
不整脈	拒食
発熱	身体的・精神的ストレス
服薬拒否	冷感
食事の過剰摂取	

(大津美香・森山美知子・眞茅みゆき：認知症を有する高齢慢性心不全患者の再入院の要因と在宅療養に向けた疾病管理の実態．日本循環器看護学会誌，8 (2)：37-38，表2，2013．より一部改変)

多動による過活動・過負荷」「拒食」「服薬拒否」などがある[8]．医学的要因が関連している一方で，生活管理により悪化予防が可能なものも多くみられる．

在宅で療養している慢性心不全のある高齢の認知症の人が，再入院を繰り返す社会的環境には，独居であること，老老介護を受けていること，家族介護者が不在であること（家族と同居していても日中独居の状態を含む）があげられている[8]．認知症の人が疾病の自己管理を遂行することは困難であるため，家族の協力や，社会資源による支援を受けて，疾病の管理を行うことが重要である．そのため，悪化予防に向けては，認知症の人だけでなく，家族や介護職員などの支援者に対しても指導を行い，疾病管理を理解し，適切に実施してもらうことが必要となる．

(2) 感染による悪化

高齢になるにつれ細胞性免疫が低下するため，感染しやすい状態となり，肺炎に罹患すると，呼吸困難や低酸素血症を生じ，心不全を悪化させてしまう．また，感染により発熱すると頻脈が誘発され，心負荷が増大し心不全を悪化させてしまう[9]．慢性心不全のある高齢の認知症の人では，塩分・水分制限の遵守，治療薬服用の遵守などの治療の徹底のみならず，感染を予防するための生活管理もまた重要となる．

2. 心不全の症状のアセスメント

1) 心不全の一般的な症状のアセスメント

急性心不全および慢性心不全の急性増悪期の臨床所見を表 4-1-2 に示す[10]．

心不全は，左心不全と右心不全に分類される．左心不全では，左心系の障害により全身への血液の供給が低下し，肺うっ血をきたす．そのため，息切れ，咳・痰，呼吸困難などの症状が認められる．一方，右心不全では，右心系の障害により体静脈と腹部諸臓器にうっ滞をきたし，浮腫，体重増加，腹部膨満感などの症状が認められる．また，左心不全が続くと，肺うっ血から肺高血圧が生じ，右室へ負荷がかかるため，右心不全も併発し，両心不全となる．多くの心不全患者では両心不全を呈するといわれている．

2) 認知症の人をアセスメントする際の留意点

認知症の人は，急性心不全および慢性心不全の急性増悪期においても自覚症状に乏しく，自ら症状を訴えることが困難になる．そのため，表 4-1-2 に示した心不全の臨床所見を客観的に日々観察し，症状の悪化の有無や程度をアセスメントすることによって，悪化の早期発見および早期治療へつなげ，重症化を予防していくことが大切である．

また，慢性心不全の急性増悪期にある認知症の人には，不穏，興奮，言語的身体的攻撃性，多動，徘徊などの攻撃的で活動性のある BPSD が出現しやすく[11]，突然不穏状態になる，暴力的になるなどの BPSD が出現した場合は，心不全が悪化している可能性がある．心不全の客観的な臨床所見に加え，BPSD の出現も

■表 4-1-2. 心不全の臨床所見（アセスメント内容）

	左心不全	右心不全
自覚症状	・労作性，安静時呼吸困難，息切れ ・発作性呼吸困難，起座呼吸 ・咳嗽 ・全身倦怠感，易疲労感 ・冷汗 ・夜間多尿（比較的早期），乏尿（重度） ・消化器症状 ・精神神経症状（集中力低下，記銘力低下，意識障害など）	・浮腫 ・体重増加 ・食欲不振 ・悪心，嘔吐 ・右季肋部痛 ・腹部膨満
身体所見	・四肢冷感，末梢性チアノーゼ ・血圧低下，脈圧減少 ・湿性ラ音 ・頻脈 ・過剰心音（Ⅲ音，Ⅳ音）	・頸静脈怒張 ・浮腫 ・肝腫大 ・腹水，胸水 ・黄疸

（池亀俊美・宇都宮明美：4 心不全に関する病態生理③急性心不全の病態生理．「心不全ケア教本」眞茅みゆき・池亀俊美・加藤尚子編集，p51, 表8, メディカル・サイエンス・インターナショナル，2012. より一部改変）

また心不全の悪化徴候を早期に発見するためのアセスメント指標となる．

3）心不全のある認知症の人のアセスメント・プロトコル

認知症の人に特徴的な心不全の悪化徴候をとらえるためのアセスメント・プロトコルを図 4-1-1 に示す．

認知症の人は，心不全の悪化に際して，苦痛を自ら訴えることが困難になるため，日々の生活のなかで心不全の悪化徴候の出現に注意を払う必要がある．ただし，認知症の重症度によっては，苦痛を訴えることが可能である場合もあり，まずは主観的な訴えを聴取することが大切である．苦痛を訴えられない場合には，攻撃的多動的な BPSD の出現が悪化兆候のサインとなるが，フィジカルアセスメントや検査データなどを活用して，客観的に心不全の悪化兆候を捉えて，早期治療につなげていくことが大切である．

(1) 夜間の不眠や，攻撃的多動的な BPSD を呈していないか

左心不全では肺うっ血，肺水腫により，仰臥位をとると呼吸困難や息苦しさを感じ，睡眠をとることが困難になる．また，左心不全から生じる呼吸困難，息苦しさや，右心不全から生じる右季肋部痛，腹部膨満感などの症状が出現すると苦痛を感じるが，自ら訴えることが困難であるため，不穏や興奮が誘発され，ケアに対して抵抗を示す，徘徊が出現するなど，攻撃的多動的な BPSD を呈することとなる．

(2) 夜間尿量（尿失禁量）の増加，あるいは乏尿（尿失禁量の減少）はないか

右心不全では末梢毛細血管圧が上昇し，静脈うっ血による体重増加，下肢浮腫がみられ，夜間では仰臥位になると，下肢に貯留していた血液が上体に移動するため尿量が増加する．排泄行動の自立が困難な認知症の人では，夜間尿失禁量が増加し，失禁による不快から不穏や多動などの BPSD を生じることもある．重症例では乏尿となる．浮腫，体重増加，尿量増加の有無をアセスメントするためには，定期的な尿量測定，

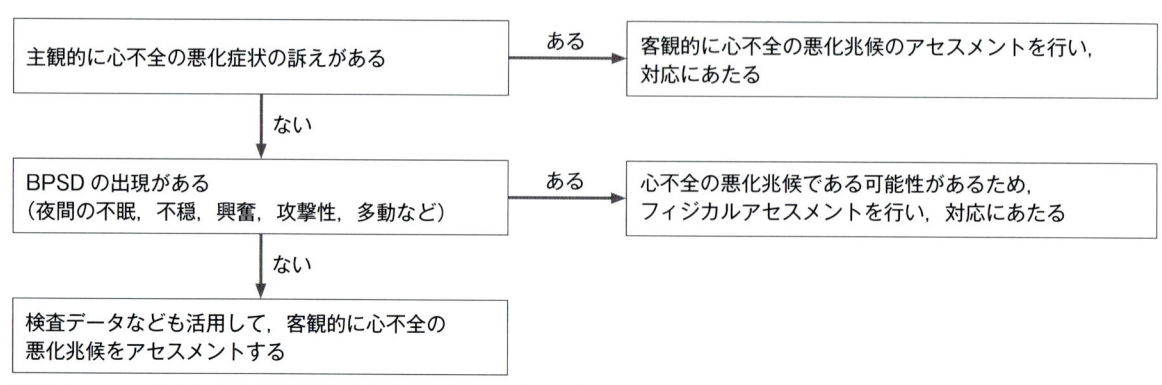

■図 4-1-1. 心不全のある認知症の人のアセスメント・プロトコル

体重測定が有用である．

(3) 日中の活動量の減少，認知症の中核症状の悪化や意識障害がないか

左心不全では心拍出量が減少し，血液の供給を受けている臓器に低酸素症状が現れ，全身倦怠感・易疲労感から，活動量が減少することがある．皮膚の低酸素症状では，冷感，冷汗，チアノーゼが現れる．また，脳への血液供給量不足では，集中力低下，記銘力低下など認知症の中核症状が悪化し，重症例では意識障害が生じることもある．

(4) 消化器症状が出現していないか

右心不全では静脈うっ血により，胸水，腹水，消化管浮腫が生じ，食欲不振，腹部膨満感，悪心・嘔吐などの消化器症状が出現する．認知症の人は，自ら訴えることが困難であるため，食事摂取量の減少や平常と比較して何となく元気がないことなども消化器症状出現の手がかりとなる．

3. 心不全のある認知症の人の症状悪化を予防するための看護

(1) 服薬管理

慢性心不全では，心不全の重症度に応じた薬物治療指針が出され，心不全のステージ別（ステージ A：危険因子を有するが，心機能障害がない，ステージ B：無症状の左室収縮機能不全，ステージ C：症候性心不全，ステージ D：治療抵抗性心不全）の治療が行われる．患者の心不全の重症度に応じて，アンジオテンシン変換酵素（ACE）阻害薬，アンジオテンシンⅡ受容体拮抗薬（ARB），β遮断薬，抗アルドステロン薬，利尿薬，ジギタリス，経口強心薬などが用いられる．

これらの薬物治療は非常に重要であり，自己管理が困難な認知症の人においては，中断せずにいかに服薬を継続していくかが課題である．

(2) 生活管理（家族・介護者への指導）

慢性心不全の悪化予防のためには，薬物治療に加えて，生活管理もまた重要である．認知症の人は疾病の自己管理が困難であることから，家族や介護者などの支援者の協力を得て疾病を管理していくことが不可欠である．**表4-1-3**は，慢性心不全治療ガイドライン（2010年改訂版）による家族や介護者の指導に必要な教育・カウンセリングの内容である[2]．これらの内容を踏まえた生活行動を遵守することは，慢性心不全の悪化の予防につながる．しかし，在宅療養では，独居である，高齢介護者から支援を受けている，家族と同居しているが家族が仕事のため日中独居の状態にある，家庭の経済的状況により社会資源を十分に利用できないケースなどもあり，入院中のように，すべての支援者が24時間常時支援できる環境にはない．そのため，

■表 4-1-3. 慢性心不全患者および家族・介護者に対する教育・カウンセリングの内容

<一般的事項> ・心不全の病態の説明 ・身体的変化（症状，徴候） ・精神的変化 ・予後 <症状のモニタリングと管理> ・心不全増悪時の症状 ・体重の自己測定（毎日） ・症状増悪時の対処方法 ・精神症状の対処方法 <食事療法> ・ナトリウム・水分制限 ・アルコール制限 ・遵守するための方法	<薬物療法> ・薬の性質，量，副作用 ・併用薬剤 ・複雑な薬物治療への対処 ・費用 ・遵守するための方法 <活動・運動> ・仕事および余暇 ・運動療法 ・性生活 ・遵守するための方法 <危険因子の是正> ・禁煙 ・肥満患者における体重コントロール ・脂質異常症，糖尿病，血圧の管理

（2009年度合同研究班：慢性心不全治療ガイドライン（2010年改訂版）．http://www.j-circ.or.jp/guideline/pdf/JCS2010_matsuzaki_h.pdf（2012/11/5）．，p.20，表9より）

表4-1-4. 在宅療養に向けて入院中に本人・支援者に実施されている指導内容・工夫

```
<確実な服薬のための支援>
・内服薬の簡素化(回数を減らす,一包化など)
<水分・体重管理の支援>
・体重測定,水分管理など1つでもコントロールできそうなものを絞って指導を行う
<心臓リハビリテーション・活動の実施>
・退院後の自宅での生活に置き換えた心臓リハビリテーションや活動を実施する
<理解を容易にする指導の工夫>
・パンフレットやポスターなど視覚的資料を用いて生活管理の指導・説明を行う
<家族,キーパーソンの協力>
・内服管理の支援のため,キーパーソンを探す
・退院後の外来受診は家族に同伴してもらう,退院後は早期受診してもらう
<社会資源の活用>
・退院に向けて社会資源(ヘルパー,訪問看護など)を導入する
<他職種による生活管理の指導・説明(包括的管理)>
・看護師による病状説明・退院指導,薬剤師による服薬指導,栄養士・管理栄養士による食事・栄養指導,理学療法士・心臓リハビリテーション看護師による活動の指導,臨床心理士によるストレスマネジメントの指導,社会福祉士からの社会資源の活用に関する説明
<他職種との連携>
・院内の地域連携室や外来看護スタッフ,近医,訪問看護,施設などの他機関のスタッフと連携し,在宅療養に向けての準備をする
```

(大津美香・森山美知子・眞茅みゆき：認知症を有する高齢慢性心不全患者の再入院の要因と在宅療養に向けた疾病管理の実態.日本循環器看護学会誌,8(2):39,2013.,表4より一部改変)

これらの多様な事項をすべて確実に継続して遵守していくことは容易なことではない.

表4-1-4は,在宅療養に向けて入院中に実施されている指導の内容・工夫である.入院中の指導では,多くの遵守すべき事項(表4-1-3)のなかでも,とくに服薬の継続が最も重要であると捉えられている傾向がある.在宅療養において認知症の人および支援者が厳密に生活管理を遂行することが困難である状況を踏まえて,最低限確実な服薬が継続されるよう,薬の一包化や服薬回数を減らすなど,認知症の人の残存能力のみならず支援者の負担も考慮して,管理が容易になるよう配慮された指導が行われている.また,体重測定や水分管理など,遵守できそうな項目に絞って指導を行っている現状がある.

症状のモニタリングについては,息切れやむくみなどが心不全の主要症候であり,労作時息切れおよび易疲労感の増強や安静時呼吸困難,下腿浮腫の出現のみならず,食欲不振や悪心,腹部膨満感,体重増加などが心不全の増悪の症候となる.認知症の人および家族や介護者などの支援者に対して,これらの悪化兆候について十分に説明し,悪化の早期発見につなげていくことが大切である.症状のモニタリングとして,とくに毎日の体重測定(毎朝の排尿後)は重要であり,短期間での体重の増加は,体液貯留の指標として有用である.日の単位で体重が2 kg以上増加することがあれば,急性増悪が強く示唆されるため,このような兆候がみられる場合には,活動制限および塩分制限を厳しく行ったうえで,速やかに受診するよう指導する.認知症の人ではこれらの悪化兆候に気づきにくいため,家族や介護者などの支援者による客観的な観察が重要である.

4. まとめ

慢性心不全のある認知症の人の悪化要因には,認知症の中核症状やBPSDなどから生じるものや不適切な生活管理によるものが多く,自己管理が困難であるため,家族や介護者などの支援者の協力を得て,必要時,社会資源を活用することにより,在宅において適切な生活管理を継続し,心不全の悪化を予防できるよう支援していくことが大切である.しかし,家族と同居していても認知症の人が日中独居であったり,老老介護により家族の支援を十分に受けることができなかったり,あるいは,家庭の経済的状況により社会資源を十分に利用できないケースなどもあるため,心不全の悪化予防のために必要なすべての生活管理を厳密に実施することは困難である場合もある.心不全の悪化予防に向けて,生活管理を遵守することは大切ではあ

るが，認知症の人の残存能力と支援者の状況や負担も考慮し，最低限の遵守が継続できるような配慮もまた必要である．

<文　献>
1) 2010年度合同研究班：急性心不全治療ガイドライン（2011年改訂版）．www.j-circ.or.jp/guideline/pdf/JCS2011_izumi_h.pdf（2012/11/5）.
2) 2009年度合同研究班：慢性心不全治療ガイドライン（2010年改訂版）．www.j-circ.or.jp/guideline/pdf/JCS2010_matsuzaki_h.pdf（2012/11/5）.
3) 天野晶夫・高玉真光・長谷川昭：後期高齢者の急性心不全の検討．群馬医学，87：87-90, 2008.
4) 平光伸也・宮城島賢二・椎野憲二：臨床に役立つQ＆A 1. 高齢者心不全の診療を進めるに当たって注意すべきことはどのようなものがありますか？．Geriatric Medicine, 50 (1)：59-62, 2012.
5) 嶋田誠治・野田喜寛・神﨑良子・他：再入院を繰り返す慢性心不全患者の実態調査と疾病管理．日本心臓リハビリテーション学会誌，12 (1)：118-121, 2007.
6) 天野晶夫・高玉真光・長谷川昭：後期高齢者の急性心不全の検討．群馬医学，87：87-90, 2008.
7) 本郷公英・宗像一雄：循環器疾患と認知症．老年精神医学会誌，21：303-307, 2010.
8) 大津美香・森山美知子・眞茅みゆき：認知症を有する高齢慢性心不全患者の再入院の要因と在宅療養に向けた疾病管理の実態．日本循環器看護学会誌，8 (2)：35-46, 2013.
9) 原田和昌：臨床に役立つQ＆A 3. 高齢者心不全の誘因として注意すべきものは何かありますか？．Geriatric Medicine, 50 (1)：67-70, 2012.
10) 池亀俊美・宇都宮明美：4 心不全に関する病態生理③急性心不全の病態生理．「心不全ケア教本」眞茅みゆき・池亀俊美・加藤尚子編集，pp43-56, メディカル・サイエンス・インターナショナル，2012.
11) 大津美香・森山美知子・眞茅みゆき：認知症を有する高齢慢性心不全患者の急性増悪期において看護師が対応困難と認識した支援の実態．日本循環器看護学会誌，8 (2)：26-34, 2013.

2 肺炎のある認知症の人の看護

1. 肺炎について

1）肺炎の病態生理

　肺炎とは，肺実質に起こる急性かつ感染性の炎症である．これまで肺炎は，原因菌や重症度の違いから市中肺炎と院内肺炎に分類されていたが，近年の超高齢社会や医療技術の進歩などにより，これらの分類に当てはまらない肺炎像が存在することが明らかになってきた．これらの肺炎を日本呼吸器学会では新たに，医療・介護関連肺炎と定義した．

　市中肺炎とは，病院以外の生活のなかで発症した肺炎で，院内肺炎とは，入院した際に，48時間以降に新しく出現した肺炎である．これらに対して，医療・介護関連肺炎とは，長期療養型病床群もしくは介護施設に入所中，透析や免疫抑制剤などの使用により免疫機能が著しく低下した場合に発症した肺炎である（表4-2-1）．

2）肺炎の発症要因

　肺炎は，①病原微生物の上気道粘膜への付着・定着・増殖，②下気道への落下，③肺胞腔への病原菌の侵入・増殖により発症する[1]．

　市中肺炎の起炎菌は，肺炎球菌，インフルエンザ菌，マイコプラズマやクラミジアの頻度が高い．一方，院内肺炎の主な起炎菌は，メチシリン耐性黄色ブドウ球菌（MRSA）などの薬剤耐性菌，緑膿菌，大腸菌などの腸内細菌の関与が高い[2]．院内肺炎の罹患者は，基礎疾患をもち全身状態が悪く，MRSA耐性菌が原因菌となることが多いため，治療がきわめて困難で重症化しやすい．

　また，嚥下障害ならびに誤嚥が証明された（あるいは，強く疑われた）症例に生じた肺炎を誤嚥性肺炎という[3]．誤嚥には，食事中に食物を誤嚥して発症する顕性誤嚥と，自分では気づかないうちに唾液などを誤嚥する不顕性誤嚥がある．不顕性誤嚥は，大脳基底核で合成されるドパミンが減少し，その結果サブスタンスPの放出が低下することにより嚥下反射と咳反射が低下して発症する．そのため，大脳基底核の脳梗塞やドパミンの産生が低下するパーキンソン病で不顕性誤嚥が多くなる．また，高齢者は，咽頭反射・咳反射の低下，気道の粘膜線毛輸送の障害，液性免疫・細胞性免疫の低下などから嚥下障害が存在すると，誤嚥性肺炎を発症しやすくなる．さらに，中枢性変性疾患，認知症，脳血管障害，パーキンソン病，胃・食道逆流などの疾患の既往によっても大きく影響を受けるため，基礎疾患を理解する必要がある．

■表4-2-1．肺炎発症場所による肺炎の分類

市中肺炎	病院以外の生活のなかで発症した肺炎
院内肺炎	入院後，48時間以降に新しく発症した肺炎
医療・介護関連肺炎	長期療養型病床群もしくは介護施設に入所中に，免疫機能が著しく低下した場合に発症した肺炎

3）肺炎の悪化とその要因
(1) 一般的な悪化症状
①口腔内浄化作用の低下
　肺炎による発熱や脱水，治療のための絶食は，唾液分泌量の減少をまねき自浄作用を低下させ，口腔内の病原性細菌の定着が増加する．したがって口腔ケアは，口腔内細菌数を減少させるため重要である．
②嚥下障害・誤嚥
　高齢者の場合，咳反射，嚥下反射が低下し誤嚥が生じやすくなる．とくに睡眠中は，咳反射，嚥下反射が抑制されるため注意が必要である．また，鎮痛薬や睡眠薬，向精神薬も嚥下反射を低下させ，誤嚥を生じやすくする．
　胃ろうを造設した患者でも誤嚥を起こすことがある．また，経鼻胃管患者の胃管を導管として，咽頭へ逆流を生じ，咽頭に蓄積した逆流物を誤嚥する場合もある[4]．
③低栄養状態
　栄養状態の低下は，筋力の低下に伴う咀嚼・嚥下機能の低下や，免疫力の低下による誤嚥性肺炎のリスクを増大させる．
④過度の安静
　肺炎の急性期には，治療が優先される．そのため，過度の安静を続けることで全身の機能が低下し，廃用症候群となる危険性がある．廃用症候群になると，筋肉の萎縮，関節の拘縮から胸郭の動きは制限され，肺の換気量の減少や喀痰喀出が不十分となり肺炎の悪化を招く．さらに嚥下機能も低下するため，誤嚥が起こりやすくなる．

(2) 認知症の人に特徴的な悪化症状
　認知症の人が肺炎に罹患した場合，認知症の中核症状による失語や失見当識などから，自身の身体状況について適切に訴えることが難しくなってくるため，せん妄やBPSDとして表現することがある．また，失語などから発語が減少すると，せん妄の発症時の特徴的な症状がみられず，頻回な酸素マスク・カニューレの除去，さらなる発語の減少といった動作で表現するために，せん妄の発症自体に気づかない場合がある．そのため，認知症が悪化したと誤認され，せん妄発症の原因がとり除かれないまま，さらなるせん妄の悪化を招くことがある．
　また，認知症の進行に伴い，歯磨きの回数や自立度，含嗽の自立度が低下していき十分に口腔ケアを行なえない状況もある．その結果，口腔内の細菌数を増加させ，誤嚥した場合，さらなる肺炎の悪化につながる．

2. 肺炎の症状のアセスメント

1）肺炎の一般的な症状アセスメント
　肺炎による症状の臨床所見を**表4-2-2**に示す．
　日本呼吸器学会では，成人市中肺炎・院内肺炎における重症度を，年齢，酸素飽和度，意識障害などによって分類している[5, 6]（**表4-2-3**）．急性期疾患では病状が重度になるほどせん妄発症率が有意に高まる[7]．市中肺炎においても「肺炎重症度」が重度化するほど，せん妄発症率が高くなるため[8]，「肺炎重症度」は，肺炎に罹患した場合の，せん妄の発症予測と発症予防の看護を提供する点においても有用な指標と考えられる．なお，院内肺炎における重症度とせん妄の発症の関連については明らかにされていない．
　せん妄によって認知機能に変化が生じると，即時記憶の障害から先程起こったことが思い出せない，今が何時で，ここがどこであるかわからないなどの失見当識が起こる．そのため，肺炎で入院したことや，病院にいることが理解できなくなり，点滴や酸素吸入といった肺炎の治療に伴う医療処置の必要性について忘れてしまう場合もある．

■表4-2-2. 肺炎の臨床所見（アセスメント内容）

発熱	・高齢者の場合は，発熱がみられない場合もある（発熱しない場合，栄養状態が低下している場合がある）
咳嗽	・乾性咳嗽の場合は，咳嗽を止めるほうが安静を保てる場合がある ・湿性咳嗽の場合は，気道内分泌物が刺激となり咳嗽が誘発されるため，喀痰を促すほうがよい場合がある
喀痰	・痰の粘稠性が増すと，呼吸困難の原因となるため，痰の性状と量，自力喀痰が可能かアセスメントする
胸痛	・炎症が胸膜までに及ぶと強い胸痛を感じる ・胸痛は喀痰の喀出や咳嗽，安楽な呼吸を妨げる
呼吸困難	・高齢者肺炎の場合，頻呼吸は重症化のサインといわれている
酸素飽和度	・高齢者は軽度の貧血を伴っていることが多く，客観的な指標としてのチアノーゼが現れにくいため，チアノーゼの状態のみで酸素化の状態を判断せず，経皮酸素飽和度測定器，呼吸状態などから酸素化の状態を判断する
呼吸音の聴取	・異常呼吸音の確認を行う ・痰の貯留により無気肺になった場合，呼吸音の減弱がみられ，胸郭の左右で呼吸音の差が生じる
表情，活気	・高齢者の肺炎の場合，肺炎特有の症状がない場合もあり，食事量摂取量の減少，極端な活動量の低下，ぼんやりしているなど，漠然とした症状しか示さないこともある
肺炎重症度	・病状が重度になるほどせん妄発症率が高まる
せん妄	・認知症の人は，認知症でない人より医療上の苦痛レベルが低くても，せん妄発症率が高い [10] ・点滴などの苦痛を伴う医療処置を受けることで，さらにせん妄の発症率が高まる
検査による 全身状態の把握	・血液検査（白血球数および好中球の増加，C反応性タンパク）：炎症を生じているかの判断 ・動脈血ガス分析：酸素分圧，二酸化炭素分圧，酸塩基平衡状態を判断，肺炎病変の広がりの推測と酸素投与量，酸素投与方法の判断の基準となる ・胸部X線検査，胸部CT検査：肺炎の診断 ・病原菌の特定：血液，尿，痰などにより病原菌を特定する．検査方法は病原菌によって異なる ・嚥下機能の評価：誤嚥性肺炎の場合，嚥下機能を評価する必要がある

■表4-2-3. 市中肺炎の重症度分類

指標	重症度分類
1. 男性70歳以上，女性75歳以上	軽　症：左記5つの項目のいずれも有しない者
2. BUN21mg/dl以上または脱水あり	中等症：左記項目の1つまたは2つを有する者
3. SpO$_2$90％以下（PaO$_2$ 60Torr以下）	重　症：左記項目の3つを有する者
4. 意識障害（Japan Coma Scale）	超重症：左記項目の4つまたは5つを有する者
5. 血圧（収縮期）90mmHg以下	ただし，ショックがあれば1項目のみでも超重症とする

（日本呼吸器学会呼吸器感染症に関するガイドライン作成委員会.：成人市中肺炎診療ガイドライン．第2版，p.12，日本呼吸器学会，2010．）

2）認知症の人をアセスメントする際の留意点

　肺炎のある認知症の人の場合，せん妄の発症率がより高くなる．せん妄の「準備因子」として加齢や認知症，「直接因子」として肺炎による低酸素血症など，せん妄発症に関連する因子を多数もっている．せん妄を発症した患者の3分の2は認知症の人にみられた [9] という報告もある．また，認知症の人は，認知症でない人より医療上の苦痛レベルが低くても，せん妄の発症率が高く [10]，点滴，酸素吸入，尿道留置カテーテルの挿入などの苦痛を伴う医療処置を受けることで，発症率はより高まることになる．

　BPSDは，環境や周囲の言動，身体症状などが引き金となって起こる．とくに高齢者の肺炎の臨床像として，精神状態の変化はよくいわれており [11]，BPSDの出現時は，肺炎の悪化がないかを考慮する．そして，どのような状況でBPSDが出現しているのか観察し要因をアセスメントする．例えば，点滴抜去防止のため身体拘束を行うと，ストレスと抵抗から，さらに興奮が強くなりBPSDが出現する．しかし，BPSDが出現したその場面しか観察していなければ，原因のアセスメントが十分にされず，安全面を優先し，身体拘束が継続されることもあるかもしれない．看護は，場当たり的な対処ではなく，継続的な観察から要因を特定し，そしてできるかぎり要因をとり除く援助を行うことが必要である．

　認知症の人に特徴的な肺炎の悪化徴候を捉えるためのアセスメント・プロトコルを図4-2-1に示す．

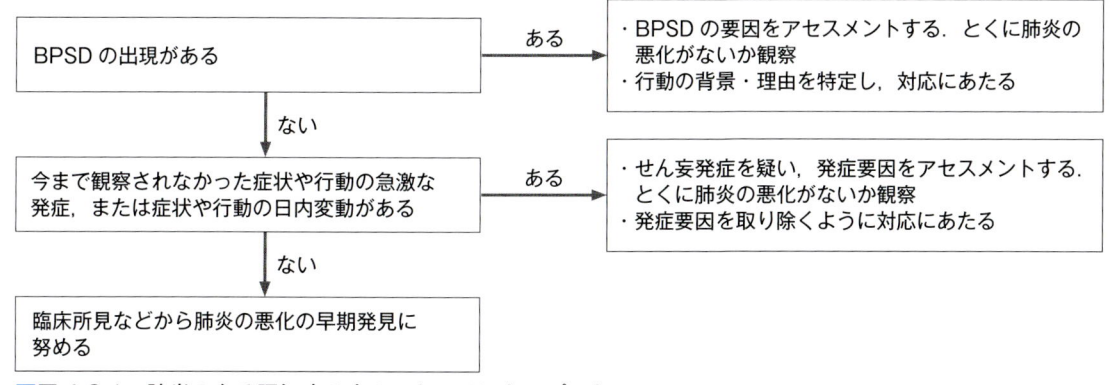

```
┌──────────────────┐  ある   ・BPSDの要因をアセスメントする．とくに肺炎の
│ BPSDの出現がある  │──────→  悪化がないか観察
└──────────────────┘         ・行動の背景・理由を特定し，対応にあたる
         │ない
         ↓
┌──────────────────────────┐ ある   ・せん妄発症を疑い，発症要因をアセスメントする．
│今まで観察されなかった症状や│──────→  とくに肺炎の悪化がないか観察
│行動の急激な発症，または症状│         ・発症要因を取り除くように対応にあたる
│や行動の日内変動がある      │
└──────────────────────────┘
         │ない
         ↓
┌──────────────────────────┐
│臨床所見などから肺炎の悪化の│
│早期発見に努める            │
└──────────────────────────┘
```

■図4-2-1．肺炎のある認知症の人のアセスメント・プロトコル

3. 肺炎のある認知症の人の症状悪化を予防するための看護

1）肺炎の援助の基本留意点
（1）治癒力の促進
　肺炎の急性期は，生体の防御反応として発熱・呼吸困難・咳嗽などの症状を伴い，非常に体力を消耗しやすい時期にある．そのため，できるだけ安静を保ち酸素消費量を最小にし，身体の治癒力が促進されるように援助を行う．また，食欲低下や高齢者の特徴である体内水分量の減少から脱水を起こしやすい状態になっているため，体力の消耗をおさえるためにも質がよく，消化のよい食事と適切な水分量の維持が望まれる．

（2）苦痛の緩和
　まずは，安楽な呼吸ができるように援助する．胸部X線写真，呼吸音の聴取から病巣部の確認を行う．聴診により喀痰の貯留が認められた場合，積極的に喀痰を促す．本人の苦痛がなければ，左右側臥位の体位変換は，気道内分泌物の移動を促進する．空気の乾燥は，気道粘膜を乾燥させて喀痰が困難になるため，病室内の温度・湿度に気をつける．また，水分補給を行い，痰をやわらかくし喀出しやすくする．

（3）誤嚥予防の援助
　誤嚥性肺炎の場合，肺炎が治癒しても嚥下障害は改善しないため，誤嚥予防の対策を行っていく．

①ベッドの挙上
　誤嚥予防のためギャッチアップとする．夜間睡眠時も軽度の頭部挙上を行う．

②口腔ケアへの援助
　口腔内の清潔を保ち，細菌数を減らすことにより誤嚥性肺炎を予防する．また，口腔ケアは咳反射の感受性を高める効果も示唆されている[12]．

③精神機能を高める援助
　入院前の生活の状況を確認し，好きだった音楽やテレビ番組を視聴するなど精神機能が高まるような環境を調整する．また，日常生活動作（ADL）の拡大も精神機能の改善につながる．

（4）廃用症候群の予防
　座位になる，手足を動かす，立つ，歩くなど生活機能を取り戻していくことは，肺活量・換気量の増大など呼吸器系にもよい効果を及ぼす．肺炎の病状とその人の保持している能力をアセスメントしながら，排泄動作，水分摂取時の座位など生活と結びつけて行動が広がるように援助する．

2）認知症の人の肺炎の悪化予防
（1）行動の背景を考える
　肺炎で入院した認知症の人が自身で酸素マスクを外してしまった場合，その行動をどのように捉えるか．
　肺炎で入院した認知症の人を対象に参加観察を行った結果[8]，「立ち上がる動作」や「点滴静脈注射を抜

去する動作」「酸素カニューレを外す動作」の背景には，せん妄の発症と満たされていない欲求があり，満たされていない欲求は「排泄」の欲求であった．対象者からすれば，トイレで排泄するために，まずは点滴や酸素カニューレといった行動を制限するものを外したにすぎず，当然のことながら，トイレへ行くために立ち上がろうとしていただけとも解釈できる．

　岡本らの事例研究では，患者が立ち上がろうとする行動の理由の大半が，尿意や失禁による不快感などの排泄に関するものであり，本行動があったときに，オムツ交換やトイレへの誘導をしたことで，身体拘束をすることなく転倒を予防できたと報告している[13]．同様に，患者の行動観察や欲求の傾聴により，脱衣を伴う体動や激しい体動がある患者の背景には，尿意があることがわかり，トイレへ誘導することで，身体拘束をせずに転倒事故を予防することができた過程についても報告がある[14,15]．

　まずは，認知症の症状により自分の思いを言語でスムーズに表現できないことを理解し，認知症の人の行動の背景に満たされていない欲求はないのか，BPSDの要因となる身体状況の悪化や苦痛はないのか，せん妄は発症していないかをアセスメントし援助していくことが必要である．また，肺炎の病状の悪化は，BPSDやせん妄の要因となるため，病状の変化に注意していく必要がある．そのためには，言葉や行動，身振り手振りに注意を払い，認知症の人の行動が何を意味しているのか，何を望んでいるのか明らかにすることである．

(2) せん妄発症時のケア

　認知症とせん妄の症状は類似しており，認知症の人がせん妄を発症した場合でも認知症の症状が悪化したように思われる場合もある．認知症とせん妄の病態像の比較では，認知症の発症は潜在的で，慢性進行性であるが，せん妄の発症は急激で，症状は1日のなかでも動揺するという特徴をもつため，発症の状態や症状の変化を観察することが重要である．しかし，認知症の進行に伴い，日常生活動作（ADL）が低下し発語が減少すると，せん妄の症状である支離滅裂な会話や，落ち着きがなく動き出すという状態が観察されず，せん妄の発症を見逃しやすい状況にあるといえる[8]．しかしながら，日中にみられなかった行動が夜間に観察されたり，昨日までみられなかった行動が観察されるなどの変動性は認められる[8]．そのため，重度の認知症がある場合には，行動の経時的変化を観察することが，せん妄の発症の早期発見につながるといえる．

　また前述したように，市中肺炎では肺炎重症度が重度化するほど，せん妄の発症率が高くなる[8]．そのため，肺炎の重症度を把握することにより，せん妄の発症を予測し，せん妄発症要因をできるだけとり除くような援助が可能になる．また，せん妄発症を予測することで，頻回な観察により認知症の人の安全を守ることにもつながる．

　次に，せん妄発症時のケアとしては，まずは発症要因を分析することから始まる．肺炎のある認知症の人の場合，せん妄発症時と肺炎の病状経過との関係についてみていくと，「酸素飽和度の低下」「酸素投与量の増加」「酸素投与の開始」などの，看護診断でいうところの「酸素化の変調」がせん妄発症の要因の1つとなっていることが示唆された[8]．とくに高齢者の肺炎では，典型的な症状を呈さないことが多いが，低酸素血症は伴いやすい傾向といわれており，筆者が行った調査でも典型的な症状はみられなかったが，「酸素飽和度の低下」が観察され，せん妄を発症していた事例があった．検査の結果，肺炎が悪化していた．このように肺炎の認知症の人の場合，「酸素化の変調」を示すサインは，せん妄発症の早期発見の有効な指標となるといえよう[8]．また，「酸素化の変調」の要因を分析できれば，呼吸が楽になるような援助や，医師による速やかな治療が受けられるような援助が可能となり，それがせん妄の発症要因をとり除いていくことにもなる．

(3) 医療処置に伴う苦痛・不快・不安への対応と必要性の検討

　肺炎で入院となった場合，点滴静脈注射・酸素吸入・尿道留置カテーテルの挿入などが医療処置として行われる．

　認知症の中核症状には，「記憶の障害」「判断の障害」があり，医療処置の必要性について理解が困難な状

況がある．その場合は，点滴の穿刺部位を目のつきにくい下肢へ変更したり，穿刺部位が隠れるような下着を身につけてもらい，視覚的に気にならないようにしたりする工夫が有効である．留置針の抜針予防のために粘着力の強いテープで固定すると逆に掻痒感を増強させるため，刺入部位に包帯を緩めに巻くなどして不快を最小限にする．酸素カニューレやマスクは，粘膜へ直接酸素が送られるため不快感が強い．視界に入らないような工夫は難しいが，鼻や口腔のケアを行い，安楽なケアを提供する．

侵襲を伴うケアの場合，患者へ十分な説明を行うことが何よりも重要である．失見当識により自分がどこにいるのかわからず，何をされるかわからない状態はかなりの不安を伴う．さらに苦痛を伴う医療処置は不安を増強させる．なぜこのケアが必要なのか，何時ごろまで続くのか説明し，実際，ケアを行う前に酸素マスクに触れてもらうことでも不安は軽減する．また，手を握ることやタッチングも安心を導く．日常，看護師が行っているケアや説明を，認知症だから理解できないという理由で省略するのではなく，むしろ，より丁寧に説明し，安心を導くようなかかわりが必要である．その積み重ねが認知症の人との信頼関係にもつながる．

そして，侵襲のある治療を可能なかぎりやめることである．自己抜去した患者のうち63〜89％は，再挿入の必要がなかった[16]とされる報告もあることから，点滴や酸素投与などの治療期間について主治医と調整していくことも必要である．

(4) 日常生活への援助（口腔ケア）

認知症の人の場合，歯磨きの回数や自立度，含嗽の自立度が低下し，十分に口腔ケアを行なえていない現状もある．失認がある場合は，歯ブラシを認知できなかったり，使い方がわからない場合がある．視空間障害では，歯ブラシを運ぶ距離が正確につかめず，うまく口に運べないことがある．また，言語能力の障害から，口腔ケアに対する不安や痛みなどを言葉で表すことができないこともある．まずは，マッサージなどにより不安感をやわらげ，苦痛を伴わないようにケアを実施する．歯磨きと認知できていない場合，看護師が動作で示したり，自分で磨いてもらうなど認知症の症状に合わせたケアを行うことが必要である．

(5) 安易な身体拘束の回避

一般病院に入院中の認知症の人を対象とした調査では，BPSDとして「点滴抜去」「危険行為」「混乱」「チューブ類の抜去」の頻度が高く，その対応として，「向精神薬の投与」が38％，「抑制」が35％行われている．とくに「抑制」は，点滴や経鼻栄養などのチューブ類の抜去を防ぐために，治療的観点から施行される場合が最も多かったことが述べられている[17]．

高齢者への身体拘束は，身体・精神機能の低下，末梢循環の減少，失禁，筋肉の萎縮，興奮などの合併症を招く．とくに肺炎の患者の身体拘束は，上肢の固定，活動の制限に伴う筋の萎縮により呼吸機能の低下を招き，肺炎の悪化につながる．そして，事故予防の身体拘束がせん妄を助長させる．認知症の人の行動の背景には何らかの理由がある．行動の理由をアセスメントし，それに対応する看護を提供することで身体拘束せずにすむことが，いくつかの先行研究から実証されている．看護師は，身体拘束による弊害を理解し，身体拘束以外に代替する方法がないのかどうかを検討しながらケアを行わなければならない．BPSDへの対応として，安易な身体拘束を行い，呼吸機能の低下やせん妄を助長することだけは避けなければならない．

4. まとめ

　肺炎のある認知症の人の行動には必ず理由がある．その行動が肺炎による苦痛がもたらしたのか，せん妄の発症によるものなのか，満たされていない欲求からくるのか，言葉や行動，身振り手振りに注意を払い，その人の行動が何を意味しているのか，何を望んでいるのか，看護師は，患者からのメッセージを正しく受けとめることが大切である．また，肺炎の病状の悪化時には，BPSDやせん妄が出現しやすいため，行動の変化の背景として，病状の悪化を常に考慮しておく必要がある．

　また，環境の変化に伴う混乱や医療処置に伴う苦痛を理解し，不安を軽減するようなかかわりから，認知症の人が安心して療養できるよう支援していく必要がある．

＜文　献＞

1) 日本呼吸器学会呼吸器感染症に関するガイドライン作成委員会：成人市中肺炎診療ガイドライン．第2版，p69，日本呼吸器学会，2010．
2) 日本呼吸器学会呼吸器感染症に関するガイドライン作成委員会：成人院内肺炎診療ガイドライン．第3版，p11，日本呼吸器学会，2010．
3) 日本呼吸器学会医療・介護関連肺炎（NHCAP）診療ガイドライン作成委員会：医療・介護関連肺炎診療ガイドライン，p33，日本呼吸器学会，2011．
4) 前掲2），p62-63．
5) 前掲1），p12．
6) 前掲2），p4．
7) Pandharipande P et al：Delirium acute cognitive dysfunction in the critically ill. Currento Opinion In Critical Care [Curr Opin Crite Care]，11（4）：360-368, 2005．
8) 菅谷清美：肺炎の病状経過に伴う認知症高齢者の行動の特徴．北海道医療大学看護福祉学研究科看護学専攻修士論文，P28-29，2012．
9) Fong TG et al：Delirium in elderly adults diagnosis prevention and treatment. Nat Rev Neurol, 5（4）：210-220, 2009．
10) Margiotta A et al：Clinical characteristics and risk factors of delirium in demented and not demented elderly medical inpatients. The Journal of Nutrition, Health & Aging, 10（6）：535-539, 2006．
11) Zalacain R, Torres A：Pneumonia in the elderly. Clinical Pulmonary Medicine, 11（4）：210-218, 2004．
12) Watando A et al：Daily oral care and cough reflex sensitivity in elderly nursing home patients. Chest, 126（4）：1066-1070, 2004．
13) 岡本哉：患者の叫びから動機づいた抑制廃止への試み．日本精神科看護学会誌，47（2）：162-166, 2004．
14) 佐々木美幸・他：意思の疎通が困難な痴呆患者への転倒予防について．日本精神科看護学会誌，47（1）：456-459, 2004．
15) 那覇直他：抑制廃止を試みてしばらないで！はずして．日本精神科看護学会誌，44（1）：152-155, 2001．
16) Maccioli GA et al：Clinical practice guidelines for the maintenance of patient physical safety in the intensive care unit use of restraining therapies-American College of Critical Care Medicine Task Force 2001-2002. Critical Care Medicine, 31（11）：2665-76, 2003．
17) 山下真理子・他：一般病院における認知症高齢者のBPSDとその対応．老年精神医学雑誌，17（1）：75-85, 2006．

3 疼痛管理が必要な認知症の人の看護

1. 疼痛・疼痛管理について

1）疼痛の病態生理

　国際疼痛学会では痛みを「実際に何らかの組織損傷が起こったとき，または組織損傷を起こす可能性があるとき，あるいはそのような損傷の際に表現される，不快な感覚や不快な情動体験」[1]と定義している．痛みは身体に生じた異常を知らせる重要な役割をもつ身体感覚であるが，人は同時に不快や苦痛を感じる体験として認知する．生理学的に痛みを感じる経路として，脊髄視床路，脊髄網様体視床路，脊髄中脳路の3つの経路がある．脊髄視床路は，後根から入力を受けた後，直ちに交差して対側の前側索を上行し，視床に達する．その後，視床の後外側腹核から一次体性感覚野を経て二次体性感覚野と連合野に投射する．また，脊髄網様体視床路は，前側索を上行し脳幹網様体から視床に終末し，さらに広い範囲の皮質に投射する．脊髄中脳路は，中脳網様体および中脳水道灰白質に投射し，扁桃体などに終末する．脊髄視床路や脊髄網様体視床路は扁桃体や脳幹網様体を介し痛みの情動的側面に関与する．つまり，損傷が生じたことを感受すると「痛い」と感じると同時に，苦痛の感情が引き起こされるのである．また，脊髄網様体視床路は，睡眠覚醒サイクル，意識レベル，注意などに影響を及ぼすとも考えられており，疼痛によって睡眠が障害され，注意力が低下する．さらに，一次体性感覚野および二次体性感覚野が痛覚の識別に関与する[2]．

　痛みの時間経過は，生物体に対する心理学的影響に左右するので非常に重要である[3]．時間経過から考えると，急性疼痛と慢性疼痛に分類される．急性疼痛は外傷や感染，手術など明らかな原因によって生じ，治癒すれば消失するものである．また，慢性疼痛は，組織の損傷後に痛みが持続したり，治癒後も痛みが出現したりするものである．痛みが持続することは，日常生活のなかで動作が鈍くなるだけでなく，不安や抑うつなど心理的にも影響を及ぼすため，看護において慢性疼痛の管理は重要な課題である．

2）疼痛管理の背景

　疼痛管理といっても，痛みを引き起こす原因や疾患，また急性疼痛・慢性疼痛など，痛みの種類によって管理の方法は異なる．高齢者は，頭痛や胸痛，骨・関節の痛みなど，さまざまな痛みを抱えていることが多い（図4-3-1）．例えば，高齢者の三大疼痛は腰痛・膝痛・肩関節痛であり[4]，このような痛みを引き起こす疾患には，腰部脊柱管狭窄症や胸腰椎の圧迫骨折，変形性膝関節症，肩関節周囲炎などがある．これらの疾

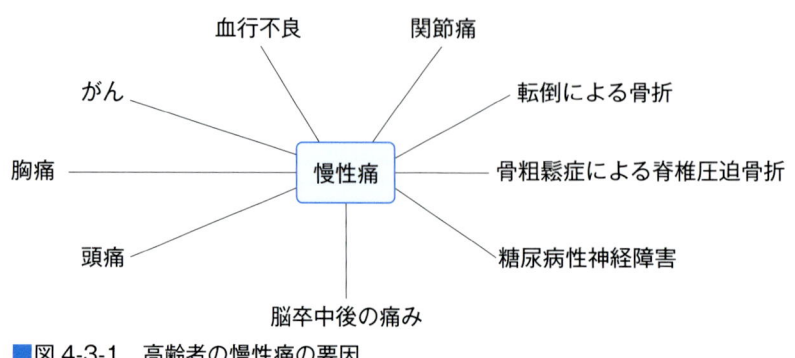

■図4-3-1．高齢者の慢性痛の要因
（慢性痛の要因：血行不良，関節痛，転倒による骨折，骨粗鬆症による脊椎圧迫骨折，糖尿病性神経障害，脳卒中後の痛み，頭痛，胸痛，がん）

患の多くは，加齢に伴う身体機能の低下が原因で起こり慢性的に痛みが出現する特徴があることから，高齢者は日常的に痛みを抱えながら生活することになる．腰・膝・肩という運動器に起こる痛みは，動くたびに痛みが増強するため，動くことに苦痛を感じ活動を困難にして高齢者の活動範囲を狭める結果を招く．痛みによって活動範囲が狭まり動かない生活が続くと，廃用性変化を起こしやすい高齢者の場合は，健康であった器官までもが機能低下を起こし，全身の機能低下によって生活の質が低下するという負の連鎖を引き起こす．このことは，要介護高齢者の，介護が必要になった原因第4位が関節疾患となっている[4]ことからもいえる．つまり，高齢者が経験している腰・膝・肩の痛みを緩和することによって，高齢者は痛みから解放されるだけでなく，全身機能の低下を予防できるため，疼痛管理をすることは生活の質を維持することにつながる．

一方で，疼痛管理が重要な疾患に悪性腫瘍がある．その理由は，がんの痛みは複雑で，適切な薬物療法を行わなければその苦痛は軽減できないためである．がん性疼痛は，がんに罹患した患者にとって，その痛みを避けるために「死にたい」と思うほど苦痛なものである．また高齢者にとってがんは密接なものである．日本の主な死亡原因の第1位はがんであり[5]，高齢化に伴ってがんの死亡者と罹患者数が増加していることから，高齢者はがん性疼痛を経験する可能性が高い．

以上のことから，高齢者と痛みを考える際には，骨・関節の痛みやがんによる痛みの管理がとくに重要といえる．

また，痛みは個人の主観的な体験であり，痛みの認知・評価・反応は個人によって異なるといわれている．痛みを引き起こすのに必要な最小の刺激の強さを痛みの閾値という．この痛みの閾値には疼痛閾値と耐痛閾値がある．疼痛閾値は痛みと感じる最小の刺激強度で各個人で比較的一致しているが，耐痛閾値は耐えうる痛みの限界の刺激強度で各個人でさまざまであるため，痛いと感じてもその痛みが許容できるかできないかは個人よって違いがある[6]．さらに高齢者の場合は，加齢による神経系の老化現象で神経繊維や神経細胞の減少，シナプスの変性などがあることから，痛いはずの状況であっても痛がらないという状況があることや，鎮痛剤の服用に抵抗感があり，「これくらいなら大丈夫」と我慢することなどから，痛みを捉えることが難しい．

3）疼痛の悪化要因

痛みは「全人的苦痛」と表現されている．その内容は，身体的苦痛・精神的苦痛・社会的苦痛・スピリチュアルペインに分けられ，これらが影響し合う結果，患者が痛みとして感じると考えられている（表4-3-1）．

(1) 身体的な要因

がんが身体的な痛みをもたらす要因にはがん自体の痛みがある．それはがんが直接的に浸潤・圧迫して発生する痛みで，腫瘍の軟部組織浸潤・内臓転移・骨転移・神経圧迫・神経破壊・頭蓋内圧亢進などが原因としてあげられる．その他，全身の衰弱や長期臥床によって，筋肉痛や便秘，褥瘡などが発生することも身体的な痛みの要因となる．がんの治療が奏効しなければ，がん自体が原因となった痛みの多くは，がんの進行とともに増悪したり，慢性的な持続性の痛みに移行したりする．

■表4-3-1．痛みの感じ方に影響を与える因子

痛みの感じ方を増強する因子	痛みの感じ方を軽減する因子
怒り	受容
不安	不安の減退，緊張感の緩和
倦怠	創造的な活動
抑うつ	気分の高揚
不快感	他の症状の緩和
深い悲しみ	感情の発散，同情的な支援（カウンセリング）
不眠→疲労感	睡眠
痛みについての理解不足	説明
孤独感，社会地位の喪失	人とのふれあい

骨・関節の痛みをもたらす要因には，変形性関節症，腰痛などがある．これらによる痛みは，軟骨の減少による骨破壊が進み，骨が肥厚することにより増強する．また，腰部脊柱管狭窄症により，神経が圧迫され下肢のしびれが生じ，脚の後部に痛みが広がる．反対に痛みの部位が限局している場合は，腰椎圧迫骨折などを考慮する必要がある．骨・関節の痛みを放置すると，その部位を使わなくなることで活動量が減少し，さらに関節の拘縮などが生じ痛みが増強するという悪循環に陥りやすい．

(2) 精神的・社会的・スピリチュアルな要因

精神的・社会的・スピリチュアルな苦痛も反対に痛みの悪化要因になりうる．例えば，妻と二人暮らしでともに支え合ってきた肺がんの終末期にある予後を告知された80歳代の男性の場合を考える．この男性の苦痛は，肺がんそのものが軟部組織や神経に浸潤・圧迫して起こる身体的な苦痛や，がんの末期にあり死が迫っていることによる精神的苦痛，お互いに助け合ってきた妻を一人にしてしまう社会的苦痛，長年生き抜いてきた人生の終末を意識し，これまでの人生を振り返るなかでの後悔や無力感や生きることへの価値を感じられなくなるなどスピリチュアルな苦痛などが考えられる．このように，身体面だけでなく精神面などを複合的にみなければ，痛みの要因を見逃すことにつながる．

また，がんは医療の発展により治癒も可能となり，がん＝死という状況ではなくなったが，現在も進行度によっては対症療法しかない場合も多く，死を連想させる疾患であることに変わりはない．そのため，がんと告知された患者の多くは死への不安や恐怖を抱えており，それらが痛みを悪化させる要因になっていると予想される．

これらの精神的要因が痛みを増強する機序については次の3つが考えられている．1つ目は，恐怖や不安が大脳皮質レベルでの痛みの閾値を低下させるため痛みを強く感じること，2つ目は，不安や恐怖が交感神経系を優位にし，筋収縮によって痛覚受容体が刺激され血管を圧迫することにより，虚血状態，酸素欠乏の状態となった組織に疼痛物質が蓄積され痛みが増強すること，3つ目は，不安や恐怖が痛みを減弱させる下行性疼痛抑制系のシステムの働きを抑制し痛みが増強することである．

(3) 脳神経の可塑的変容

痛みが緩和されず痛みの刺激が持続すると，脳神経の可塑的変容によってオピオイド（医療用麻薬）が効かない痛みが出現することがわかっており，痛みを正確に把握し，早期に対応することが何より重要と考えられている．したがって，認知症の人の場合は痛みを把握することが難しくなることで，痛みの刺激が持続することにつながり，痛みを悪化させる要因になると考えられる．

(4) 認知症の人の場合

認知症，とくにアルツハイマー病の場合，進行に伴い，前帯状回，一次体性感覚野の神経細胞の脱落が著明となることが広く知られている．一次体性感覚野は先述したように，痛み刺激の知覚や識別に関与しているため，痛いはずの刺激を受けても感じにくくなり，刺激を受けてもそれが何かを識別することが難しくなる．しかし，痛みを感じていないわけではないことに注意する必要がある．また，記憶障害により，痛みに対する予期的な不安がなくなっていく．これらの変化が起こるため，アルツハイマー病の人の場合，眉間にしわを寄せているときに，痛みがあると考えられる部位を押さえ「痛いですか」とたずねても，「痛くない」という返事が返ってくることがある．このような状況により，看護師が患者の痛みを正確に把握することが難しくなるため，鎮痛薬の使用が遅れたり，使用しなかったりすることにつながり，疼痛が悪化する要因となる．

痛みは日常生活に大きく影響するため，日々の観察とアセスメント，そして適切な介入が重要である．痛みの管理に重要な生活動作の変化を捉えることは，解剖学や病態の知識をもち，24時間の経過のなかで高齢者を捉えることのできる看護師だからこそ優先的に行えることである．とくに，主観的体験を自ら語りに

くくなる認知症の人にとっては，看護師のアセスメント力が大きく影響してくるといえる．

2. 疼痛症状のアセスメント

1）疼痛の一般的なアセスメント

痛みのアセスメントとは，個々の患者の痛みの程度や特徴を明確にすることであり，そのための原則として，患者本人に痛みを表現してもらうことが第一にあげられる．また，医療者は定期的に痛みについてたずねるようにし，患者の痛みの状況を引き出す．そして痛みを捉え，何が痛みの増強に関連しているかをアセスメントすることが重要である．身体面・精神面・社会面・スピリチュアルな面から包括的に痛みをアセスメントする際には，アセスメントツール（表4-3-2）などを活用しながら系統的に情報を収集することで，主観的な痛みを客観的に把握することができ，患者と医療者が痛みの状況を共有しやすくなる．

アセスメントは，初期アセスメントと継続アセスメントに分けられる．初期アセスメントでは，痛みの部位・性質・強さ・パターン・痛みの増強/減弱因子，今までの痛みの治療効果，日常生活，精神・社会・スピリチュアル面を系統的にアセスメントし，痛み治療の目標や治療の方向性を決定する．継続アセスメントでは，痛みの強さと日内変動，痛みの部位や性質，副作用（過量投与の有無），日常生活への影響，精神・社会・スピリチュアル面を繰り返しアセスメントしていく[7]．

2）認知症の人をアセスメントする際の留意点

認知症の人は，病識をもつこと，症状を自覚すること，苦痛な状態を他者に正確に伝えることが難しくなるため，上記の一般的な症状アセスメントにあるような痛みの状況を言語的コミュニケーションによって収集することは困難になることが多くなる．しかし，痛みが主観的体験であることを考えると，認知症の人の痛みの体験（痛みの有無，部位，強度など）を聞くことは欠かせない．認知機能障害が進行するにしたがって，言語的に表現することが困難となるため，認知症の重症度を知っておくことが必要である．重症度に合わせて，その部位に触れて聞く，返答が遅れることがあるので時間をかけて聞くなどの工夫を行う．また，認知症による記憶障害があるため，以前と比べて今の痛みを表現することは難しくなる．そこで，比較ではなく現在の痛みを把握し，その変化を看護師が判断していくことが求められる．

言語的に情報収集することが困難となった場合は，額にしわを寄せるなどの表情による表現，叫ぶなどの言葉による表現，筋の緊張やそわそわするなどの動きによる表現，呼吸が荒くなるなどの表現が，痛みの有無を判断する材料となる．また，言語的に表現することが難しい人の痛みを評価するツール（PAINAD，Doloplus-2，PACSLACなど，詳細は他書を参照）を用いることにより，一貫した評価を行うことができる．

また認知症の人の場合は，身体的な苦痛がBPSDを引き起こす原因となりうるため，BPSD出現の有無やその原因を丁寧にアセスメントする必要がある．痛みがある場合に出現しやすいBPSDとして，興奮，攻

■表4-3-2．代表的なアセスメントツールの種類と特徴

種類	特徴
VAS（視覚的アナログスケール）	・1本の10cmの直線上に痛みを表現してもらう方法
	・痛みが全くない状態を0cm，最悪の痛みを10cmとし，患者に今の痛みがどの程度かを示してもらう
	・信頼性が高く，他のスケールよりも細かな評価が可能である
NRS（数字評価スケール）	・11段階（0〜10）や6段階（0〜5）の数字を示し患者自身に該当する痛みの強さのレベルに合う数字を示してもらう方法
	・直線上に記入した数字を示してもらい評価するか，口頭での評価も可能であり簡便に行うことができる
フェイススケール	・スケール上に示された顔の表情を選んでもらうことで痛みを評価する方法
	・客観的な表現が苦手な小児，高齢者などに有用とされている
	・妥当性は検証されていない

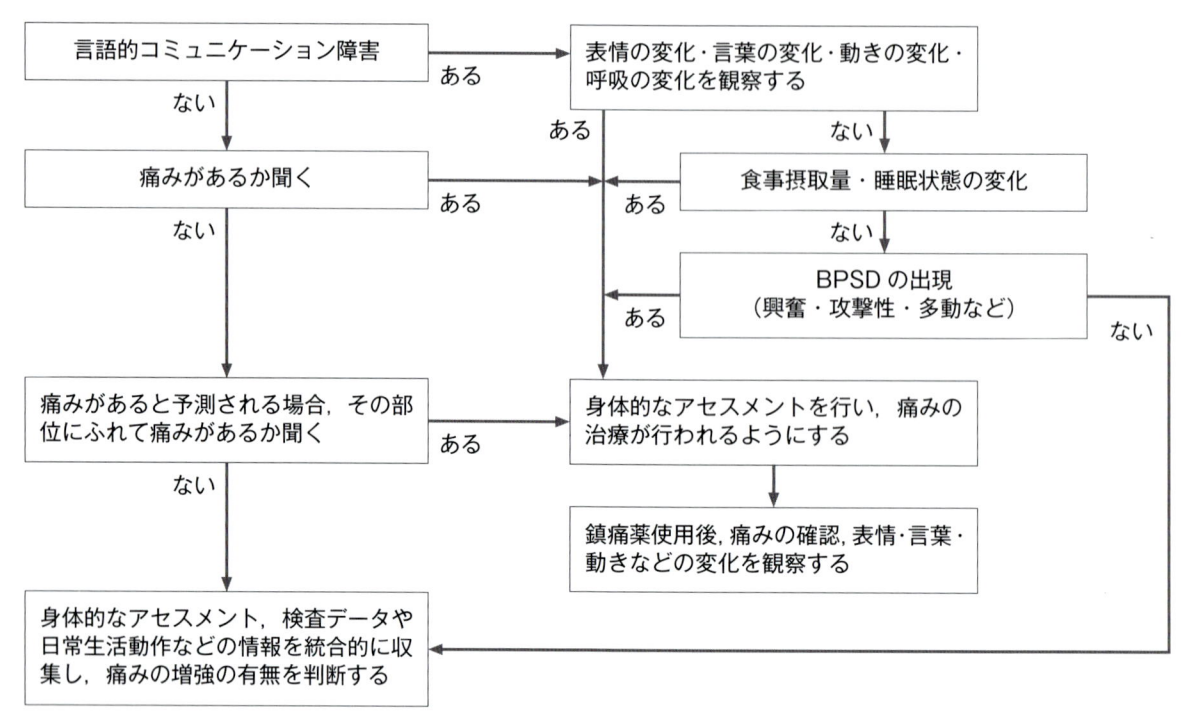

```
┌─────────────────────┐         ┌──────────────────────────────┐
│ 言語的コミュニケーション障害 │ ──ある──→ │ 表情の変化・言葉の変化・動きの変化・ │
└─────────────────────┘         │ 呼吸の変化を観察する           │
        │ない              ある            └──────────────────────────────┘
        ↓                    ↓                       │ない
┌─────────────────────┐         ┌──────────────────────────────┐
│ 痛みがあるか聞く        │ ─────ある─────→ │ 食事摂取量・睡眠状態の変化       │
└─────────────────────┘         └──────────────────────────────┘
        │ない                                     │ない
        ↓                                        ↓
                            ┌──────────────────────────────┐
                            │ BPSDの出現                    │
                            │ (興奮・攻撃性・多動など)         │
                            └──────────────────────────────┘
```

■図 4-3-2. 疼痛のある認知症の人のアセスメント・プロトコル

撃性、多動などがある。例えば、がんによる骨転移がある認知症の人は、骨転移による身体的な痛みを体験していることで、痛みがあると言葉で表出するかわりに、不穏な状態や、他者に対して暴力をふるうという行動で痛みを表出していることがある。いいかえるとBPSDは、認知症の人が苦痛な状態にあるとき、自分で苦痛を除去できない場合のサインともいえる。それだけでなくBPSDが出現すると、認知症の人は冷静な判断や、自分の身体への気遣いが難しくなり安静を保持できない状況に陥ることがある。

つまり、痛みによってBPSDが引き起こされるうえに、BPSDによって身体の安静が保持できないときは痛みを増強させる恐れもあり悪循環を生むことが予測される。そのため、認知症の人の場合は、骨・関節、がんなどによる痛みの有無や程度をアセスメントするだけでなく、行動や心理状況もアセスメントすることが重要となる。

3) 疼痛のある認知症の人のアセスメント・プロトコル

認知症の人の痛みを捉えるためのアセスメント・プロトコルを図4-3-2に示す。

認知症の人は、痛みの出現や増悪について自ら訴えることが困難になるため、看護師が日々の生活のなかで痛みの出現や悪化兆候に注意を払う必要がある。しかし、重症度によっては自ら苦痛を訴えられたり、看護師の問いかけ方やタイミングによっては、認知症が重度になっても訴えることができる。まずは主観的な訴えを引き出し、痛みの訴えがない場合も痛みがあるのではないかと認知症の人の精神状態や行動を観察する。前述のように、痛みはBPSDの出現によって表現される場合や、日常生活行動の変化によって表現される場合があるため、多角的に収集した情報をアセスメントし、早期に疼痛緩和につなげていくことが大切である。

3. 疼痛のある認知症の人の症状を緩和するための看護

1) 疼痛の緩和に有効な看護ケア

患者個々が心地よいと思えるケアを提供することが、結果的に痛みに苦しむ患者の疼痛ケアにつながるという考えのもと、日常の臨床現場では以下のようなケアが行われている。エビデンスレベルの高い疼痛緩和技術はほとんどないのが現状ではあるが、温罨法、冷罨法、マッサージ、ポジショニング、気分転換法など

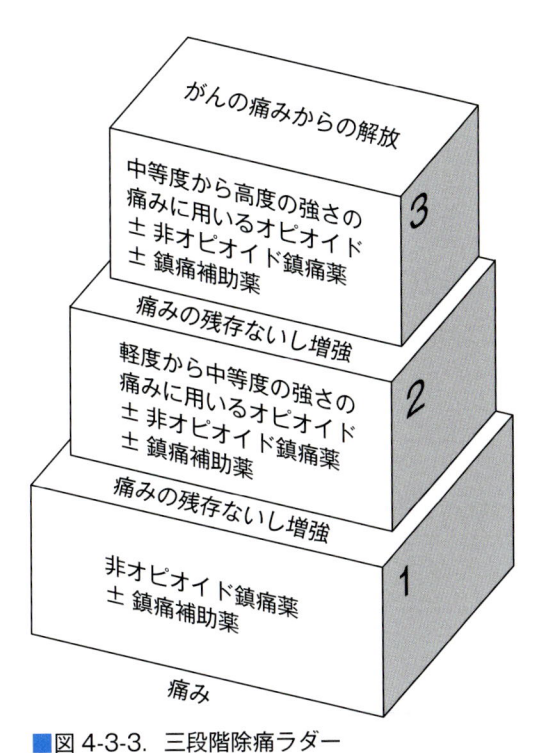

■図4-3-3. 三段階除痛ラダー
（特定非営利活動法人　日本緩和医療学会　緩和医療ガイドライン作成委員会編：がん疼痛の薬物療法に関するガイドライン2010年版．p32, 金原出版, 2010.）

の技術を用いることによって，それなりに痛みの訴えがなくなることが経験的に知られている[8]．

2）薬物療法

痛みの治療は，薬物療法と非薬物療法を組み合わせて行われる．薬物療法としては鎮痛薬の使用が主となる．WHO（世界保健機構）は，がん患者の疼痛治療として，痛みの強さによる鎮痛薬の選択，ならびに鎮痛薬の段階的な使用法を示した「三段階除痛ラダー」を開発した（**図4-3-3**）．このラダーによって，痛みの程度に応じて，鎮痛薬を使用することで疼痛の緩和につながる．ここで強調されていることは，「患者の予測される生命予後の長短にかかわらず，痛みの程度に応じて躊躇せずに必要な鎮痛薬を選択すること」[9]である．認知症の人は痛みの訴えが少なく表現が多様になるため，痛みの程度を把握しづらく，鎮痛薬の使用が遅れることがある．そのため，いつもと違う言動があった場合には，疼痛緩和が行われるよう医師に働きかけることが重要である．看護師は，鎮痛薬使用後の生活行動・表情・訴えの変化をアセスメントし，医師と協働して必要な鎮痛薬が使用されるようにしていく必要がある．

認知症に対しての治療としては，脳内の神経伝達物質であるアセチルコリンを補うための薬を内服する．この治療薬は認知症の進行そのものを止めることはできないが，認知症による記憶障害などの症状を一時的に維持・軽減することができるため，副作用などの出現がないのであれば，痛みに対する治療とともに，認知症の治療をあきらめずに行うことで少しでも長く，よりよい認知機能の状態を維持することが期待できる．そうすることで，認知症の人が他者との意思疎通を継続でき，看護師が痛みを正確に把握することで痛みのコントロールにつながると考える．

BPSDに対しては非薬物療法が基本となるが，興奮状態にあり認知症の人の安全が脅かされる場合には，向精神薬を用いて症状の軽減を図る．また，向精神薬は不安や幻覚などの精神症状の改善が期待できるため，心身の安静と安楽を保つことができれば，認知症の人の痛みの状況などを丁寧に観察することが可能となり，痛みの緩和につながる可能性がある．しかし，高齢者は，薬剤の副作用が出現しやすいといわれている．ま

た，とくにレビー小体型認知症は，抗精神病薬に対する感受性が高い[10]といわれており，少量から使用を開始し，使用前後，使用中の薬物の効果を継続して評価することが求められる．

3）非薬物療法

(1) 環境調整

認知症になると記憶障害や見当識障害によって，今自分がいる場所がわからなくなって不安な状態で過ごさなければならない状況を招く．その不安は，病院など慣れない環境，無機質な環境ではなおさら強くなる．痛みのある認知症の人への環境調整を行う際には，認知症の人が安心して過ごせる居場所を提供し，安心できる人たちに囲まれている環境を整える．安心できる人たちとは，疼痛の状況を見逃さず緩和してくれる看護技術をもった人であることが期待される．

(2) 生活管理

痛みを抱えながら生活することは，生理的欲求を満たしにくい状況を招く．そのため，基本的な生活を支える援助，すなわち食事環境の調整や食事介助，排泄介助，睡眠環境の調整，整容，体位変換などを丁寧に提供することが認知症の人の欲求を満たし，身体的・精神的な苦痛を軽減することになると考える．次に，がん性疼痛をもつ認知症の人の事例をあげて説明する．

Aさん（前立腺がんで大腿骨に骨転移がある認知症の78歳男性）

Aさんは，アルツハイマー病と3年前に診断された．その後，妻の支えのもと，自宅での生活を送っていた．半年前ぐらいから，動くときに痛いと訴えたり苦痛な表情を見せたりすることが多くなった．Aさんは自らベッドから起き上がろうとすることが少なくなり，心配になった妻は受診をすることにした．その結果，前立腺がんで骨転移があることがわかった．がんに対しての積極的な治療はせず，痛みのコントロールを中心に行うことになった．入院という環境の変化はAさんにとって混乱を招く恐れがあるため，週に3回の訪問看護サービスを活用し自宅での療養を継続した．

1日中，苦痛な様子で過ごすAさんをみていた訪問看護師は，Aさんに少しでも心地よいケアを提供したいと考え，マッサージや気分転換を取り入れた．また訪問看護師は，Aさんが今まではお風呂に入ることがとても好きであったのに，半年前ぐらいから入浴を拒否するようになり，最近は清拭しかできていない状況に着目した．訪問看護師はAさんが入浴を拒否する理由は，入浴するまでの行動に骨転移による身体的な苦痛があるとアセスメントした．そこで訪問看護師は，Aさんができるだけ大腿骨の痛みを感じないよう①入浴前に痛み止めの薬を使用した．そしてまず，お風呂をすすめるのではなく②起き上がることを促し，丁寧に介助した．そして，③Aさんが自らの意思で苦痛なく動けるように風呂場までの経路を整えた．Aさんは，風呂場が近くなると「風呂かー」と言い，その後はスムーズに入浴ができ「気持ちがいい」と心地よい表情を浮かべた．訪問看護師は，このような援助を繰り返すなかで，Aさんが起き上がってから風呂場までの行動を④パターン化した．"流れに乗せてケアする"ことで，言葉での説明や促しではできなかった「入浴して心地よさを感じる」ことができ，生活の質を向上させることができた．

訪問看護師は，「お風呂に入ることが好きであった」Aさんが「最近は清拭しかできていない」という情報から，Aさんの生理的欲求を満たし，心地よさを得てもらうことを目標に定めた．訪問看護師は，Aさんの様子から，下線で示したように痛みで浴室まで行くことが難しいため，入浴を拒否していることに気づいた．それに対して，波線で示したように，①行動の前に鎮痛薬を使用し，②体を動かしても痛くないことを感じてもらい，③自分のペースで動きやすくする環境調整を実施した．そして，④苦痛の少ない方法をパターン化することで，「お風呂かー」と心が動き，「気持ちよかった」と快の感情を引き出すケアが提供できた．このように痛みが軽減することで，生理的欲求が満たされ，生活に潤いが生まれる．

4. まとめ

疼痛のある認知症の人の看護は，まずは痛みの状況を正確に把握することが大切となる．認知症があるがゆえに痛みを訴えることが困難になるため，看護師は認知症の人の痛みの表出を引き出し，受け取るためのスキルを磨く必要がある．それには，フィジカルアセスメントだけでなく，認知症の人の生活をみることが重要となる．疼痛のある認知症の人のアセスメント・プロトコルはいまだ試行錯誤の段階であり，知見を重ねる必要がある．この積み重ねによって，痛みのある認知症の人の苦痛をできるかぎり緩和し，穏やかな生活が送れるための看護を実践していくことが求められている．

＜文　献＞

1) 日本ペインクリニック学会：痛みとは？．http://www.jspc.gr.jp/gakusei/gakusei_grounding_01.html ［2013.1.27 アクセス］．
2) 吉村　惠：標準生理学．第7版，小澤瀞司，福田康一郎総編集，pp228〜233．医学書院，2009．
3) J Graham Beaumont, Pamela M Kenealy, Marcus JC Rogers：The Blackwell Dictionary of Neuropsychology. 1996，神経心理学事典，岩田　誠，河内十郎，河村　満監訳，pp478-479．医学書院，2007．
4) 厚生労働省：平成22年国民生活基礎調査の概況．
5) 厚生労働省：平成22年人口動態統計月報年計（概数）の概況．3死亡．http://www.mhlw.go.jp/toukei/saikin/hw/jinkou/geppo/nengai10/kekka03.html ［2013.1.27 アクセス］．
6) 櫻井宏樹：痛みの閾値とは．「がん性疼痛ケア完全ガイド」．林　章敏編，pp16-172．照林社，2010．
7) 中村めぐみ：痛みのマネジメントにおける看護師の役割．前掲6），pp30-32．
8) 高橋美智子：がん性疼痛の緩和に有効なケア．前掲6），pp246-268．
9) 長　美鈴，林　章敏：WHO方式がん疼痛治療法．「がん疼痛の薬物療法に関するガイドライン2010年版」．特定非営利活動法人　日本緩和医療学会　緩和医療ガイドライン作成委員会編，pp31-34，金原出版，2010．
10) 小阪憲司，池田　学：神経心理学コレクション レビー小体型認知症の臨床．pp100-102，医学書院，2010．

4 終末期にある認知症の人の看護

1. 終末期について

1）終末期の定義

　終末期と聞くと，まず「ターミナル」という言葉が思い出されるかもしれない．通常,「ターミナル」とは，悪性疾患や予後不良患者を対象とし，またその予後期間も6カ月以内を指すことが多い．

　これに対し，認知症の人を含む高齢者の終末期は予後期間を明示することが難しく，死までの軌跡も一様ではない．日本老年医学会では,「病状が不可逆的かつ進行性で，その時代に可能な最善の治療により病状の好転や進行の阻止が期待できなくなり，近い将来の死が不可逆となった状態」を終末期としている[1]．

　認知症の代表疾患であるアルツハイマー病（AD）においては，約10年かけ，海馬領域を中心とした障害から始まり，側頭葉，頭頂葉，後頭葉，前頭葉領域へと障害が拡大し，大脳全体が高度に萎縮し，死に至る．そして，発症後7年を経過したあたりから，意思疎通困難，失禁，歩行障害，嚥下困難といった症状がみられ始め，認知症としては重度となり[2]（図4-4-1），亡くなる6カ月～2年は，寝たきりで過ごすといった経過が多くなる．

　いうまでもなく，認知症以外に悪性疾患や慢性疾患をもっていた場合，これらの悪化により死に至る場合も多く，予後も左右される．しかしADだけであれば，明確な予後期間は設定できないまでも，先のような症状がみられ始めた頃より認知症の終末期と捉え，よりよい最期に向けたケアを考えていくことが望ましいと考える．

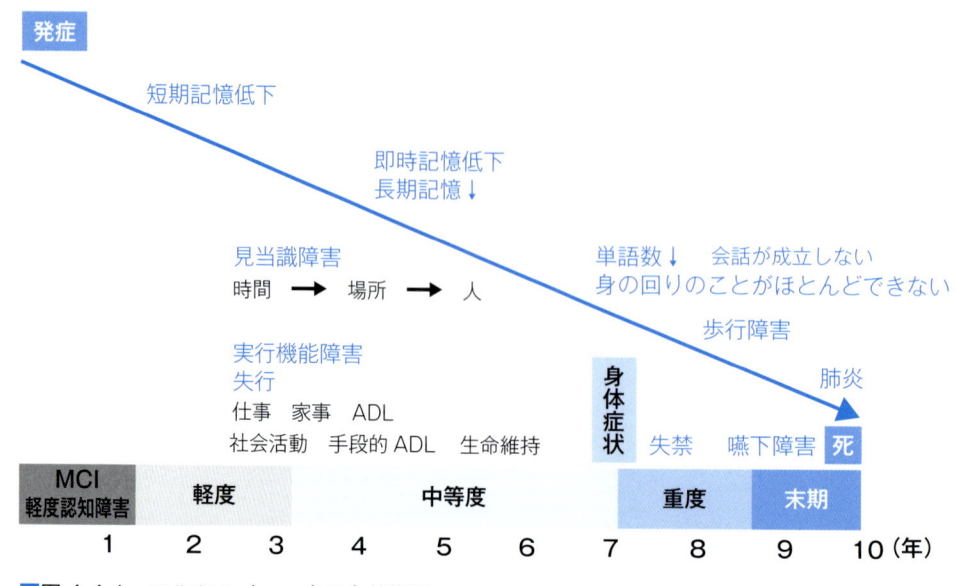

■図4-4-1．アルツハイマー病の自然経過
（平原佐斗司：チャレンジ！非がん疾患の緩和ケア．p60，南山堂，2011．）

2）終末期にみられる症状
（1）意思疎通困難
　認知症の進行に伴い，人や物の認識が困難となり，単語数も減少する．そして終末期には，脳萎縮により認知機能が高度に障害され，理解や判断が困難となり，他者との意思疎通が不可能となる．また，感情もほとんど失われるため，表情の変化も乏しくなる．

（2）失禁
　認知症の進行に伴い，場所の認識が困難となることから機能性尿失禁（膀胱尿道機能は正常であるが，トイレの場所がわからない，または人にたずねることができないなどが原因で結果的に失禁する）がみられる．また，排泄のために必要な行為そのものを忘れてしまうことから，尿失禁を招く．

　加えて，排尿は前頭葉や前運動野の大脳皮質に存在する尿意の認識と排尿の開始などの随意的制御中枢と，脳幹部の排尿中枢とが正常に働いてはじめて正常に行われる[3]ことから，脳萎縮の進行に伴い，尿失禁は免れなくなる．

（3）歩行障害
　認知症の進行に伴う脳萎縮により歩行は緩慢で不安定となる．そして，座位，立位ともに自力では姿勢が保てず，前後や左右に傾くことから転倒や転落が多くなり，やがて寝たきりとなる．

（4）嚥下困難
　認知症の進行に伴い，食べ物を目の前にしてもそれが認識できず，食べる行為そのものも忘れてしまうことから，徐々に自力では食べられなくなる．

　また，脳萎縮により，嚥下機能に関する神経や筋系が障害を受け，嚥下という協調運動が困難となり，嚥下困難を招く．

3）死期を早める要因となるもの
（1）骨折
　加齢に伴い骨中のカルシウムが減少し骨密度が低下する．そのため，認知症の進行により歩行障害から転倒や転落が増えると，骨折を引き起こしやすくなる．また自らの転倒や転落が骨折を招くだけでなく，すでにケアを受けている人が，不適切なケアにより骨折する場合，例えば体位変換時に上腕を強く引っ張られたことにより剥離骨折することもある．

　骨折部位としては，腰椎や大腿骨頸部，前腕などが多いとされるが，ADLの低下を招くだけでなく，腰椎や大腿骨の骨折は寝たきりにつながりやすく，廃用症候群が進行し生命予後に影響を及ぼす．

（2）褥瘡
　低栄養状態（低BMI，低アルブミン血症，貧血）に加え，脳血管障害や転倒などにより寝たきりとなると，局所が長時間圧迫され血流障害を起こし，褥瘡が起こる．発生部位としては骨突出部が多いが，ADLが低下している高齢者では，酸素チューブの圧迫を受けた耳介や拘縮した手指間，大きさの合わない靴を履くことによる外果などにも発症しやすい．

　褥瘡も，水疱やびらんなど，表皮や真皮浅層までの部分的な組織の欠損であれば比較的治癒が望めるが，皮下組織に至る組織の陥没や欠損，筋組織や骨にまで達する組織の欠損，また感染兆候がみられる場合では生命予後に影響を及ぼす．

（3）誤嚥性肺炎
　加齢に加え，脳血管障害などでは喉頭蓋の閉鎖不全や咽頭反射の低下，咳嗽力の低下などにより誤嚥を起こしやすく，さらにADLの低下から十分な口腔ケアができていない状態では，誤嚥性肺炎を招きやすい．誤嚥性肺炎は，治癒しても繰り返され難治性となることが多く，このような状態となると，経口摂取を継続するか，人工的水分・栄養補給法を検討するか判断が必要となる．

また，肺炎は65歳以上では死因の4位，85歳以上では3位となっており[4]，肺炎が死期を左右するといっても過言ではない．

4）延命に関する問題

終末期にある認知症の人に対し，大きな問題となるのが，「嚥下困難となった状態をどうとらえるか」ということである．食べることは人間の大きな欲求の1つであるとともに，人間は食べることで必要摂取カロリーを満たし生きている．そのため，嚥下困難から食事摂取量が減ることは，家族にとって死を連想させることにつながる場合も多い．

全日本病院協会によれば，胃ろう造設を受け，病院や施設，在宅などで生活している人は約26万人といわれている[5]．この背景には，そもそも日本では長命に価値が置かれてきたこと，胃ろう造設術が比較的簡便にできるようになったことなどがある．しかし，当事者が認知症の場合，本人の望みや意向といった意思確認ができない状況下で，本当に胃ろう造設が適切であるのか，ここ数年はとくにその是非が問われることが多くなっている．

また，胃ろうを造設しても，先に述べた誤嚥性肺炎の予防にはつながらないこと，実際，認知症をもち胃ろう造設を受けた約千人のうち，半数が847日以上生存している[6]ことなどからも，とくに意思疎通の図れない認知症の人にとっては，嚥下困難時に胃ろう造設の選択をすることが本当に望ましいのかを考える機会が増えている．

ここで重要なことは，単純に家族に「代理決定」してもらうのではなく，家族を含め，医療福祉従事者で，その認知症の人の生き方（逝き方）を十分に検討することである．まず人工的水分・栄養補給法の医学的な適応はあるのかを見通したうえで，その人は何を大事にして生きてきたか，どのような死生観をもっているのか，現状をどのように感じているのか，もし今，話すことができればこの状況に対し，どのように答えるかなど，その人の意思を汲み，察し，想像するプロセスを丁寧に重ね，決定していくことが重要である．その際，その人をよく知る家族から，もし話すことができればどのように言うかといった，その方の「意思代弁」を引き出すことが鍵となる．

そして何より最優先しなければならないことは，本人のQOLの向上である．そのため，人工的水分・栄養補給法を実施した後の認知症の人の生活を具体化し，その人にどのような利益がもたらされ，QOL向上につながるのかを考えていく必要がある．

筆者は，これらの問題に対し，健康なうちから生き方（逝き方）を考える機会をもつことができるよう，『口から食べられなくなった時，どうしますか？』と称し，地域の高齢者を対象に，定期的に健康教室を開き啓蒙活動を行ってきた（節末の資料を参照）．

2. 終末期にみられる症状のアセスメント

1）終末期の一般的な症状のアセスメント

高齢者の場合，予後予測の難しさから，終末期像を明確にはできないが，一般的には，終末期の頃には，眠っている時間が増える，食べられなくなる，便秘になる，浮腫が目立つ，呼吸困難がある，せん妄を起こすなどの症状がみられる[7]．また，介護老人保健施設の看護職は，傾眠状態が続く，嚥下・経口摂取困難および不安定なバイタルサインなどにより「終末期が近い」と察すると報告されている[8]．これらのことから，終末期にみられる臨床所見を示す（表4-4-1）．

2）終末期にある認知症の人をアセスメントする際の留意点

先にも述べたが，ADの場合，発症後7年を経過したあたりから，意思疎通困難，失禁，歩行困難，嚥下困難といった症状がみられ始め，この頃からを終末期と捉えると，一般的な高齢者の終末期にみられる臨床所見を呈すより，もう少し以前からを終末期とさすことになるかもしれない．しかし当然のことながら，こ

■表 4-4-1

バイタルサイン	低体温 脈圧，血圧の低下 呼吸状態の変化，酸素飽和度の低下
循環	四肢冷感 尿量減少 下肢や基底面の浮腫
意識レベル	自発的な訴えの減少 入眠時間の増加 せん妄状態 痛み刺激に対する反応の低下
経口摂取量	嚥下機能の低下（咽頭反射や咳嗽反射の低下，嚥下遅延） 食欲不振 経口摂取後の呼吸状態悪化，吸引頻度や吸引量の増加
排便状況	便量の減少 自力排便困難

の期間の長さはゆとりをさすものではない．認知症が重度となった人は，やはり骨折や褥瘡，誤嚥性肺炎のリスクも高くなり，看護師は，そう遠くない将来に最期が訪れる可能性もあるということを認識しておく必要がある．

また，終末期に入ると，さまざまな不快や苦痛を表現することが困難となるため，看護師の観察力を最大限に駆使し，異常の早期発見に努める．

ここでは，意思疎通困難，失禁，歩行困難，嚥下困難に関し，アセスメントの視点を述べる．

(1) 意思疎通困難
・発声できるか，人に伝わる十分な発声ができるか
・言語を発することができるか
・表情の変化がみられるか
・満足や苦痛，不快などを微弱なサイン[8]（表 4-4-2）で表出できるか

(2) 失禁
・ADL 動作，排泄動作の自立度（トイレの認識，トイレまでの歩行，トイレの使用方法の認識，衣服の着脱，排泄後の後始末）
・尿意の有無，尿意を訴える（言語的，ソワソワする，下腹部を叩く，怒るなど）がみられるか
・飲水量，輸液量
・排尿間隔，尿量，尿性状
・排尿に影響を及ぼす薬剤の使用（利尿剤，降圧剤など）の有無
・適切な衣服であるか（着脱のしやすい衣服か，オムツは適正使用できているか）
・陰部の状態（排泄物による汚染の有無，発赤・皮疹の有無）
・尿失禁に対する反応

(3) 歩行困難
・体位変換が可能か，端座位が可能か，車椅子座位が可能か，立位保持が可能か，歩行できるか
・歩行時の様子（傾くなどの不安定さ，小刻み歩行，歩行スピード，目の前にあるものを認識して避けることができるか）
・転倒・転落，骨折の既往

(4) 嚥下困難
・開口できるか
・食物の認知ができるか

■表 4-4-2. 微弱なサイン

「心地よい状態」7項目	「心地悪い状態」6項目
・穏やかな表情（顔に緊張がない） ・身体の力が抜けている（リラックスしている身体に筋緊張がない） ・目に輝きがある，目に力がある ・笑顔 ・満足げな表情 ・問いかけに応じてくれた（応じようとした） ・気持ちよさそうに寝ている（安心した表情，窮屈そうでない）	・ケア（介護・看護・治療）に対して拒否的なしぐさがあった ・苦痛，痛み，不快感の表情，言動 ・沈んだ表情，暗い表情 ・周囲を警戒する（周囲を気にする，逃げようとするなど） ・かかわられる（身体に触れられる，声をかけられる）と身体が緊張する ・怒り，いらつきの表情，言動（ベッド柵を叩く，叫ぶなど）

（湯浅美千代・小川妙子：重度認知症患者に対するケアの効果を把握する指標の開発（第1報）− 心地よさ "Comfort" の概念を取り入れた指標の事例適用．千葉看会誌，13（2）：7，2007.）

- 食物摂取時のムセ・嗄声・咽頭貯留感の有無
- 効果的な咳嗽ができるか
- 食欲の有無
- 食物摂取後の呼吸状態
- 口腔内の状態

3. 終末期にある認知症の人の全人的な看護

1）全人的にケアする

　認知症の人のQOLを高めるには，身体面，心理面，社会面，スピリチュアル面を全人的にアセスメントしてニーズを把握し，ケアを実践する必要がある．例えば，重度の認知症で身体機能が著しく低下し寝たきりの状態であっても，嗜好品を一口でも口にしてもらう，慣れ親しんだ家族から声をかけてもらう，これまでの習慣通り朝日を浴びてもらうなど，いくらでもQOLを高めるためのケアを実践することができる．終末期であるからなおさら，QOLを高めるための惜しみないケアを提供することがかぎりなく求められる．

2）苦痛の緩和に努める

　認知症の人が望む終末期の過ごし方として，苦痛が緩和される，延命処置を受けない，身辺整理ができる，家族に囲まれて死を迎えるというものがある[9]．

　誰でも苦痛のない最期を望むものである．しかし残念ながら，「苦しい」「痛い」と訴えることができる人の苦痛は積極的に取り除くことができるが，訴えることができない人の苦痛は見過ごされがちである．とくに終末期にある認知症の人から発せられる苦痛のサインは微弱であり[9]（表4-4-2），看護師は，五感をフルに使いその人の苦痛を想像し，察し，汲む努力が必要である．また，ここでいう苦痛とは，どこかが痛いといった身体面だけではなく，寂しさや不安，恐怖など，全人的苦痛をさす．「この姿勢では腰が痛いのではないか」「口が汚れて気持ち悪いのではないか」「慣れない環境で不安ではないか」「聞き慣れた娘さんの声がせず寂しいのではないか」など，その人の苦痛を1つでも多くキャッチし，ケアを実践していくことこそが，緩和ケアにつながる．

　また，腎機能や消化機能の衰えた認知症の人にとっては，点滴や栄養剤の注入が，浮腫や嘔吐，痰量の増加につながり，かえって苦痛を増す結果を招くということも十分考えられる．本来，医療はQOLを高めるためのものであり，医療により苦痛が増す，ましてや終末期において医療に苦しめられるということは，決してあってはならない．終末期にある認知症の人に対しては，常にふさわしい医療のあり方を考えるとともに，家族にも必ず医療が最優先ではないこと，むしろ穏やかな最期には医療が不要となる場合もあることを説明していく必要がある．

3）尊厳を保つ

　排泄時，トイレ内に他人がいる，手づかみで食事する様子を他人に見られるなど，終末期には，日常のあらゆる場面で認知症の人の自尊心が傷つけられることが多くなる．自尊心が低下することは人間として苦痛以外の何ものでもない．看護師は，このことを十分念頭に置き，たとえ他人の手を借りながら生活するなかでも，認知症の人が恥ずかしい思いや惨めな思いをせずにすむようケアを実践しなければならない．具体的には，その人から発せられる微弱なサインをキャッチしながら，日々のケアを丁寧に行い，清潔と安楽を最優先していくことが求められる．

　加えて，たとえ自ら意思を訴えることができない認知症の人も，意思をもった一人の人間であるということを決して忘れないようにすることが大切である．これは当然のことであるが，声をかけずに布団をめくる，関係ない話題をしながら食事介助する，物のように手荒に体位変換をするなど，日常，目の前の認知症の人が，一人の人格をもった意思ある存在であるということを忘れているかのような場面に多く遭遇する．自分が苦痛を訴えられない重度の認知症であったら，このときどのような気持ちになるか，想像上の立場交換をすれば，自ずとどのように行動すればよいかがわかるであろう．

4）家族を支える

　悲嘆は，認知症の人の死後に沸き起こってくる感情ではない．家族はこれまで，その人と多くの時間を共有しており，とくに介護を担ってきた場合は，遠からず最期の訪れを意識する頃から，悲嘆を感じる．また認知症の人の家族は，曖昧な喪失を体験しているといわれている[10]．例えば，目の前にいる認知症の父親はこれまでと見た目は変わらないものの，娘である自分の存在は父のなかにはない．そのため，何とも不確かな喪失（曖昧な喪失）を体験し，悲嘆する．

　看護師は，家族の悲嘆を察し，家族に後悔の念が残らないよう，そして，これから迎える認知症の人の死を受け入れることができるよう，支えていくことが必要である．とくに経口摂取量が減り始める頃には，先にも述べた人工的水分・栄養補給法に関して悩むことが多くなる．決して家族に「代理決定」してもらうのではなく，「意思代弁」を促すよう努め，どのようにしていけばよいのかをともに考える姿勢を示すことが重要である．また，たとえ自然にゆだねるという選択となっても，決して家族がその人を見捨てたという感覚を抱かないよう，悩み考えたプロセスをねぎらうことが求められる．

　加えて，認知症の人の穏やかな最期の姿は，家族の心の安寧につながる．もちろん，穏やかな最期の姿は亡くなる1日前につくられるものではない．最期の姿はこれまでのケアの集大成と心得，日々，人間らしさを保障していくことが重要である．

5）多職種チームの連携を強化する

　終末期にある認知症の人のQOLを高める際，看護師による援助だけでは限度がある．「一口でもいいから味わいたい」「住み慣れた家で最期を迎えたい」など，認知症の人やその家族は，身体面だけでなく，心理面，社会面，スピリチュアル面でもさまざまなニーズをもっている．これらのニーズを満たすには，多職種チームの連携が不可欠であり，その関係を強化していく必要がある．その際，医療と生活の両方をみることができる看護師が積極的にチームの調整役を担い，質の高いケアの実践に向け，個々の専門職が自己の役割を遂行できるようリーダーシップを図ることが望まれる．

　また，看取り後のデスカンファレンスを行う際にも，看護師がイニシアチブをとり，提供したケア実践からみえた課題を共有し，次に生かしていくことが重要である．

4. まとめ

昨今，認知症に対する正しい理解が広がりをみせつつあるが，悪性疾患のように，認知症がやがて死に至る病気として認識され，早期から終末期ケアの対象として意識されていることは少ないかもしれない．しかし，脳の機能が慢性的に低下していくという認知症の定義から考えても，認知症は診断を受けたその日から，確実に死に向かう病気であり，最期を意識した看護が求められる．一人でも多くの認知症の人が，最期まで人間らしくあることができるよう，いっそう終末期ケアの質の向上を図っていくことが重要である．

<文　献>
1) 日本老年医学会：日本老年医学会の立場表明 2012. http://www.jpn-geriat-soc.or.jp
2) 平原佐斗司：チャレンジ！非がん疾患の緩和ケア．pp60-61，南山堂，2011．
3) 佐々木英忠：エビデンス老年医療．医学書院，p110，2006．
4) 厚生労働省：人口動態統計年報　主要統計表．http://www.mhlw.go.jp/toukei/saikin/hw/jinkou/suii10/dl/s03.pdf
5) 全日本病院協会：胃瘻造設高齢者の実態把握及び介護施設・住宅における管理等のあり方の調査研究．http://www.ajha.or.jp/voice/pdf/other/110416_1.pdf
6) 胃ろう指針を学会整備 人工栄養，医師2割が中止経験．2012年6月25日 朝日新聞．
7) 岡本充子・西山みどり：高齢者看護トータルナビ．p 28，メディカ出版，2013．
8) 流石ゆり子・他：高齢者の終末期のケアの現状と課題—介護保健施設に勤務する看護職への調査から—．日本老年看護学会誌 11 (1)：70-78，2006．
9) 荒木亜紀・他：地域在住高齢者の終末期の過ごし方の希望とその準備に関連する要因の検討．日本在宅ケア学会誌，14 (1)：73-84，2010．
10) 坂口幸弘：悲嘆学入門．pp6-38，昭和堂，2010．

■ 『口から食べられなくなった時, どうしますか?』健康教室配布資料 (筆者作成)

1. 口から食べることが難しくなった場合
　口から食べることが難しくなった場合, 自然にゆだねる以外に, 人工的に水分や栄養補給をする方法があります.
　人工的な水分・栄養補給法には, 腸を使う経腸栄養法と, 腸を使わず静脈から栄養を摂る非経腸栄養法（静脈栄養法）とがあります.

経腸栄養法	非経腸栄養法（静脈栄養法）
消化する機能に問題がない	消化する機能に問題がある
↓	↓
鼻からチューブを入れる経鼻栄養法 胃に直接, 穴を開ける胃ろう栄養法	手や足から点滴を入れる末梢静脈栄養法（いわゆる点滴） 鎖骨の下や鼠径部などから点滴を入れる中心静脈栄養法

2. それぞれの方法の良い点と良くない点
1) 経鼻栄養法
　良い点
　・手術をする必要はありません.
　・不要になれば簡単にチューブを抜くことができます.
　良くない点
　・24時間, 鼻からチューブが通っているため, 不快や違和感を覚えることがあります.
　　そのため, 自分でチューブを抜く恐れがあり, 抜かないよう身体拘束の対象となることもあります.
　・鼻の汚れがのどへいき, 感染症を引き起こす恐れがあります.
　・チューブが入った状態で食べ物を飲み込むことは難しく, 食べることを制限される恐れがあります.
　・栄養剤の種類などによっては下痢を招くことがあります.
　・意識がない方, 訴えることができない方の場合, 自分の意向と関係なく栄養剤が注入される恐れがあります（「満腹なので要りません」と感じても注入される恐れがあります）.

2) 胃ろう（いろう）栄養法
良い点
　・経鼻栄養法に比べ, 不快や違和感が少ないといわれています.
　・胃ろう（いろう）をしていても, 口から食べることが可能です.
　・内服薬を確実に投与することができます.
　・そのままの状態で入浴することができます.
　・不要になれば閉鎖することができます.
良くない点
　・お腹に穴を開ける手術をする必要があります.
　・瘻孔（ろうこう）といって, 穴の周囲が炎症を起こすなどのトラブルを招くこともあります.
　・栄養剤の種類などによっては下痢を招くことがあります.
　・意識がない方, 訴えることができない方の場合, 自分の意向と関係なく栄養剤が注入される恐れがあります（「満腹なので要りません」と感じても注入される恐れがあります）.
　・誤嚥性肺炎のリスクは減らないといわれています.

3) 末梢静脈栄養法
良い点
　・手技が容易です.
　・不要になれば簡単に抜去することができます.
良くない点
　・主に必要な水分を補給するもののため, 必要な栄養をすべて補給することはできません.
　・理解力の低下や不快のため自分で抜く恐れがあり, 抜かないように身体拘束の対象となることもあります.
　・超高齢やひどく痩せている方は, 点滴を確保することが難しく, 点滴が入るまでに何度か痛い思いをする場合があります.

4) 中心静脈栄養法
良い点
　・生命維持に必要な水分と栄養を補給することが可能です.
　・一度, 管を入れると, 数カ月使用できる可能性があります.
良くない点
　・理解力の低下や不快のため自分で抜く恐れがあり, 抜かないように身体拘束の対象となることもあります.
　・管を入れるのに複雑な手技を要し, 管を清潔に管理しなければ感染症を引き起こし, 死亡の原因になることがあります.

3. 自然にゆだねるという選択
　口から食べられなくなったとき, それは人間として自然の経過,「寿命」と考え, 先のような選択を何もしないというのも一案です. しかし, 一時的に点滴などで水分や栄養補給ができれば, 生命は延び, これまでの生活に戻れることもあります.
　ここで大事なことは, 単に時間だけが延びるということではなく, ご本人にとって痛みや苦しみがなく, 有益な生活ができるかどうかにもとづいて考えることです. 治療を受けることでどのような成果が期待でき, どのような生活ができるのか, 医師をはじめ看護師や他の医療福祉従事者に話をよく聞き, 相談をすることも大切です.

4. 今の胃ろうにまつわる問題
　日本では, 胃ろうを考える頃, ご本人は, 自分がどうしたいのかをお話できない状態になっている場合も多くみられます. そこで胃ろうの決断はご家族に迫られます. ご家族は, ご本人にとって何が良いのか考えると同時に, 家族として, 当然, できるだけ長く生きて欲しいという思いを抱きます. そこで時に, ご本人の意向に沿わない胃ろう造設へつながり, ご本人もご家族もその状態に苦しむ結果となることがあります.

5. 自分の思いを伝えておくということ
　口から食べられなくなったときにどうしたいかを日頃から考え, 周囲の人に伝えておくことも大事です. ただし人間の思いは変化するものです. 今の時点での考えと, 来年の考えは違うかもしれません. また健康なときに考えることと, 体調が悪いときに考えることも違うかもしれません.
　最期について語ることを特別なこととらえず, あなた自身, 身近な方のためにも, 口から食べられなくなった時どうしたいかを語り合える場をつくっていきましょう.
　またその際, できるだけ具体的に伝えておくことが重要です. 例えば,「延命はいらない」といっても, それが何をさすのか, 人によって『延命』の解釈は違います.「もう一回, 口から食べられるようになるなら胃ろうをして生きたい」「人と意思疎通が図れない状態になれば, 胃ろうはいらない」など, できるだけ具体的に状態をイメージして伝えておくことが, ご自身にとっての『より良い生き方（逝き方）』, そして周囲の方の安心, 安寧につながるでしょう.

索引

欧文

AD　7
Alzheimer's Disease　7
BPSD　5, 13, 16, 64, 105
Dementia with Lewy Bodies　7
DLB　7, 11
DSM-Ⅳ-TR　7
EBM　24
Evidence-Based Medicine　24
Frontotemporal Dementia　7
FTD　7, 13
ICD-10　7
International Psychogeriatric Association　16
IPA　16
NIA-AA　7, 50
protocol　22
QOL　17
RBD　12
REM sleep behavior disorder　12
VaD　7, 10
Vascular Dementia　7

和文

あ

アートの視点　36
曖昧な喪失　125
アセスメントツール　115
アルツハイマー病　7

い

閾値　113
意志決定　22
意思疎通困難　121, 123
意思代弁　122, 125
痛み　112
医療・介護関連肺炎　104
医療用麻薬　114
胃ろう造設　122
咽頭期障害　35
院内肺炎　104

え

エイジング　4
嚥下困難　121, 123

お

オピオイド　114
オレンジプラン　3

か

介護の困難度　18
概日リズム睡眠障害　66
快適感　48
海馬　8
覚醒　64
価値判断　2, 3
活動　28, 84
過眠　64
加齢　4
環境　4, 34, 74
環境圧力　74
環境世界　5
環境調整　11, 51, 118
環境適応能力と環境圧力の生態学的モデル　74
看護プロトコル　23
感情失禁　11
感染　99

き

記憶障害　7
危険回避　89, 93
帰宅願望性　28, 31
急性心不全　98
急性増悪期　99
休息　28
拒否　49
勤勉性　28

け

経験知　23
血圧変動　48, 50
血管性認知症　7, 10
下痢　42, 45
原因疾患　6, 17, 25, 31, 34, 42, 56, 58
言語障害　7
言語的コミュニケーション　28, 30, 82, 115
幻視　12, 29, 35, 50, 57

こ

口腔ケア　10, 105, 109
攻撃　49
抗精神病薬　13
行動障害　7
高齢者の三大疼痛　112
誤嚥性肺炎　10, 11, 35, 36, 104, 107, 121, 122
誤嚥予防　107
国際疾病分類　7
国際老年精神医学会　16
骨折　29, 121

困りごと　90
娯楽性　31

さ

サイエンスの視点　36
財産管理　93
再入院　98
再認　10
三段階除痛ラダー　117

し

視空間認知障害　7
自己決定　80
示唆症状　12
市中肺炎　104
失禁　50, 121, 123
社会性徘徊　31
社会的苦痛　113
若年認知症　4
周徊　13
周期性四肢運動障害　66
収集　56, 58, 59
収集行動　29, 56
収集癖　56
重症度　6, 17, 25, 31, 34, 43, 56, 58
週内変動　12
終末期　34, 36, 120
熟眠障害　64
焦燥感　64
情動回路　90
常同行動　13, 29, 35, 57
衝動性　29
食事　34, 83
食習慣　34
褥瘡　121
食文化　34
所有　56
自立意識　89
自律概念　80
人権概念　80
身体拘束　106, 109
身体的苦痛　113
診断基準　7, 16
心不全　98
親密性　29
心理症状　16

す

遂行機能障害　7
睡眠　64
睡眠時無呼吸症候群　66
睡眠障害　64
睡眠相前進症候群　66
睡眠日誌　67

スタンダードプリコーション　42
スピリチュアルペイン　113
スプーンテクニック　37

せ

生活管理　101, 118
生活基盤　78
生活刺激量　78
生活リズムの視点　36
清潔　83
精神疾患の診断・統計マニュアル　7
精神的苦痛　113
成年後見制度　94
生理的要因性　29
生理的欲求　76, 118
摂食嚥下障害　34
摂食開始困難　34, 37
摂食中断　34, 37
線維連絡網　10
全人的苦痛　113
選択肢　82
前頭側頭型認知症　7, 13
前頭側頭葉変性症　13
せん妄　105, 108

そ

早朝覚醒　64
尊厳　51, 125
損傷部位　7

た

ターミナル　120
耐痛閾値　113
脱水　48
脱抑制　13, 29, 35
食べ方の乱れ　34, 37

ち

窒息　36
中核症状　5, 12, 13, 16, 20
中途覚醒　64
治療薬　14

て

手がかり再生　10
適応　74
適応反応　20
デスカンファレンス　125
転倒　11, 12, 29, 48, 50

と

当事者　3
疼痛　112
疼痛閾値　113
疼痛管理　112
独居高齢者　88
独居生活　88

な

内的動機づけ　20
内服薬　93

に

ニード　20
日内変動　12, 35
入所経験　77
入眠困難　64
入浴困難　49
入浴刺激　48
認知機能　6
認知症の行動・心理症状　5, 16
認知症の病態　6

ね

ネットワーク　10

の

脳血管障害　10

は

パーキンソニズム　12, 35, 50
肺炎　99, 104
肺炎重症度　105, 108
徘徊　28, 64
排泄　42, 83
排便障害　42
廃用症候群　10, 107
破棄　56, 58, 59
破局反応　5, 19
パニック　5, 19
バレー徴候　11

ひ

被影響性の亢進　13
ピック病　13
必須症状　12
非薬物療法　117, 118

ふ

不穏　64
不規則型睡眠・覚醒パターン　66
副作用　14, 25
服薬管理　101
不顕性誤嚥　35, 104
不眠　64
ブリストルスケール　42
プロトコル　22

へ

便失禁　42, 45
変性疾患　7
便秘　42, 45

ほ

放便　42, 45
保管　58

歩行困難　123
歩行障害　121

ま

慢性心不全　98

み

看取り　10
見守り推進員　91
民生委員　91

む

むずむず脚症候群　66
無目的　28

や

夜間せん妄　64
薬物調整　12
薬物治療　69
薬物療法　13, 117

ゆ

有害作用　14

り

臨終期　10, 38

れ

レビー小体型認知症　7, 11
　──の臨床診断基準　12, 67
レム睡眠　12, 64, 66
レム睡眠行動障害　12, 66

ろ

老化　25
老年期　4
ろう便　42, 45

129

認知症の人の生活行動を支える看護
エビデンスに基づいた看護プロトコル　　　ISBN978-4-263-23584-3

2014年2月10日　第1版第1刷発行
2019年4月20日　第1版第4刷発行

編　者　高　山　成　子
発行者　白　石　泰　夫
発行所　医歯薬出版株式会社
〒113-8612　東京都文京区本駒込1-7-10
TEL.（03）5395-7618（編集）・7616（販売）
FAX.（03）5395-7609（編集）・8563（販売）
https://www.ishiyaku.co.jp/
郵便振替番号 00190-5-13816

乱丁，落丁の際はお取り替えいたします　　印刷・木元省美堂／製本・愛千製本所
Ⓒ Ishiyaku Publishers, Inc., 2014. Printed in Japan

本書の複製権・翻訳権・翻案権・上映権・譲渡権・貸与権・公衆送信権（送信可能化権を含む）・口述権は，医歯薬出版㈱が保有します．
本書を無断で複製する行為（コピー，スキャン，デジタルデータ化など）は，「私的使用のための複製」などの著作権法上の限られた例外を除き禁じられています．また私的使用に該当する場合であっても，請負業者等の第三者に依頼し上記の行為を行うことは違法となります．
JCOPY ＜出版者著作権管理機構　委託出版物＞
本書をコピーやスキャン等により複製される場合は，そのつど事前に出版者著作権管理機構（電話 03-5244-5088，FAX 03-5244-5089，e-mail：info@jcopy.or.jp）の許諾を得てください．

知識と実践を伝える認知症ケアの決定版！

認知症の人びとの看護 第3版

◆中島紀恵子　監修・編集
◆B5判　220頁　定価(本体3,200円＋税)

- 新オレンジプランなど新しい認知症ケアの施策に鑑みて，第2版を全面的にリニューアル！
- 認知症ケア加算，認知症カフェ，認知症サポートチーム(DST)など，最新トピックや知見を紹介するコラムも掲載．
- 病院で治療を受ける認知症患者の増加を受け，「心不全」「がん」などを伴う認知症の人の看護について詳述．

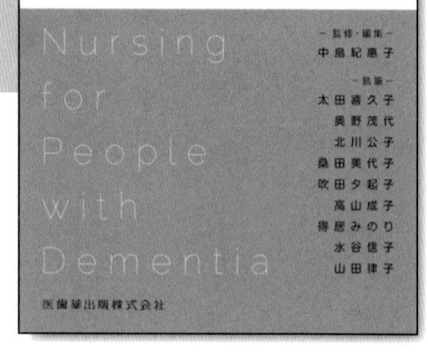

ISBN978-4-263-23688-8

QRコードを読み取ると詳しい情報がご覧いただけます

尊厳ある認知症ケアを追求する実践書！

（ナーシング・プロフェッション・シリーズ）

認知症看護
認知症の人の「困りごと」に寄り添い，尊厳あるケアを目指して

◆石川容子・上野優美・梅原里実
　四垂美保・島橋　誠　編著
◆B5判　188頁　定価(本体2,800円＋税)

- 医学的知識を含む総論，意思決定支援，家族支援，多職種連携について，認知症看護認定看護師ならではの姿勢と知識をもとに解説する．
- 認知症に関連して起こる「困りごと」を認知症の人の視点でとらえて，寄り添い，ケアする，認知症看護認定看護師の実践事例を紹介する．

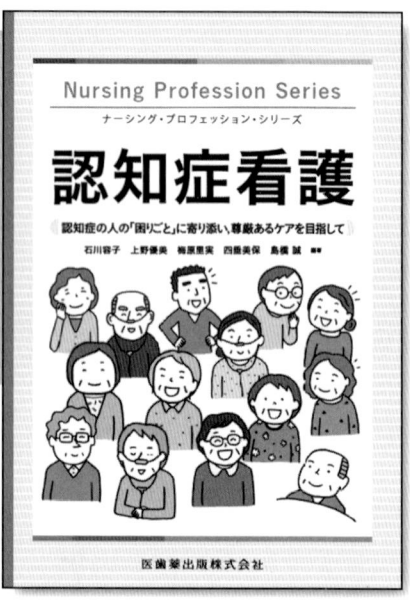

ISBN978-4-263-23791-5

QRコードを読み取ると詳しい情報がご覧いただけます

医歯薬出版株式会社　〒113-8612 東京都文京区本駒込1-7-10　TEL03-5395-7610　FAX03-5395-7611　https://www.ishiyaku.co.jp/